薬剤師
国家試験問題
解答・解説

The National Examination
for the Pharmacist's License

評言社
薬学教育センター

執筆者一覧

小川　建志（元第一薬科大学 教授）

加藤　芳徳（国際医療福祉大学薬学部 准教授）

藤井　幹雄（国際医療福祉大学薬学部 准教授）

佐藤　忠章（国際医療福祉大学薬学部 准教授）

鈴木　順子（北里大学薬学部 名誉教授）

喜来　　望（北里大学薬学部 講師）

樋口　敏幸（日本薬科大学 教授）

沼澤　　聡（昭和大学薬学部 教授）

見坂　武彦（大阪大谷大学薬学部 准教授）

赤石　樹泰（武蔵野大学薬学部 講師）

三嶋　基弘（元第一薬科大学 教授）

佐藤　卓美（日本薬科大学 教授）

池田ゆかり（北陸大学薬学部 准教授）

浅井　和範（星薬科大学 教授）

（収載順）

CONTENTS

107回国家試験問題　正解・出題内容一覧 ———————————— (4)

107回薬剤師国家試験結果 ———————————————— (19)

1日目①　必須問題【問1～90】————————————————— 1

1日目②　一般問題(薬学理論問題)【問91～150】———————— 47

1日目③　一般問題(薬学理論問題)【問151～195】——————— 97

2日目①　一般問題(薬学実践問題)【問196～245】————————133

2日目②　一般問題(薬学実践問題)【問246～285】————————185

2日目③　一般問題(薬学実践問題)【問286～345】————————225

107回 薬剤師国家試験問題　正解・出題内容一覧

■必須問題■

問	正解	科目	大項目	中項目	小項目	小項目の例示・内容
1	4	物理	化学物質の分析	溶液中の化学平衡	酸・塩基平衡	pH 及び解離定数
2	1		物質の物理的性質	物質のエネルギーと平衡	化学平衡の原理	平衡定数に及ぼす圧力及び温度の影響
3	3				電気化学	起電力とギブズエネルギーの関係
4	3		化学物質の分析	溶液中の化学平衡	各種の化学平衡	沈殿平衡
5	1			機器を用いる分析法	質量分析法	質量分析法の原理及び応用例
6	5	化学	化学物質の性質と反応	化学物質の基本的性質	基本事項	代表的な化合物を IUPAC 規則に基づいて命名する
7	2					炭素原子を含む反応中間体の構造と性質
8	2				有機化合物の立体構造	エナンチオマーとジアステレオマー
9	2				無機化合物・錯体の構造と性質	無機化合物・錯体	代表的な典型元素と遷移元素
10	4		自然が生み出す薬物	薬の宝庫としての天然物	生薬由来の生物活性物質の構造	生薬由来の代表的な生物活性物質を化学構造に基づいて分類、生合成経路を概説
11	1	生物	人体の成り立ちと生体機能の調節	生体機能の調節	生理活性物質による調節機構	代表的なホルモンの産生器官、生理活性及び作用機構
12	1		生命現象の基礎	生体エネルギーと生命活動を支える代謝系	その他の代謝系	アミノ酸分子中の炭素及び窒素の代謝（尿素回路等）
13	3			生命情報を担う遺伝子	転写・翻訳	RNA のプロセシング
14	4			細胞の分裂と死	細胞増殖の基本	体細胞と生殖細胞の細胞分裂
15	4		生体防御と微生物	病原体としての微生物	代表的な病原体	マイコプラズマ、リケッチア、クラミジアの特徴
16	5	衛生	健康	疾病の予防	生活習慣病とその予防	生活習慣病の代表的なリスク要因とその予防法
17	4			栄養と健康	食中毒と食品汚染	食中毒の原因となる代表的な自然毒の原因物質、作用機構、症状の特徴
18	2				食品機能と食品衛生	代表的な食品添加物の働き
19	2				栄養	食品中の三大栄養素の栄養的な価値
20	3				食品機能と食品衛生	食品の変質を防ぐ方法
21	2		環境	化学物質・放射線の生体への影響	化学物質の毒性	薬物の乱用による健康への影響
22	3				化学物質の安全性評価と適正使用	個々の化学物質の使用目的、適正使用とリスクコミュニケーションの重要性
23	2				化学物質による発がん	発がん性物質等の代謝的活性化の機構とその反応機構
24	3			生活環境と健康	環境保全と法的規制	環境汚染（大気汚染、水質汚濁、土壌汚染等）を防止するための法規制
25	4				廃棄物	廃棄物の種類と処理方法
26	2	薬理	薬の作用と体の変化	薬の作用機序	薬物の標的分子	薬物が作用する仕組み、代表的な受容体、酵素、イオンチャネル及びトランスポーター
27	2		薬の効き方	神経系に作用する薬	自律神経系に作用する薬	交感神経系に作用し、その支配器官の機能を修飾する代表的な薬物の薬理作用、機序、主な副作用

問	正解	科目	大項目	中項目	小項目	小項目の例示・内容
28	3	薬理	薬の効き方	神経系に作用する薬	体性神経系に作用する薬・運動神経系及び骨格筋に作用する薬	知覚神経に作用する代表的な薬物（局所麻酔薬等）の薬理作用、機序、主な副作用
29	1				中枢神経系に作用する薬	うつ病・双極性障害治療薬の薬理
30	1					てんかん治療薬の薬理
31	5			免疫・炎症・アレルギー及び骨・関節に作用する薬	免疫・アレルギーに作用する薬	免疫抑制薬の薬理
32	4				骨・カルシウム代謝に作用する薬	骨粗しょう症治療薬の薬理
33	4			循環器系・血液系・造血器系・泌尿器系・生殖器系に作用する薬	循環器系に作用する薬	虚血性心疾患治療薬の薬理
34	1				血液・造血器系に作用する薬	止血薬の薬理
35	3				泌尿器系・生殖器系に作用する薬	利尿薬の薬理
36	5			呼吸器系・消化器系に作用する薬	呼吸器系に作用する薬	鎮咳薬、去痰薬、呼吸興奮薬の薬理
37	5				消化器系に作用する薬	その他の消化性疾患治療薬の薬理
38	5			代謝系・内分泌系に作用する薬	内分泌系に作用する薬	副腎皮質ホルモン関連薬の薬理
39	3				代謝系に作用する薬	高尿酸血症・痛風治療薬の薬理
40	2			病原微生物（感染症）・悪性新生物（がん）に作用する薬	抗菌薬	抗菌薬の薬理（薬理作用、機序、抗菌スペクトル、主な副作用）
41	4	薬剤	薬の生体内運命	薬物の体内動態	生体膜透過	薬物の生体膜透過に関わるトランスポーターの例を挙げ、その特徴と薬物動態における役割
42	2				吸収	薬物の吸収過程における相互作用
43	5				分布	薬物が結合する代表的な血漿タンパク質を挙げ、タンパク結合の強い薬物
44	3				代謝	代表的な薬物代謝酵素により代謝される薬物
45	3			薬物動態の解析	薬物速度論	線形1-コンパートメントモデルに基づいた解析
46	4			薬物の体内動態	排泄	腎クリアランスと、糸球体ろ過、分泌、再吸収の関係
47	5					薬物の排泄過程における相互作用
48	3		製剤化のサイエンス	製剤の性質	固形材料	結晶（安定形及び準安定形）や非晶質、無水物や水和物の性質
49	2				分散系材料	代表的な分散系の性質
50	4				薬物及び製剤材料の物性	製剤分野で汎用される高分子の構造と物性
51	5			製剤設計	代表的な製剤	経口投与する製剤の種類とその特性
52	3					粘膜に適用する製剤の種類と特性
53	5			製剤化と製剤試験法		汎用される容器、包装の種類や特徴
54	4			DDS	DDSの必要性	DDSの概念と有用性
55	2				吸収改善	吸収改善技術を適用した代表的な医薬品
56	2	病態・薬物治療	薬の作用と体の変化	身体の病的変化を知る	病態・臨床検査	免疫学的検査の検査項目を列挙し、目的と異常所見
57	5					

問	正解	科目	大項目	中項目	小項目	小項目の例示・内容
58	4	病態・薬物治療	病態・薬物治療	神経系の疾患	体性神経系・筋の疾患の病態、薬物治療	重症筋無力症の病態と治療
59	1				中枢神経系の疾患の病態、薬物治療	神経症、不眠症について、病態・薬物治療
60	1		薬の作用と体の変化	医薬品の安全性	医薬品の安全性	障害を呈する代表的な副作用について推定される原因医薬品、身体所見、検査所見及び対処方法
61	1		病態・薬物治療	神経系の疾患	中枢神経系の疾患の病態、薬物治療	片頭痛について、病態・薬物治療
62	3					薬物の依存性
63	4			循環器系・血液系・造血器系・泌尿器系・生殖器系の疾患	泌尿器系・生殖器系疾患の病態、薬物治療	子宮内膜症の病態と治療
64	4			呼吸器系・消化器系の疾患	消化器系疾患の病態、薬物治療	胆道疾患（胆石症、胆道炎）について、病態・薬物治療
65	3			代謝系・内分泌系の疾患	内分泌系疾患の病態、薬物治療	アルドステロン症の病態と治療
66	5			感覚器・皮膚の疾患	皮膚疾患の病態、薬物治療	皮膚疾患の病態と治療
67	5			感染症・悪性新生物（がん）	がん終末期医療と緩和ケア	がん終末期の病態（病態生理、症状等）と治療
68	3			バイオ・細胞医薬品とゲノム情報	組換え体医薬品	代表的な組換え体医薬品
69	4		薬物治療に役立つ情報	医薬品情報	情報源	厚生労働省、医薬品医療機器総合機構、製薬企業等の発行する資料
70	3				生物統計	主なパラメトリック検定とノンパラメトリック検定の使い分け
71	3	法規・制度・倫理	薬学と社会	薬剤師と医薬品等に係る法規範	薬剤師の社会的位置づけと責任に係る法規範	薬剤師の任務や業務に関する薬剤師法の規定とその意義
72	4				医薬品等の品質、有効性及び安全性の確保に係る法規範	治験の意義と仕組み
73	3					製造販売後調査制度及び製造販売後安全対策
74	1		プロフェッショナリズム	薬剤師の使命	患者安全と薬害の防止	薬害について、その原因と社会的背景及びその後の対応
75	3		薬学と社会	薬剤師と医薬品等に係る法規範	特別な管理を要する薬物等に係る法規範	毒物劇物の取扱いに係る規定
76	5					麻薬、向精神薬、覚醒剤原料等の取扱いに係る規定
77	5			社会保障制度と医療経済	医療、福祉、介護の制度	薬価基準制度の概要
78	4		プロフェッショナリズム	薬剤師の使命	医療倫理	薬剤師が遵守すべき倫理規範（薬剤師綱領、薬剤師行動規範等）
79	2			薬学研究	研究に必要な法規範と倫理	臨床研究における倫理規範（ヘルシンキ宣言等）
80	4		薬学と社会	地域における薬局と薬剤師	地域における保健、医療、福祉の連携体制と薬剤師	学校薬剤師の役割
81	4	実務	薬学臨床基本事項	医療人としての基本	医療人として	薬学的管理を実施する際のインフォームド・コンセント
82	1		薬学臨床実践	チーム医療への参画	地域におけるチーム医療	地域保健、医療、介護、福祉に係る職種との連携体制（地域包括ケア）及びその意義
83	5			処方箋に基づく調剤	服薬指導	収集した患者情報を薬歴や診療録等に適切に記録

問	正解	科目	大項目	中項目	小項目	小項目の例示・内容
84	2	実務	薬学臨床実践	処方箋に基づく調剤	処方箋に基づく医薬品の調整	代表的な輸液の種類と適応
85	1					抗悪性腫瘍薬等の取扱いにおけるケミカルハザード回避の手技
86	3				安全管理	施設内での感染対策（予防、蔓延防止等）
87	3			薬物療法の実践	患者情報の把握	基本的な身体所見の観察・測定の目的と得られた所見の薬学的管理への活用
88	2			チーム医療への参画	他職種連携協働とチーム医療	他職種連携に関わる薬剤師、各職種及び行政の役割
89	5		薬学臨床基本事項	薬剤師業務の基礎	臨床業務の基礎	健康管理、疾病予防、セルフメディケーション及び公衆衛生における薬剤師の役割
90	4		薬学臨床実践	地域の保健・医療・福祉への参画	地域保健への参画	地域保健における薬剤師の役割と代表的な活動

■一般問題（薬学理論問題）■

問	正解	科目	大項目	中項目	小項目	小項目の例示・内容
91	1,5	物理	物質の物理的性質	物質の構造	化学結合	分子軌道の基本概念及び軌道の混成
92	2,3				放射線と放射能	電離放射線の種類の列挙、それらの性質及び物質との相互作用
93	1,5			物質のエネルギーと平衡	エネルギー	状態関数と経路関数の違い
94	2				溶液の性質	希薄溶液の束一的性質
95	2,4			物質の変化	反応速度	微分型速度式を積分型速度式に変換
96	5		化学物質の分析	溶液中の化学平衡	各種の化学平衡	分配平衡
97	2,5			化学物質の定性分析・定量分析	定性分析	代表的な無機イオンの定性反応の概要
98	4,5				定量分析（容量分析・重量分析）	キレート滴定の原理、操作法及び応用例
99	2			分離分析法	クロマトグラフィー	液体クロマトグラフィーの特徴と代表的な検出法
100	4,5				電気泳動法	電気泳動法の原理及び応用例
101	1	化学	化学物質の性質と反応	化学物質の基本的性質	有機化合物の立体構造	フィッシャー投影式とニューマン投影式で表記された有機化合物の構造
102	3,4			有機化合物の基本骨格の構造と反応	アルカン	置換シクロヘキサンの安定な立体配座を決定する要因
103	2				アルケン・アルキン	アルケンへの代表的な付加反応を列挙し、その特徴
104	5				芳香族化合物	芳香族炭化水素化合物の求電子置換反応の反応性、配向性、置換基の効果
105	3			官能基の性質と反応	アルデヒド・ケトン・カルボン酸・カルボン酸誘導体	アルデヒド類及びケトン類の基本的な性質と反応
106	3,5		生体分子・医薬品の化学による理解	医薬品の化学構造と性質、作用	酵素に作用する医薬品の構造と性質	ペプチドアナログの代表的医薬品を列挙し、化学構造に基づく性質、作用等
107	2				DNAに作用する医薬品の構造と性質	DNAと結合する医薬品の化学構造と反応機構
108	2		自然が生み出す薬物	薬になる動植鉱物	生薬の同定と品質評価	代表的な生薬の確認試験
109	4			薬の宝庫としての天然物	天然生物活性物質の利用	天然生物活性物質を基に化学修飾等により開発された代表的な医薬品の用途、リード化合物

問	正解	科目	大項目	中項目	小項目	小項目の例示・内容
110	1,4	生物	人体の成り立ちと生体機能の調節	人体の成り立ち	各器官の構造と機能	心臓（組織の構造と機能）
111	3			生体機能の調節	生理活性物質による調節機構	代表的なホルモンの産生器官、生理活性及び作用機構
112	1,4				恒常性の調節機構	血液凝固・線溶系の機構
113	4,5		生命現象の基礎	生体エネルギーと生命活動を支える代謝系	ATP の産生と糖質代謝	糖新生
114	2,3			生命活動を担うタンパク質	タンパク質の基本	多彩な機能を持つタンパク質
115	1,4			生命情報を担う遺伝子	遺伝情報を担う分子	染色体の構造
116	1,3		人体の成り立ちと生体機能の調節	人体の成り立ち	遺伝と発生	遺伝子多型（一塩基多型を含む）
117	1,5		生体防御と微生物	身体をまもる	免疫を担当する組織・細胞	免疫に関与する組織の役割
118	3,4				分子レベルで見た免疫のしくみ	抗体分子の基本構造、種類、役割
119	2,5			微生物の基本	細菌	細菌の構造と増殖機構
120	3,5	衛生	健康	社会・集団と健康	保健統計	人口統計及び傷病統計に関する指標
121	1,4				疫学	リスク要因の評価として、オッズ比、相対危険度、寄与危険度及び信頼区間
122	3			疾病の予防	感染症とその予防	現代における性感染症の特徴
123	4					代表的な性感染症を列挙し、その予防対策
124	3				生活習慣病とその予防	食生活や喫煙等の生活習慣と疾病の関わり
125	3			社会・集団と健康	保健統計	人口動態の変遷
126	2			疾病の予防	労働衛生	代表的な労働災害、職業性疾病
127	1,5			栄養と健康	栄養	五大栄養素以外の食品成分の機能
128	1,3				食品機能と食品衛生	油脂が変敗する機構及び油脂の変質試験
129	2,5					炭水化物、タンパク質が変質する機構
130	2,4					食品成分由来の発がん性物質を列挙し、その生成機構
131	3,4		環境	化学物質・放射線の生体への影響	化学物質の毒性	重金属や活性酸素による障害を防ぐための生体防御因子
132	1,2					重金属、PCB、ダイオキシン等の代表的な有害化学物質や農薬の急性毒性、慢性毒性の特徴
133	1	化学	化学物質の性質と反応	化学物質の構造決定	核磁気共鳴（NMR）	代表的な化合物の部分構造を 1H NMR から決定
134	2	法規・制度・倫理	薬学と社会	薬剤師と医薬品等に係る法規範	特別な管理を要する薬物等に係る法規範	麻薬、向精神薬、覚せい剤原料等の取扱いに係わる規定
135	3	衛生	環境	化学物質・放射線の生体への影響	化学物質の毒性	代表的な中毒原因物質の解毒処置法
136	1	衛生	環境	化学物質・放射線の生体への影響	化学物質の安全性評価と適正使用	化学物質の安全摂取量
137	3,4				化学物質による発がん	遺伝毒性試験（Ames 試験等）の原理
138	1,3				放射線の生体への影響	代表的な放射性核種と生体との相互作用
139	4,5			生活環境と健康	水環境	水の浄化法、塩素処理
140	1,3				大気環境	主な大気汚染物質を列挙し、その推移と発生源、健康影響
141	1,3				室内環境	室内環境と健康との関係

問	正解	科目	大項目	中項目	小項目	小項目の例示・内容
142	1,4	法規・制度・倫理	薬学と社会	薬剤師と医薬品等に係る法規範	薬剤師の社会的位置づけと責任に係る法規範	薬剤師の任務や業務に関する薬剤師法の規定とその意義
143	4			医薬品等の品質、有効性及び安全性の確保に係る法規制	治験の意義と仕組み	
144	2,3				製造販売後調査制度及び製造販売後安全対策	
145	1				「医薬品、医療機器等の品質、有効性及び安全性の確保等に関する法律」の目的及び医薬品等の定義	
146	1,4			特別な管理を要する薬物等に係る法規範	麻薬、向精神薬、覚せい剤原料等の取扱いに係わる規定	
147	4,5			薬剤師の社会的位置づけと責任に係る法規範	個人情報の取扱い	
148	2,3				医療提供施設の種類、定義と要件	
149	1,2			社会保障制度と医療経済	医療、福祉、介護の制度	介護保険制度の基本的な仕組み
150	4				医薬品と医療の経済性	薬物療法の経済評価手法について概要
151	2,3	薬理	薬の作用と体の変化	薬の作用機序	受容体と情報伝達系	薬物の作用発現に関連する代表的な細胞内情報伝達系を列挙し、活性化あるいは抑制された場合の生理反応
152	2,3			医薬品の安全性	薬物依存性・耐性	薬物依存性、耐性
153	4,5		薬の効き方	神経系に作用する薬	自律神経系に作用する薬	交感神経系に作用し、その支配器官の機能を修飾する代表的な薬物の薬理作用、機序、主な副作用／副交感神経系に作用し、その支配器官の機能を修飾する代表的な薬物の薬理作用、機序、主な副作用
154	2,4				体性神経系に作用する薬・運動神経系及び骨格筋に作用する薬／中枢神経系に作用する薬	運動神経系及び骨格筋に作用する代表的な薬物の薬理作用、機序、主な副作用／中枢興奮薬、その他の中枢神経系に作用する薬物の薬理
155	2,4				中枢神経系に作用する薬	全身麻酔薬の薬理／睡眠障害治療薬の薬理
156	3,4	病態・薬物治療	病態・薬物治療	神経系の疾患	中枢神経系の疾患の病態、薬物治療	神経症、不眠症について、病態・薬物治療
157	1,5	薬理	薬の効き方	神経系に作用する薬	中枢神経系に作用する薬	神経症治療薬の薬理
158	3,4	薬理	薬の効き方	免疫・炎症・アレルギー及び骨・関節に作用する薬	免疫・アレルギーに作用する薬	アレルギー治療薬（抗ヒスタミン薬、抗アレルギー薬等）の薬理
159	4,5	病態・薬物治療	病態・薬物治療	循環器系・血液系・造血器系・泌尿器系・生殖器系の疾患	循環器系疾患の病態、薬物治療	不整脈について、病態・薬物治療
160	1,3	薬理	薬の効き方	循環器系・血液系・造血器系・泌尿器系・生殖器系に作用する薬	循環器系に作用する薬	不整脈治療薬の薬理
161	2,5	薬理	薬の効き方	循環器系・血液系・造血器系・泌尿器系・生殖器系に作用する薬	泌尿器系・生殖器系に作用する薬	排尿障害治療薬の薬理
162	2,4				呼吸器系・消化器系に作用する薬	消化器系に作用する薬	胃・十二指腸潰瘍治療薬の薬理

問	正解	科目	大項目	中項目	小項目	小項目の例示・内容
163	1,2	薬理	薬の効き方	代謝系・内分泌系に作用する薬	代謝系に作用する薬	糖尿病治療薬の薬理
164	1,5				内分泌系に作用する薬	性ホルモン関連薬の薬理
165	1,5	病態・薬物治療	病態・薬物治療	感染症・悪性新生物（がん）	ウイルス感染症の病態、薬物治療	帯状疱疹について、予防方法及び病態・薬物治療
166	3,5	薬理	薬の効き方	病原微生物（感染症）・悪性新生物（がん）に作用する薬	抗ウイルス薬	ウイルス感染症治療薬の薬理
167	3,5	薬理	薬の効き方	病原微生物（感染症）・悪性新生物（がん）に作用する薬	抗悪性腫瘍薬	抗悪性腫瘍薬の薬理
168	2,5			神経系に作用する薬	中枢神経系に作用する薬	パーキンソン病治療薬の薬理
169	4	薬剤	薬の生体内運命	薬物動態の解析	薬物速度論	線形1-コンパートメントモデルに基づいた解析
170	3			薬物の体内動態	分布	薬物のタンパク結合及び結合阻害の測定・解析方法
171	2,4				排泄	薬物の胆汁中排泄と腸肝循環
172	3				代謝	代表的な薬物代謝酵素の代謝反応が起こる組織並びに細胞内小器官、反応様式
173	2,5				排泄	薬物の胆汁中排泄と腸肝循環
174	1,4			薬物動態の解析	薬物速度論	線形コンパートメントモデルと、関連する薬物動態パラメータ
175	2					体内動態が非線形性を示す薬物の非線形モデルに基づいた解析
176	3,4					組織クリアランス及び固有クリアランスの意味と、それらの関係
177	2,4		製剤化のサイエンス	製剤の性質	固形材料	粉体の性質
178	2					固形材料の溶解現象や溶解した物質の拡散と溶解速度
179	1,5					粉体の性質
180	1,3					固形材料の溶解度や溶解速度を高める代表的な製剤的手法
181	1,5			製剤設計	代表的な製剤	皮膚に適用する製剤の種類とその特性
182	1,4				製剤化と製剤試験法	代表的な医薬品添加物の種類・用途・性質
183	2,5			DDS	ターゲティング（標的指向化）	ターゲティング技術を適用した代表的な医薬品
184	3,5	病態・薬物治療	病態・薬物治療	感覚器・皮膚の疾患	皮膚疾患の病態、薬物治療	スティーブンス・ジョンソン症候群の病態と治療
185	1,4			神経系の疾患	体性神経系・筋の疾患の病態、薬物治療	ギラン・バレー症候群の病態と治療
186	2,3			循環器系・血液系・造血器系・泌尿器系・生殖器系の疾患	血液・造血器系疾患の病態、薬物治療	貧血について、病態と治療
187	3,4				泌尿器系・生殖器系疾患の病態、薬物治療	ネフローゼ症候群について、病態・薬物治療
188	3,4			代謝系・内分泌系の疾患	内分泌系疾患の病態、薬物治療	慢性甲状腺炎（橋本病）について、病態・薬物治療
189	4,5			感覚器・皮膚の疾患	眼疾患の病態、薬物治療	緑内障について、病態・薬物治療
190	2,4				耳鼻咽喉疾患の病態、薬物治療	メニエール病について、病態・薬物治療

問	正解	科目	大項目	中項目	小項目	小項目の例示・内容
191	2	病態・薬物治療	病態・薬物治療	感染症・悪性新生物（がん）	ウイルス感染症の病態、薬物治療	インフルエンザについて、感染経路と予防方法及び病態・薬物治療
192	2,3			医療の中の漢方薬	漢方薬の応用	漢方医学における診断法、体質や病態の捉え方（陰陽、虚実、証等）、治療法
193	1,5			バイオ・細胞医薬品とゲノム情報	細胞、組織を利用した移植医療	胚性幹細胞（ES細胞）、人工多能性幹細胞（iPS細胞）を用いた細胞移植医療
194	3,4			薬物治療に役立つ情報	医薬品情報	EBM	EBMの基本概念と実践のプロセス
195	5				生物統計	主なパラメトリック検定とノンパラメトリック検定の使い分け

■一般問題（薬学実践問題）■

問	正解	科目	大項目	中項目	小項目	小項目の例示・内容
196	2,3	実務	薬学臨床実践	処方箋に基づく調剤	処方箋に基づく医薬品の調整	特別な注意を要する医薬品の調整と適切な取扱い
197	1	物理	物質の物理的性質	物質の構造	分子間相互作用	分散力
198	3	実務	薬学臨床実践	処方箋に基づく調剤	処方箋と疑義照会	薬歴、診療録、患者の状態等から処方が妥当であるか判断
199	1,3	物理（薬剤）	製剤化のサイエンス	製剤の性質	分散系材料	代表的な分散系の性質
200	2,5	実務	薬学臨床実践	薬物療法の実践	処方設計と薬物療法の実践（処方設計と提案）	患者の状態や薬剤の特徴に基づき、適切な処方を提案
201	5	物理	化学物質の分析	臨床現場で用いる分析技術	分析技術	臨床分析で用いられる代表的な分析法
202	4	実務	薬学臨床実践	処方箋に基づく調剤	処方箋と疑義照会	薬歴、診療録、患者の状態等から処方が妥当であるか判断
203	3,4	物理	化学物質の分析	機器を用いる分析法	分光分析法	旋光度測定法（旋光分散）の原理及び応用例
204	2,5	実務	薬学臨床実践	薬物療法の実践	処方設計と薬物療法の実践（薬物療法における効果と副作用の評価）	副作用の発現について、患者の症状や検査所見等から評価
205	1,5				処方箋に基づく調剤	服薬指導	患者・来局者の病状や背景に配慮し、医薬品を安全かつ有効に使用するための服薬指導や患者教育
206	1,5	物理	物質の物理的性質	物質の構造	原子・分子の挙動	分子の振動、回転、電子遷移
207	4	化学	化学物質の分析	機器を用いる分析法	分光分析法	紫外可視吸光度測定法の原理及び応用例
208	2	実務	薬学臨床実践	処方箋に基づく調剤	服薬指導	患者・来局者の病状や背景に配慮し、医薬品を安全かつ有効に使用するための服薬指導や患者教育
209	3	化学	生体分子・医薬品の化学による理解	医薬品の化学構造と性質、作用	医薬品の化学構造に基づく性質	医薬品の構造からその物理化学的性質
210	1,3	実務	薬学臨床実践	処方箋に基づく調剤	服薬指導	患者・来局者の病状や背景に配慮し、医薬品を安全かつ有効に使用するための服薬指導や患者教育
211	2,5	化学	生体分子・医薬品の化学による理解	医薬品の化学構造と性質、作用	受容体に作用する医薬品の構造と性質	アセチルコリンアナログの代表的医薬品を列挙し、化学構造に基づく性質、作用等
212	2,4	実務	薬学臨床実践	処方箋に基づく調剤	服薬指導	患者・来局者の病状や背景に配慮し、医薬品を安全かつ有効に使用するための服薬指導や患者教育
213	5	化学	生体分子・医薬品の化学による理解	医薬品の化学構造と性質、作用	医薬品の化学構造に基づく性質	医薬品の構造からその物理化学的性質

問	正解	科目	大項目	中項目	小項目	小項目の例示・内容
214	2	化学	自然が生み出す薬物	薬になる動植鉱物	生薬の基原・用途	代表的な生薬（植物、動物、藻類、菌類、鉱物由来）の薬効、成分、用途等
215	2	実務	薬学臨床実践	チーム医療への参画	プライマリケア・セルフメディケーション	選択した薬局製剤（漢方製剤を含む）、要指導医薬品、一般用医薬品、健康食品、サプリメント、医療機器等のリスクに応じた適切な取扱いや注意点等を来局者に適切にわかりやすく説明
216	1	生物	生命現象の基礎	生体エネルギーと生命活動を支える代謝系	脂質代謝	脂肪酸の生合成とβ酸化コレステロールの生合成と代謝
217	3	実務	薬学臨床実践	チーム医療への参画	プライマリケア・セルフメディケーション	選択した薬局製剤（漢方製剤を含む）、要指導医薬品、一般用医薬品、健康食品、サプリメント、医療機器等のリスクに応じた適切な取扱いや注意点等を来局者に適切にわかりやすく説明
218	4	実務	薬学臨床実践	薬物療法の実践	処方設計と薬物療法の実践（薬物療法における効果と副作用の評価）	薬物療法の効果、副作用の発現、薬物血中濃度等に基づき、医師に対し、薬剤の種類、投与量、投与方法、投与期間等の変更を提案
219	1,2	生物	生命現象の基礎	生命情報を担う遺伝子	遺伝情報を担う分子	染色体の構造、遺伝子の構造
220	5	実務	薬学臨床実践	薬物療法の実践	処方設計と薬物療法の実践（薬物療法における効果と副作用の評価）	医薬品の効果と副作用について、モニタリングすべき症状と検査所見等
221	2	生物	人体の成り立ちと生体機能の調節	人体のなりたち	各器官の構造と機能	泌尿器系（組織の構造、構築細胞の種類と機能）
222	1	生物	人体の成り立ちと生体機能の調節	生体機能の調節	生理活性物質による調節機構	代表的なホルモンの産生器官、生理活性及び作用機構
223	3	実務	薬学臨床実践	薬物療法の実践	処方設計と薬物療法の実践（処方設計と提案）	患者の診断名、病態、科学的根拠から薬物療法方針を確認
224	2,3	生物	生体防御と微生物	微生物の基本	細菌	薬剤耐性菌及び薬剤耐性化機構
225	5	実務	薬学臨床実践	薬物療法の実践	処方設計と薬物療法の実践（処方設計と提案）	患者の状態や薬剤の特徴に基づき、適切な処方を提案
226	1	実務（衛生）	健康	社会・集団と健康	疫学	疫学の種類（記述疫学、分析疫学等）とその方法
227	5	衛生	環境	化学物質・放射線の生体への影響	化学物質による発がん	発がんに至る過程
228	3,4	実務	薬学臨床実践	薬物療法の実践	処方設計と薬物療法の実践（処方設計と提案）	患者の状態や薬剤の特徴に基づき、適切な処方を提案
229	3,4	衛生	健康	疾病の予防	感染症とその予防	予防接種の意義と方法
230	4	実務	薬学臨床実践	地域の保健・医療・福祉への参画	プライマリケア・セルフメディケーション	来局者から収集した情報や身体的所見に基づき、来局者の病状や体調を推測
231	3	衛生	健康	疾病の予防	生活習慣病とその予防	生活習慣病の代表的なリスク要因を列挙し、その予防法
232	1	実務	薬学臨床実践	薬物療法の実践	処方設計と薬物療法の実践（処方設計と提案）	患者の診断名、病態、科学的根拠等から薬物療法方針を確認
233	4	衛生	健康	疾病の予防	母子保健	母子感染する代表的な疾患を列挙し、その予防対策

問	正解	科目	大項目	中項目	小項目	小項目の例示・内容
234	1,2	衛生	健康	栄養と健康	栄養	五大栄養素を列挙し、それぞれの役割
235	2	実務	薬学臨床実践	薬物療法の実践	処方設計と薬物療法の実践（処方設計と提案）	患者の状態や薬剤の特徴に基づき、適切な処方を提案
236	3	実務	薬学臨床実践	薬物療法の実践	処方設計と薬物療法の実践（処方設計と提案）	患者の診断名、病態、科学的根拠等から薬物療法方針を確認
237	1,4	衛生	健康	栄養と健康	栄養	五大栄養素を列挙し、それぞれの役割
238	2	衛生	健康	栄養と健康	食中毒と食品汚染	代表的な細菌性・ウイルス性食中毒を列挙し、それらの原因となる微生物の性質、症状、原因食品及び予防方法
239	2	実務	薬学臨床実践	薬物療法の実践	処方設計と薬物療法の実践（処方設計と提案）	患者の状態や薬剤の特徴に基づき、適切な処方を提案
240	3	実務	薬学臨床実践	薬物療法の実践	処方設計と薬物療法の実践（処方設計と提案）	治療ガイドライン等を確認し、科学的根拠に基づいた処方を立案
241	4	衛生	環境	化学物質・放射線の生体への影響	化学物質の毒性	重金属や活性酸素による障害を防ぐための生体防御因子
242	5	実務	薬学臨床実践	地域の保健・医療・福祉への参画	プライマリケア・セルフメディケーション	疾病予防及び健康管理について適切な生活指導やアドバイス
243	1,4	衛生	環境	生活環境と健康	室内環境	室内環境を評価するための代表的な指標を列挙し、測定法
244	3	実務	薬学臨床実践	地域の保健・医療・福祉への参画	地域保健への参画	学校薬剤師が行う業務内容とその意義
245	5	衛生	環境	生活環境と健康	室内環境	室内環境と健康との関係
246	1,5	薬理	薬の効き方	神経系に作用する薬	中枢神経系に作用する薬	統合失調症治療薬の薬理
247	1,4	実務	薬学臨床実践	薬物療法の実践	処方設計と薬物療法の実践（処方の設計と提案）	患者の診断名、病態、科学的根拠等から薬物療法方針を確認
248	3	薬理	薬の効き方	循環器系・血液系・造血器系・泌尿器系・生殖器系に作用する薬	循環器系に作用する薬／血液・造血器系に作用する薬	不整脈治療薬の薬理／抗血栓薬、抗凝固薬及び血栓溶解薬の薬理
249	2,4	実務	薬学臨床実践	薬物療法の実践	処方設計と薬物療法の実践（薬物療法における効果と副作用の評価）	薬物療法の効果、副作用の発現、薬物血中濃度等に基づき、医師に対し、薬剤の種類、投与量、投与方法、投与期間等の変更を提案
250	4	実務	薬学臨床実践	薬物療法の実践	処方設計と薬物療法の実践（処方設計と提案）	患者の状態や薬剤の特徴に基づき、適切な処方を提案
251	1,2	薬理	薬の効き方	免疫・炎症・アレルギー及び骨・関節に作用する薬	免疫・アレルギーに作用する薬	免疫抑制薬の薬理／関節リウマチ治療薬の薬理
252	1,5	実務	薬学臨床実践	薬物療法の実践	処方設計と薬物療法（薬物療法における効果と副作用の評価）	臨床検査値の変化と使用医薬品の関連性
253	5	薬理	薬の効き方	循環器系・血液系・造血器系・泌尿器系・生殖器系に作用する薬	循環器系に作用する薬／泌尿器系・生殖器系に作用する薬	心不全治療薬の薬理／利尿薬の薬理

問	正解	科目	大項目	中項目	小項目	小項目の例示・内容
254	1,2	実務	薬学臨床実践	処方箋に基づく調剤	服薬指導	医師の治療方針を理解した上で、患者への適切な服薬指導を実施
255	1,5	薬理	薬の効き方	免疫・炎症・アレルギー及び骨・関節に作用する薬／呼吸器系・消化器系に作用する薬	免疫・アレルギーに作用する薬／消化器系に作用する薬	免疫抑制薬の薬理／その他の消化性疾患治療薬の薬理
256	3,5	薬理	薬の効き方	代謝系・内分泌系に作用する薬／循環器系・血液系・造血器系・泌尿器系・生殖器系に作用する薬	代謝系に作用する薬／循環器系に作用する薬／血液・造血器系に作用する薬	脂質異常症治療薬の薬理／高血圧症治療薬の薬理／抗血栓薬、抗凝固薬及び血栓溶解薬の薬理
257	2	実務	薬学臨床実践	薬物療法の実践	処方設計と薬物療法の実践（処方設計と提案）	治療ガイドライン等を確認し、科学的根拠に基づいた処方を立案
258	2,4	薬理	薬の効き方	代謝系・内分泌系に作用する薬	内分泌系に作用する薬	甲状腺ホルモン関連薬の薬理
259	1,2	実務	薬学臨床実践	処方箋に基づく調剤	服薬指導	医師の治療方針を理解した上で、患者への適切な服薬指導を実施
260	1,4	実務	薬学臨床実践	処方箋に基づく調剤	服薬指導	患者・来局者の病状や背景に配慮し、医薬品を安全かつ有効に使用するための服薬指導や患者教育
261	4	薬理	薬の効き方	感覚器系・皮膚に作用する薬	感覚器系に作用する薬	緑内障治療薬の薬理
262	2,3	実務	薬学臨床実践	薬物療法の実践	医薬品情報の収集と活用	医療スタッフ及び患者のニーズに合った医薬品情報の提供
263	5	薬理	薬の効き方	病原微生物（感染症）・悪性新生物（がん）に作用する薬	抗悪性腫瘍薬	抗悪性腫瘍薬の薬理
264	2,3	実務	薬学臨床実践	薬物療法の実践	処方設計と薬物療法の実践（処方設計と提案）	患者の状態や薬剤の特徴に基づき、適切な処方を提案
265	4	薬剤	薬の生体内運命	薬物の体内動態	吸収	非経口的に投与される薬物の吸収
266	5	薬剤	薬の生体内運命	薬物の体内動態	排泄	薬物の排泄過程における相互作用
267	1	実務	薬学臨床実践	薬物療法の実践	処方設計と薬物療法の実践（処方設計と提案）	処方設計の提案に際し、薬物投与プロトコルやクリニカルパスの活用
268	4	実務	薬学臨床実践	薬物療法の実践	処方設計と薬物療法の実践（薬物療法における効果と副作用の評価）	臨床検査値の変化と使用医薬品の関連性
269	2	薬剤	薬の生体内運命	薬物動態の解析	薬物速度論	線形コンパートメントモデルと、関連する薬物動態パラメータ
270	5	薬剤	薬の生体内運命	薬物動態の解析	薬物速度論	線形1-コンパートメントモデルに基づいた解析
271	3,4	実務	薬学臨床実践	処方箋に基づく調剤	服薬指導	患者・来局者の病状や背景に配慮し、医薬品を安全かつ有効に使用するための服薬指導や患者教育

問	正解	科目	大項目	中項目	小項目	小項目の例示・内容
272	3,4	薬剤	薬の生体内運命	薬物動態の解析	TDMと投与設計	ポピュレーションファーマコキネティクスの概念と応用
273	1,4	薬理	薬の効き方	病原微生物（感染症）・悪性新生物（がん）に作用する薬	抗菌薬	抗菌薬の薬理
274	1,5	実務	薬学臨床実践	薬物療法の実践	処方設計と薬物療法の実践（薬物療法における効果と副作用の評価）	医薬品の効果と副作用について、モニタリングすべき症状と検査所見等
275	5				薬物療法の効果、副作用の発現、薬物血中濃度等に基づき、医師に対し、薬剤の種類、投与量、投与方法、投与期間等の変更を提案
276	4	実務	薬学臨床実践	処方箋に基づく調剤	服薬指導	患者・来局者に使用上の説明が必要な製剤の取扱い方法
277	3,4	薬剤	製剤化のサイエンス	製剤設計	代表的な製剤	注射により投与する製剤の種類とその特性
278	1,3	実務	薬学臨床実践	処方箋に基づく調剤	服薬指導	医師の治療方針を理解した上で、患者への適切な服薬指導を実施
279	1,2	薬剤	製剤化のサイエンス	製剤の性質	半固形・液状材料	高分子の構造と高分子溶液の性質
280	3	薬剤	製剤化のサイエンス	製剤設計	代表的な製剤（日本薬局方準拠）	製剤化の概要と意義
281	5	実務	薬学臨床実践	薬物療法の実践	処方設計と薬物治療の実践（処方設計と提案）	患者の診断名、病態、科学的根拠等から薬物療法方針を確認
282	5	実務	薬学臨床実践	処方箋に基づく調剤	処方箋に基づく医薬品の調整	特別な注意を要する医薬品の調整と適切な取扱い
283	3,4	薬剤	製剤化のサイエンス	DDS	ターゲティング（標的指向化）	ターゲティング技術を適用した代表的な医薬品
284	4,5	実務	薬学臨床実践	処方箋に基づく調剤	服薬指導	患者・来局者の病状や背景に配慮し、医薬品を安全かつ有効に使用するための服薬指導や患者教育
285	1,2	薬剤	製剤化のサイエンス	DDS	コントロールドリリース（放出制御）	コントロールドリリース技術を適用した代表的な医薬品
286	5	病態・薬物治療	病態・薬物治療	神経系の疾患	中枢神経系の疾患の病態、薬物治療	パーキンソン病について、病態・薬物治療
287	1	実務	薬学臨床実践	薬物療法の実践	処方設計と薬物療法の実践（処方設計と提案）	患者の状態や薬剤の特徴に基づき、適切な処方を提案
288	1,3	実務	薬学臨床実践	処方箋に基づく調剤	服薬指導	患者・来局者の病状や背景に配慮し、医薬品を安全かつ有効に使用するための服薬指導や患者教育
289	3,5	病態・薬物治療	病態・薬物治療	免疫・炎症・アレルギー及び骨・関節の疾患	免疫・炎症・アレルギー疾患の病態、薬物治療	関節リウマチについて、病態・薬物治療
290	1,5	病態・薬物治療	病態・薬物治療	代謝系・内分泌系の疾患	代謝系疾患の病態、薬物治療	糖尿病とその合併症について、病態・薬物治療
291	2,4	実務	薬学臨床実践	薬物療法の実践	処方設計と薬物療法の実践（処方設計と提案）	患者の状態や薬剤の特徴に基づき、適切な処方を提案
292	3,4	病態・薬物治療	病態・薬物治療	感染症・悪性新生物（がん）	ウイルス感染症の病態、薬物治療	風疹の感染経路と予防方法及び病態・薬物治療
293	2,3	実務	薬学臨床実践	処方箋に基づく調剤	安全管理	感染予防の基本的考え方とその方法
294	1,2	病態・薬物治療	病態・薬物治療	感染症・悪性新生物（がん）	悪性腫瘍の病態、疾患	悪性リンパ腫及び多発性骨髄腫について、病態・薬物治療
295	4	実務	薬学臨床実践	処方箋に基づく調剤	安全管理	特にリスクの高い代表的な医薬品の特徴と注意点

問	正解	科目	大項目	中項目	小項目	小項目の例示・内容
296	2,4	実務	薬学臨床実践	薬物療法の実践	処方設計と薬物療法の実践（処方設計と提案）	患者の状態や薬剤の特徴に基づき、適切な処方を提案
297	2,4	病態・薬物治療	病態・薬物治療	感染症・悪性新生物（がん）	悪性腫瘍の病態、疾患	肺癌について、病態・薬物治療
298	1,5	病態・薬物治療	病態・薬物治療	循環器系・血液系・造血器系・泌尿器系・生殖器系の疾患	循環器系疾患の病態、薬物治療	不整脈について、病態・薬物治療
299	2,4	実務	薬学臨床実践	処方箋に基づく調剤	服薬指導	医師の治療方針を理解した上で、患者への適切な服薬指導を実施
300	3,5	病態・薬物治療	病態・薬物治療	循環器系・血液系・造血器系・泌尿器系・生殖器系の疾患	血液・造血器疾患の病態、薬物治療	播種性血管内凝固症候群（DIC）について、病態・薬物治療
301	2,3	実務	薬学臨床実践	薬物療法の実践	処方設計と薬物療法の実践（処方設計と提案）	患者の状態や薬剤の特徴に基づき、適切な処方を提案
302	1,4	病態・薬物治療	病態・薬物治療	呼吸器系・消化器系の疾患	消化器系疾患の病態、薬物治療	肝硬変（ウイルス性を含む）について、病態・薬物治療
303	2,4	実務	薬学臨床実践	薬物療法の実践	処方設計と薬物療法の実践（薬物療法における効果と副作用の評価）	患者の薬物治療上の問題点を列挙し、適切な評価と薬学的管理の立案を行い、SOAP形式等で適切に記録
304	4	病態・薬物治療	薬物治療に役立つ情報	医薬品情報	生物統計	主なパラメトリック検定とノンパラメトリック検定の使い分け
305	2,4	実務（病態・薬物治療）			臨床研究デザインと解析	臨床研究の結果（有効性、安全性）の主なパラメータ
306	3	実務	薬学臨床実践	薬物療法の実践	処方設計と薬物療法の実践（薬物療法における効果と副作用の評価）	医薬品の効果と副作用について、モニタリングすべき症状と検査所見等
307	1,4	法規・制度・倫理	薬学と社会	薬剤師と医薬品等に係る法規範	医薬品等の品質、有効性及び安全性の確保に係る法規範	製造販売後調査制度及び製造販売後安全対策
308	2	実務	薬学臨床実践	地域の保健・医療・福祉への参画	プライマリケア・セルフメディケーション	選択した薬局製剤（漢方製剤を含む）、要指導医薬品、一般用医薬品、健康食品、サプリメント、医療機器等の使用方法や注意点等を来局者に適切にわかりやすく説明
309	1,5	法規・制度・倫理	薬学と社会	薬剤師と医薬品等に係る法規範	医薬品等の品質、有効性及び安全性の確保に係る法規範	医薬品等の取扱いに関する「医薬品、医療機器等の品質、有効性及び安全性の確保等に関する法律」の規定
310	3,4	法規・制度・倫理	薬学と社会	地域における薬局と薬剤師	地域における薬局の役割	地域における薬局（健康サポート薬局を含む）の機能と役割
311	4,5	実務	薬学臨床実践	処方箋に基づく調剤	服薬指導	患者・来局者に使用上の説明が必要な製剤の取扱い方法
312	1	実務	薬学臨床実践	処方箋に基づく調剤	服薬指導	患者・来局者の病状や背景に配慮し、医薬品を安全かつ有効に使用するための服薬指導や患者教育
313	1,3	法規・制度・倫理	薬学と社会	薬剤師と医薬品等に係る法規範	薬剤師の社会的位置づけと責任に係る法規範	薬剤師以外の医療職種の任務に関する法令の規定
314	1,4	実務	薬学臨床実践	薬物療法の実践	処方設計と薬物療法の実践（処方設計と提案）	患者のアドヒアランスの評価方法、アドヒアランスがよくない原因とその対処法
315	1,5	法規・制度・倫理	薬学と社会	薬剤師と医薬品等に係る法規範	薬剤師の社会的位置づけと責任に係る法規範	薬剤師の任務や業務に関する薬剤師法の規定とその意義

問	正解	科目	大項目	中項目	小項目	小項目の例示・内容
316	4,5	実務	薬学臨床実践	処方箋に基づく調剤	服薬指導	医師の治療方針を理解した上で、患者への適切な服薬指導を実施
317	5	法規・制度・倫理	薬学と社会	薬剤師と医薬品等に係る法規範	特別な管理を要する薬物等に係る法規範	麻薬、向精神薬、覚せい剤原料等の取扱いに係る規定
318	3,4	実務	薬学臨床実践	薬物療法の実践	処方設計と薬物療法の実践（薬物療法における効果と副作用の評価）	副作用の発現について、患者の症状や検査所見等から評価
319	1,4	法規・制度・倫理	薬学と社会	人と社会に関わる薬剤師	人と社会に関わる薬剤師	人・社会の視点から薬剤師を取り巻く様々な仕組みと規制
320	1	実務	薬学臨床実践	処方箋に基づく調剤	服薬指導	患者・来局者の病状や背景に配慮し、医薬品を安全かつ有効に使用するための服薬指導や患者教育
321	1,3	法規・制度・倫理	薬学と社会	地域における薬局と薬剤師	地域における保健、医療、福祉の連携体制と薬剤師	在宅医療及び居宅介護における薬局と薬剤師の役割
322	2,3	実務	薬学臨床実践	地域の保健・医療・福祉への参画	プライマリケア・セルフメディケーション	来局者から収集した情報や身体的所見に基づき、来局者の病状や体調を推測
323	1,3	法規・制度・倫理	薬学と社会	社会保障制度と医療経済	医療、福祉、介護の制度	公費負担医療制度（生活保護等）
324	2,5	実務	薬学臨床実践	処方箋に基づく調剤	服薬指導	医師の治療方針を理解した上で、患者への適切な服薬指導を実施
325	3,5	法規・制度・倫理	薬学と社会	社会保障制度と医療経済	医療、福祉、介護の制度	調剤報酬、診療報酬及び介護報酬の仕組みの概要

■一般問題（薬学実践問題）【実務】■

問	正解	科目	大項目	中項目	小項目	小項目の例示・内容
326	1,2	実務	薬学臨床実践	薬物療法の実践	処方設計と薬物療法の実践（薬物療法における効果と副作用の評価）	臨床検査値の変化と使用医薬品の関連性
327	1,5				処方設計と薬物療法の実践（処方設計と提案）	患者の診断名、病態、科学的根拠等から薬物療法方針を確認
328	解なし					患者の状態や薬剤の特徴に基づき、適切な処方を提案
329	1				処方設計と薬物療法の実践（薬物療法における効果と副作用の評価）	薬物療法の効果、副作用の発現、薬物血中濃度等に基づき、医師に対し、薬剤の種類、投与量、投与方法、投与期間等の変更を提案
330	3,4					
331	2					医薬品の効果と副作用について、モニタリングすべき症状と検査所見等
332	1,4					医薬品の効果と副作用について、モニタリングすべき症状と検査所見等
333	2,3			処方箋に基づく調剤	安全管理	代表的な消毒の用途、使用濃度及び調整時の注意
334	4			薬物療法の実践	医薬品情報の収集と活用	緊急安全性情報、安全性速報、不良品回収、製造中止等の緊急情報の適切な取り扱い
335	4			処方箋に基づく調剤	処方箋と疑義照会	薬歴、診療録、患者の状態等から処方が妥当であるか判断
336	2			地域の保健・医療・福祉への参画	プライマリケア・セルフメディケーション	来局者に対して、病状に合わせた適切な対応を選択
337	2,4			処方箋に基づく調剤	服薬指導	患者・来局者に使用上の説明が必要な製剤の取扱い方法

問	正解	科目	大項目	中項目	小項目	小項目の例示・内容
338	2,4	実務	薬学臨床実践	処方箋に基づく調剤	服薬指導	妊婦・授乳婦、小児、高齢者等特別な配慮が必要な患者への服薬指導において、適切な応対
339	1,4			薬物療法の実践	処方設計と薬物療法の実践（薬物療法における効果と副作用の評価）	治療薬物モニタリングが必要な医薬品が処方されている患者について、血中濃度測定の提案
340	2,3			地域の保健・医療・福祉への参画	地域保健への参画	地域住民の衛生管理における薬剤師活動
341	5			処方箋に基づく調剤	処方箋に基づく医薬品の調整	処方箋に従って計数・計量調剤
342	4					
343	3			薬物療法の実践	処方設計と薬物療法の実践（処方設計と提案）	患者の栄養状態や体液量、電解質の過不足等を評価
344	5				処方設計と薬物療法の実践（薬物療法における効果と副作用の評価）	医薬品の効果と副作用について、モニタリングすべき症状と検査所見等
345	3			地域の保健・医療・福祉への参画	地域保健への参画	地域住民の衛生管理における薬剤師活動

●合格基準

　以下のすべての基準を満たした者を合格とする。

①全問題の得点が 434 点以上

②必須問題について、全問題への配点の 70％以上で、かつ、構成する各科目の得点がそれぞれ配点の 30％以上

③禁忌肢問題選択数は 2 問以下

（注）配点は 1 問 2 点（690 点満点）。正解は厚生労働省の発表のもの。

107回 薬剤師国家試験 結果

●男女別合格率

区分	総数	男		女	
出願者	15,609 名	6,188 名	39.64%	9,421 名	60.36%
受験者	14,124 名	5,480 名	38.80%	8,644 名	61.20%
合格者	9,607 名	3,489 名	36.32%	6,118 名	63.68%
合格率	68.02%	63.67%		70.78%	

●受験区分別合格率

区分		総数	男		女	
6年制新卒	受験者	8,665 名	3,110 名	35.89%	5,555 名	64.11%
	合格者	7,386 名	2,633 名	35.65%	4,753 名	64.35%
	合格率	85.24%	84.66%		85.56%	
6年制既卒	受験者	5,217 名	2,223 名	42.61%	2,994 名	57.39%
	合格者	2,126 名	803 名	37.77%	1,323 名	62.23%
	合格率	40.75%	36.12%		44.19%	
その他	受験者	242 名	147 名	60.74%	95 名	39.26%
	合格者	95 名	53 名	55.79%	42 名	44.21%
	合格率	39.26%	36.05%		44.21%	

●国・公・私立別合格率

区分	総数			6年制新卒			6年制既卒			その他		
	受験者	合格者	合格率	受験者	合格者	合格率	受験者	合格者	合格率	受験者	合格者	合格率
国立	634 名	535 名	84.38%	485 名	444 名	91.55%	63 名	35 名	55.56%	86 名	56 名	65.12%
公立	279 名	226 名	81.00%	217 名	196 名	90.32%	31 名	9 名	29.03%	31 名	21 名	67.74%
私立	13,210 名	8,846 名	66.96%	7,963 名	6,746 名	84.72%	5,123 名	2,082 名	40.64%	124 名	18 名	14.52%

●試験回数別合格者数

試験回次	合計			新卒			6年制既卒			その他		
	受験者数(名)	合格者数(名)	合格率(%)	受験者数(名)	合格者数(名)	合格率(%)	受験者数(名)	合格者数(名)	合格率(%)	受験者数(名)	合格者数(名)	合格率(%)
93(20年)	13,773	10,487	76.14	10,025	8,652	86.30	—	—	—	3,748	1,835	48.96
94(21年)	15,189	11,301	74.40	10,733	9,106	84.84	—	—	—	4,456	2,195	49.26
95(22年)	6,720	3,787	56.35	1,318	523	39.68	—	—	—	5,402	3,264	60.42
96(23年)	3,274	1,455	44.44	155	52	33.55	—	—	—	3,119	1,403	44.98
97(24年)	9,785	8,641	88.31	8,583	8,182	95.33	—	—	—	1,202	459	38.19
98(25年)	11,288	8,929	79.10	9,661	8,221	85.09	896	605	67.52	731	103	14.09
99(26年)	12,019	7,312	60.84	8,822	6,219	70.49	2,517	1,003	39.85	680	90	13.24
100(27年)	14,316	9,044	63.17	8,446	6,136	72.65	5,260	2,794	53.12	610	114	18.69
101(28年)	14,949	11,488	76.85	8,242	7,108	86.24	6,185	4,201	67.92	522	179	34.29
102(29年)	13,243	9,479	71.58	8,291	7,052	85.06	4,515	2,295	50.83	437	132	30.21
103(30年)	13,579	9,584	70.58	8,606	7,304	84.87	4,577	2,151	47.00	396	129	32.58
104(31年)	14,376	10,194	70.91	9,508	8,129	85.50	4,527	1,950	43.07	341	115	33.72
105(2年)	14,311	9,958	69.58	9,194	7,795	84.78	4,804	2,050	42.67	313	113	36.10
106(3年)	14,031	9,634	68.66	8,711	7,452	85.55	5,035	2,079	41.29	285	103	36.14
107(4年)	14,124	9,607	68.02	8,665	7,386	85.24	5,217	2,126	40.75	242	95	39.26

【物理·化学·生物、衛生、薬理、薬剤、病態·薬物治療、法規·制度·倫理、実務】

◎指示があるまで開いてはいけません。

注　意　事　項

1　試験問題の数は、**問1から問90まで**の**90問**。
　　9時30分から11時までの90分以内で解答すること。

2　解答方法は次のとおりである。

　(1)　必須問題の各問題の正答数は、**1つ**である。
　　　問題の選択肢の中から答えを1つ選び、次の例にならって答案用紙に記入すること。なお、**2つ以上解答すると、誤りになる**から注意すること。

　　(例) 問400　　次の物質中、常温かつ常圧下で液体のものはどれか。1つ選べ。

　　　　1　塩化ナトリウム　　　2　プロパン　　　　　3　ナフタレン
　　　　4　エタノール　　　　　5　炭酸カルシウム

　　正しい答えは「4」であるから、答案用紙の

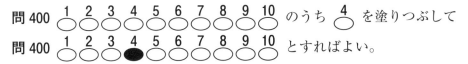

　　問 400 　のうち　 4 　を塗りつぶして

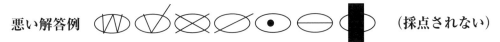

　　問 400 　とすればよい。

　(2)　解答は、◯の中全体をHBの鉛筆で濃く塗りつぶすこと。塗りつぶしが薄い場合は、解答したことにならないから注意すること。

　　悪い解答例　　　　　　　　　　　　　　　　　　　　　　**（採点されない）**

　(3)　解答を修正する場合は、必ず「消しゴム」で跡が残らないように完全に消すこと。鉛筆の跡が残ったり、「　　　」のような消し方などをした場合は、修正又は解答したことにならないから注意すること。

　(4)　答案用紙は、折り曲げたり汚したりしないよう、特に注意すること。

3　設問中の科学用語そのものやその外国語表示（化合物名、人名、学名など）には誤りはないものとして解答すること。ただし、設問が科学用語そのもの又は外国語の意味の正誤の判断を求めている場合を除く。

4　問題の内容については質問しないこと。

必須問題【物理・化学・生物】■■■■■■■■■■■■■■■

> **問 1**　0.010 mol/L 水酸化ナトリウム水溶液の pH として最も近い値はどれか。1 つ選べ。ただし、水のイオン積 $K_w = [\text{H}^+][\text{OH}^-] = 1.0 \times 10^{-14}$ (mol/L)^2 とする。
> 1　1
> 2　2
> 3　7
> 4　12
> 5　13

■ Approach ■　pH の意味を考え、溶液の pH 値を問う問題

■ Explanation ■

　　希薄溶液の pH（水素イオン指数）は、水素イオンのモル濃度で表した数値の逆数の常用対数にほぼ等しく、pH $= -\log_{10}[\text{H}^+]$ で表される。また水溶液中の水酸化ナトリウムは完全に解離していると考えられるので、0.010 mol/L 水酸化ナトリウム水溶液中では $[\text{OH}^-] = 0.010$ mol/L となる。水のイオン積の式から、

　　$[\text{H}^+] = 1.0 \times 10^{-14}$ (mol/L)$^2/[\text{OH}^-] = 1.0 \times 10^{-14}$ (mol/L)$^2/0.010$ mol/L $= 1.0 \times 10^{-12}$ mol/L

なので、pH の値は 12 である。

Ans. 4

> **問 2**　平衡状態にある次の化学反応系に関する記述のうち、正しいのはどれか。1 つ選べ。
>
> $$\frac{3}{2}\text{H}_2(\text{g}) \ + \ \frac{1}{2}\text{N}_2(\text{g}) \ \rightleftharpoons \ \text{NH}_3(\text{g}) \qquad \Delta_f H^\circ = -46.1 \text{ kJ/mol}$$
>
> $\Delta_f H^\circ$ は標準生成エンタルピー、(g)は気体状態を表す。
> 1　系の温度を下げると、平衡は右側へ移動する。
> 2　系の圧力を下げると、平衡は右側へ移動する。
> 3　系に水素ガスを加えると、平衡は左側へ移動する。
> 4　この反応は吸熱反応である。
> 5　この反応の平衡定数は系の温度に依存しない。

■ Approach ■　ルシャトリエの原理に関する問題

■ Explanation ■

　　ルシャトリエの原理は化学平衡の位置がさまざまな条件で変化する様を教えてくれ、系に加えられた条件の影響を減らす方向に変化して新たな平衡状態になると要約される。また、標準生成エンタルピーが負である反応は発熱反応である。

1　○　系の温度を下げると、温度を上げるために発熱反応を進める。右側に移動する。

2　×　気体反応では、系の圧力は反応系、生成系それぞれの化学式の係数の和に比例する。反応系は 2、生成系は 1 であるので、圧力を下げると平衡は圧力が上がる左側に移動する。

3　×　系に水素ガスを加えると反応系の H_2 量が増すので、平衡は量が減る右側へ移動する。

4　×　発熱反応である。

5 × 温度を変えると反応物や生成物の安定性は別々に変わるので、平衡定数は温度に依存する。

Ans. 1

問3 図は、電位の基準となる標準水素電極の模式図である。図中の空欄 ア にあてはまる数値はどれか。1つ選べ。なお、1 atm は 1.013×10^5 Pa を表す。

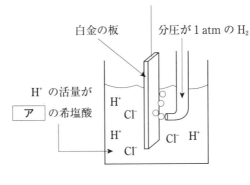

白金の板　　分圧が 1 atm の H_2

H^+ の活量が
ア の希塩酸

H^+　Cl^-
H^+　Cl^-　H^+
　　　Cl^-

1　0
2　0.1
3　1
4　7
5　14

▌ Approach ▌　標準水素電極の構成と定義に関する問題
▌ Explanation ▌

　　標準水素電極では、酸化還元反応に関わる化学種の活量が1のときを標準状態と規定している。標準水素電極で用いる希塩酸は H^+ の活量が1のものである。化学種の活量が1とは、固体成分は常に1、ガス成分はその圧力が1気圧（1 atm）のときに1とする。

Ans. 3

問4　0.10 mol/L 硫酸ナトリウム水溶液中における硫酸バリウムの溶解度に最も近いのはどれか。1つ選べ。ただし、温度は25℃とし、同温度における硫酸バリウムの溶解度積を 1.0×10^{-10} (mol/L)^2 とし、硫酸バリウムの溶解による溶液の体積変化は無視できるものとする。
1　1.0×10^{-19} mol/L
2　1.0×10^{-11} mol/L
3　1.0×10^{-9} mol/L
4　1.0×10^{-5} mol/L
5　1.0×10^{-4} mol/L

▌ Approach ▌　沈殿平衡における溶解度および溶解度積に関する問題
▌ Explanation ▌

　　0.10 mol/L 硫酸ナトリウム Na_2SO_4 水溶液中に硫酸イオン SO_4^{2-} は 0.10 mol/L 存在している。ここに硫酸バリウム $BaSO_4$ を溶解することになる。

　　硫酸バリウムの溶解度積は、$[Ba^{2+}][SO_4^{2-}] = 1.0 \times 10^{-10}$ (mol/L)^2 であるため、溶液中の $BaSO_4$ の溶解度を s (mol/L) とすると、$[Ba^{2+}][SO_4^{2-}] = s \times (0.10 + s) = 1.0 \times 10^{-10}$

　　s は硫酸ナトリウムに基づく硫酸イオンの濃度（0.10 mol/L）よりはるかに小さいため、$(0.10 + s) \fallingdotseq 0.10$ と考えて解くと、$s = 1.0 \times 10^{-9}$ mol/L となる。

Ans. 3

問5　液体クロマトグラフィー / 質量分析法において、用いられるイオン化法はどれか。1つ選べ。
1　エレクトロスプレーイオン化（ESI）法
2　化学イオン化（CI）法
3　高速原子衝撃（FAB）法
4　電子イオン化（EI）法
5　マトリックス支援レーザー脱離イオン化（MALDI）法

▌Approach▌ 質量分析計におけるイオン化法に関する問題

▌Explanation▌

　液体クロマトグラフィー / 質量分析計において主に用いられるイオン化法にエレクトロスプレーイオン化（ESI）法がある。ESI は試料溶液を先端が高電圧に印加されたキャピラリーから大気圧下で噴霧し、イオン化する方法である。対分子薬物からタンパク質等の生体高分子まで幅広い試料に有効である。なお、液体クロマトグラフィーに使用されるイオン化法として、他に大気圧化学イオン化（APCI）法がある。

Ans.　1

問6　3-メチルブタ-2-エン-1-オール（IUPAC 命名法）はどれか。1つ選べ。

▌Approach▌ IUPAC 名から化学構造を問う問題

▌Explanation▌

　基本骨格はブタ-2-エン-1-オールなので、主鎖がブタンで炭素数が4である。末端の1位にアルコール（オール）、2、3位に二重結合（エン）がある。置換基として3位にメチル基がある構造となる。

Ans.　5

問7　結合している原子に着目したとき、三角錐型の構造をもつのはどれか。1つ選べ。

▌Approach▌ 活性種および化合物の混成状態を問う問題

▌Explanation▌

　三角錐型の構造なので sp^3 混成軌道をもつものである。メチルカチオン（選択肢1）、三フッ化ホウ素（選択肢3）、メチルラジカル（選択肢4）、ホルムアルデヒド（選択肢5）は sp^2 混成軌道をもつ。メチルアニオン（選択肢2）は sp^3 混成軌道をもつ。

Ans.　2

問8 次の2つの薬物に関する記述のうち、正しいのはどれか。1つ選べ。

キニジン　　　　　　　　　　キニーネ

1 エナンチオマーの関係にある。
2 ジアステレオマーの関係にある。
3 構造異性体の関係にある。
4 融点が同じである。
5 比旋光度 $[\alpha]_D^{20}$ の絶対値が同じである。

▌Approach▌ キニジンとキニーネの立体異性に関する問題
▌Explanation▌

　　キニジンとキニーネは立体異性体の関係にある。窒素を含む5つの不斉中心のうち、ヒドロキシ基の付け根の不斉炭素とその隣の不斉炭素の2か所の立体が反対になっており、ジアステレオマーの関係にある。エナンチオマーは、すべての不斉炭素の立体が反転した化合物であり、選択肢4、5はエナンチオマーの性質に関する記述である。

Ans. 2

問9 不対電子を1つもつのはどれか。1つ選べ。
1 CO
2 NO
3 SO_3
4 O_2
5 N_2

▌Approach▌ 不対電子をもつ化合物に関する問題
▌Explanation▌

　　構造式を以下に示す。不対電子をもつのは一酸化窒素である。原子番号が奇数の窒素を奇数個含んでいるので、不対電子をもつ。

1 :C≡O: 2 N=O   3 O=S=O   4 O=O   5 :N≡N:

Ans. 2

問 10　トリプトファン由来のアルカロイドはどれか。1 つ選べ。

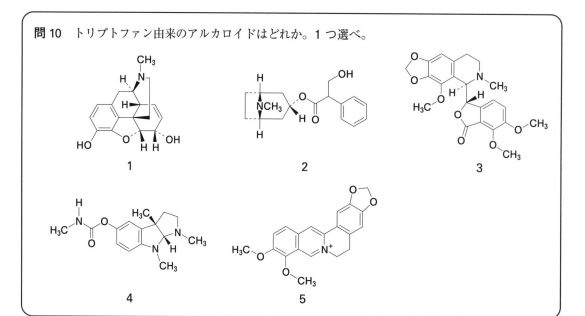

Approach　アルカロイドの生合成経路に関する問題
Explanation

　　アルカロイドの生合成経路は、主にオルニチン由来、チロシン由来、トリプトファン由来の 3 つに分類できる。オルニチン由来のアルカロイドは、ピロリジン骨格やトロパン骨格を有している。チロシン由来のアルカロイドは、イソキノリン骨格を有している。トリプトファン由来のアルカロイドは、インドール骨格やキノリン骨格を有している。このように見ていくと、選択肢 1 のモルヒネはイソキノリンに類似した骨格を有しているのでチロシン由来のアルカロイド、選択肢 2 のアトロピンはトロパン骨格を有しているのでオルニチン由来のアルカロイド、選択肢 3 のノスカピンはイソキノリンに類似した骨格を有しているのでチロシン由来のアルカロイド、選択肢 4 のフィゾスチグミンはインドールに類似した骨格を有しているのでトリプトファン由来のアルカロイド、選択肢 5 のベルベリンはイソキノリン骨格を有しているのでチロシン由来のアルカロイドである。

オルニチン　　　　　チロシン　　　　トリプトファン

Ans.　4

問 11　女性の月経周期において、排卵直前に分泌量が急激に増加してピークに達し、排卵の開始を誘発するホルモンはどれか。1 つ選べ。
1　黄体形成ホルモン（LH）
2　オキシトシン
3　プロラクチン
4　ヒト絨毛性性腺刺激ホルモン（hCG）
5　プロゲステロン

■Approach■　女性の性周期関連ホルモンに関する問題

■Explanation■

　　排卵直前に急激に下垂体前葉からの分泌が増大するのは黄体形成ホルモン（LH）の分泌パターンの特徴である（LHサージ）。LHサージによって、それまで停止していた卵の第1減数分裂が再開し、排卵が誘発される。排卵後の卵胞には黄体が形成され、黄体からプロゲステロンが分泌される。なお、オキシトシンは下垂体後葉から分泌され、強い子宮収縮で、分娩誘発効果を示す。プロラクチンは下垂体前葉から分泌され、乳腺の発達および乳汁の合成促進に作用する。hCGは胎盤絨毛組織から分泌される性腺刺激ホルモンで、妊娠初期のプロゲステロン分泌などに影響を与え、妊娠維持に重要な役割をもつ。

Ans.　1

問12　尿素回路の代謝中間体であるオルニチンはどれか。1つ選べ。

■Approach■　尿素サイクルの基幹物質であるオルニチンの構造に関する問題

■Explanation■

　　尿素サイクルは、生体で発生したアンモニアがカルバモイルリン酸としてオルニチンに組み込まれてシトルリンとなったのちに、アルギニンに変化し、最終的にはアルギニンの末端グアニジノ基から尿素が脱離してオルニチンに戻る回路である。したがって、オルニチンはアルギニンと同じく骨格炭素数5のα-アミノ酸であり、アルギニンとの違いはグアニジノ基の有無であるからオルニチンは1、アルギニンは3である。なお、2はγ-アミノ酪酸（GABA）、4は尿素、5は尿酸である。

Ans.　1

問13　図は、真核生物において DNA 上の遺伝子からタンパク質が作られるまでの過程を示している。矢印 ア で示す反応はどれか。1 つ選べ。

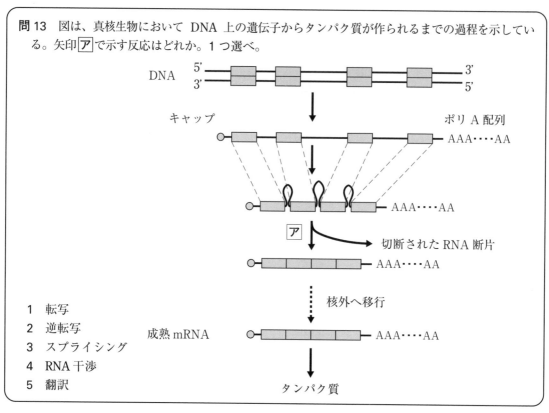

1　転写
2　逆転写
3　スプライシング
4　RNA 干渉
5　翻訳

‖ Approach ‖　転写・翻訳に関する問題
‖ Explanation ‖

　　真核生物の転写は、RNA ポリメラーゼによって鋳型 DNA と相補的な塩基配列をもつ RNA 鎖（pre-mRNA）が形成されることに始まり、この pre-mRNA がプロセシングを受けて成熟 mRNA となるまでをいう。プロセシングは 5' 側にキャップ構造の付加、3' 側にアデニン（A）が連続したポリ A 配列の付加、そののちスプライシングによるタンパク質のアミノ酸配列の情報を含まないイントロンの除去（リボヌクレアーゼが関与）とタンパク質のアミノ酸配列の情報をもつエクソン（図の四角に相当）部分の接合が行われる過程である。図中の ア はスプライシング反応を表す。

Ans.　3

問 14　図は、細胞分裂後期にある細胞の様子を示している。図中の A で示された構造体はどれか。1 つ選べ。

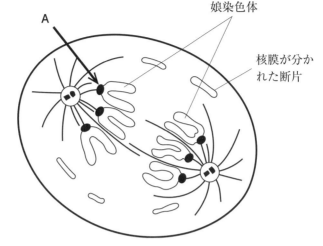

娘染色体

核膜が分かれた断片

1　紡錘体
2　中心体
3　核小体
4　動原体
5　収縮環

▍Approach▍　細胞分裂後期に作用する構造体に関する問題

▍Explanation▍

　　図中の A は動原体（キネトコア）である。動原体は染色体の中央部のセントロメアで組み立てられる円盤状のタンパク質であり、紡錘体の微小管ポリマーと連結し、有糸分裂時に娘染色体を両極に向かって引き離す。

Ans.　4

問 15　リケッチアを病原体とする感染症はどれか。1 つ選べ。

1　梅毒
2　熱帯熱マラリア
3　オンコセルカ症（河川盲目症）
4　ツツガムシ病
5　日本脳炎

▍Approach▍　リケッチアによる感染症に関する問題

▍Explanation▍

　　リケッチアは、好気性のグラム陰性桿菌であり、ダニ、シラミ、ノミなどの節足動物を媒介者としてヒトなどに感染する人畜共通感染症病原体である。また、偏性細胞寄生性で、生細胞内でのみ発育でき、2 分裂で増殖する。ツツガムシ病は、リケッチア科の *Orientia tsutsugamushi* が病原体であり、これを保有するツツガムシ（ダニの一種）にヒトが刺されると感染・発症する。臨床症状としては、頭痛、発熱、発疹などがあり、皮膚にツツガムシによる刺し口がみられる。ミノサイクリンなどのテトラサイクリン系の抗生物質が有効である。

Ans.　4

生物・物理・化学・

衛生

薬理

薬剤

病態・薬物治療

法規・制度・倫理

実務

必須問題【衛生】

> **問 16** 体格指数の1つである BMI を算出する式はどれか。1つ選べ。
>
> 1 $\dfrac{身長（m）}{体重（kg）}$　　2 $\dfrac{身長（m）}{[体重（kg）]^2}$　　3 $\dfrac{体重（kg）}{身長（m）}$
>
> 4 $\dfrac{[体重（kg）]^2}{身長（m）}$　　5 $\dfrac{体重（kg）}{[身長（m）]^2}$

▮ Approach ▮　生活習慣病の肥満の指標に関する問題

▮ Explanation ▮

　　肥満（肥満症）の指標の1つとして BMI（Body Mass Index）が用いられており、体重（kg）を身長（m）の2乗で除して算出される【BMI ＝ 体重（kg）÷ [身長（m）]^2】。日本肥満学会は BMI が25以上を肥満と判定している。

日本肥満学会の判定基準

BMI 値	判定	
18.5 未満	低体重（痩せ型）	
18.5 ～ 25 未満	普通体重	
25 ～ 30 未満	肥満（1度）	
30 ～ 35 未満	肥満（2度）	
35 ～ 40 未満	肥満（3度）	高度肥満
40 以上	肥満（4度）	

Ans.　5

> **問 17** 自然毒のうち、魚介類による食中毒の原因となるのはどれか。1つ選べ。
> 1 アコニチン
> 2 ソラニン
> 3 アミグダリン
> 4 テトロドトキシン
> 5 チャコニン

▮ Approach ▮　自然毒に関する問題

▮ Explanation ▮

1 ×　アコニチンはトリカブトに含まれるアルカロイドで、植物性自然毒である。Na$^+$チャネルに結合して持続的活性化を起こす。不整脈、呼吸麻痺、嘔吐、下痢などを主症状とし、死亡例では心室性不整脈による心停止や呼吸筋麻痺による呼吸停止が起こる。

2 ×　ソラニンやチャコニンはジャガイモの発芽部、緑皮部に含まれるステロイド系アルカロイド（ソラニジン）の配糖体で、植物性自然毒である。コリンエステラーゼ阻害作用をもち、嘔吐、下痢、腹痛、めまいを起こす。重症例では呼吸不全により死亡する。

3 ×　アミグダリンは青梅、アーモンド、アンズ、サクランボなどに含まれる青酸（シアン）配糖

体で、植物性自然毒である。腸内細菌の β–グルコシダーゼにより加水分解された後、自発的に HCN（シアン化水素）を遊離して青酸毒性を示す。ミトコンドリアの電子伝達系のシトクロム c オキシダーゼを阻害して内呼吸を停止させ、酸素欠乏で死に至る。

4 ○ テトロドトキシンは海洋微生物（ビブリオ属やシュードモナス属など）が産生する耐熱性毒素で、食物連鎖によりフグ（特に卵巣、肝臓）に蓄積される動物性自然毒である。Na^+ チャネルを閉口して Na^+ の細胞内流入を遮断し、運動神経麻痺を起こす。嘔吐、口唇のしびれなどを主症状とし、重症例では呼吸麻痺により死亡する。

5 × 解説 2 参照。

Ans. 4

問 18 食品表示法に基づき、用途名と物質名を併記する必要がある食品添加物はどれか。1 つ選べ。
1 香料
2 甘味料
3 調味料
4 乳化剤
5 pH 調整剤

■Approach■ 食品添加物の食品表示法に関する問題
■Explanation■

食品添加物のうち、使用基準があり、安全性に関する消費者の関心が高く、使用目的を表示する必要性の高いものについては、食品表示法により「物質名」と「用途」を併記することとされており、甘味料、着色料、保存料、増粘剤、酸化防止剤、発色剤、漂白剤、防かび剤の 8 種類が該当する。

Ans. 2

問 19 精白米の第一制限アミノ酸はどれか。1 つ選べ。
1 バリン
2 リシン
3 ロイシン
4 イソロイシン
5 トリプトファン

■Approach■ タンパク質の栄養価（アミノ酸価）に関する問題
■Explanation■

必須アミノ酸を理想的に含んでいるタンパク質を想定されたアミノ酸評点パターンと食品のタンパク質中のアミノ酸組成を比較してアミノ酸価を算出するが、この際、不足している必須アミノ酸を制限アミノ酸といい、特に最も不足しているものを第一制限アミノ酸という。精白米、食パン、とうもろこし、ごま、アーモンドなどの食品の第一制限アミノ酸はリシン（Lys）である。

Ans. 2

問20　食品の腐敗を防ぐ方法として、誤っているのはどれか。1つ選べ。
1　くん煙
2　冷凍保存
3　加湿
4　加熱
5　保存料の添加

▮Approach▮　食品の保存方法に関する問題

▮Explanation▮

　　食品の保存方法には、冷蔵・冷凍保存、加熱処理、pH調整、水分活性を下げる、紫外線照射、放射線照射（ジャガイモ発芽防止のためのγ線^{60}Coのみ許可）、食品添加物、くん煙法などがある。食品の水分活性を下げたほうが食品は保存できるので、加湿は誤りである。

Ans.　3

問21　図は、我が国の薬物事犯について、2010年から2019年の法律別検挙人数を示したものである。法律A～Eは、覚醒剤取締法、大麻取締法、麻薬及び向精神薬取締法、あへん法、毒物及び劇物取締法のいずれかである。近年、法律Bによる検挙人数が増加傾向にある。法律Bとして正しいのはどれか。1つ選べ。

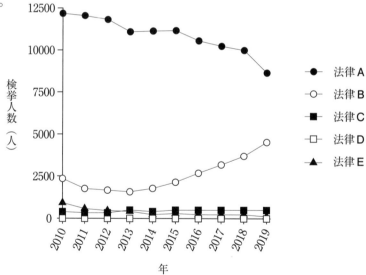

（注）覚醒剤取締法、大麻取締法、麻薬及び向精神薬取締法、あへん法違反の検挙人数は特別司法警察員が検挙した者を含む。
令和2年版 犯罪白書を基に作成

1　覚醒剤取締法
2　大麻取締法
3　麻薬及び向精神薬取締法
4　あへん法
5　毒物及び劇物取締法

▌Approach▐ 薬物事犯に関する問題
▌Explanation▐

　わが国では1994年以降、薬物事犯の中で覚醒剤取締法による検挙者が最も多い状態が続いている。しかし、2010年代に入りその数はゆっくりと減少しており、2019年以降1万人を割り、2019年には8,730人、2020年には8,654人となっている。一方、大麻事犯については危険ドラッグ流行の収束と入れ替わるように2016年以降明らかな増加が認められ、2019年には4,570人、2020年には5,260人となり、覚醒剤事犯に迫る勢いで伸びている。近年、他の薬物事犯の人数は、覚醒剤および大麻事犯と比較すると、非常に低い数値で推移している。

Ans.　2

問22　化学物質のリスク分析において、「消費者、事業者、行政担当者などの関係者の間で情報及び意見を共有することで相互に意思疎通を図ること」を意味するのはどれか。1つ選べ。
1　リスク評価
2　リスク管理
3　リスクコミュニケーション
4　安全データシート（SDS）制度
5　マニフェスト制度

▌Approach▐　リスクコミュニケーションを問う問題
▌Explanation▐

　化学物質のリスク評価は、ハザード、量−反応関係、ばく露評価から総合的に評価される。リスク評価に基づき、行政は環境中の許容量や排出量の削減などのリスク管理を行う。リスク評価やリスク管理の情報は国民（消費者、事業者）と行政で共有し意見交換をしていくことが必要となる。これをリスクコミュニケーションという。

Ans.　3

問23　2−ナフチルアミンが生体内で代謝的活性化されてニトレニウムイオンを生じる過程において、最初に起こる代謝反応はどれか。1つ選べ。
1　エポキシ化
2　N−ヒドロキシ化
3　グルクロン酸抱合
4　硫酸抱合
5　アセチル抱合

▌Approach▐　発がん性芳香族アミンの代謝活性化を問う問題
▌Explanation▐

　2−ナフチルアミンをはじめとする多くの発がん性芳香族アミンは、基本的にシトクロムP450（主にCYP1A2）によるN−ヒドロキシ化と続いて起こるO−アセチル化（またはO−硫酸化）、およびN−アセチル化により不安定なエステル体が生じ、これが分解してニトレニウムイオンが生成する。ニトレニウムイオン体とその異性体であるカルボニウムイオンは反応性が高く、DNAに共有結合することにより遺伝子突然変異・発がんを誘発する。

Ans.　2

問24 公共用水域の水質汚濁に関する「人の健康の保護に関する環境基準」において、基準値が「検出されないこと」と定められているのはどれか。1つ選べ。
1 カドミウム
2 ヒ素
3 アルキル水銀
4 トリクロロエチレン
5 硝酸性窒素及び亜硝酸性窒素

▌Approach▌ 環境汚染を防止するための法規制に関する問題

▌Explanation▌

環境基準は、大気の汚染、水質の汚濁、土壌の汚染および騒音に係る環境上の条件について、それぞれ人の健康を保護し、および生活環境を保全するうえで維持されることが望ましい基準である。水質汚濁については「人の健康の保護に関する環境基準」と「生活環境の保全に関する環境基準」が定められている。「人の健康の保護に関する環境基準」では、全シアン、アルキル水銀、PCB の3つについて「検出されないこと」（定量限界を下回る）と定められている。

Ans. 3

問25 医療機関により廃棄される未使用の注射針が該当する区分として、最も適切なのはどれか。1つ選べ。
1 事業系一般廃棄物
2 家庭系一般廃棄物
3 特別管理一般廃棄物
4 特別管理産業廃棄物
5 非感染性廃棄物

▌Approach▌ 医療廃棄物の分類区分に関する問題

▌Explanation▌

鋭利なもの（注射針、メスなど）は、滅菌や未使用にかかわらず感染性廃棄物として扱う。注射針は、感染性の産業廃棄物であることから、特別管理産業廃棄物に区分される。

Ans. 4

必須問題【薬理】

問 26 Cl^- チャネル内蔵型受容体はどれか。1 つ選べ。
1 アセチルコリン N_M 受容体
2 γ-アミノ酪酸 $GABA_A$ 受容体
3 セロトニン $5-HT_3$ 受容体
4 グルタミン酸 NMDA 受容体
5 ATP P2X 受容体

▐ Approach ▐ イオンチャネル内蔵型受容体に関する問題
▐ Explanation ▐

γ-アミノ酪酸 $GABA_A$ 受容体は Cl^- チャネル内蔵型であり、開口により細胞内 Cl^- 流入が起こる。アセチルコリン N_M 受容体およびセロトニン $5-HT_3$ 受容体は Na^+ チャネル内蔵型であり、開口により細胞内 Na^+ 流入が起こる。グルタミン酸 NMDA 受容体および ATP P2X 受容体は陽イオンチャネル内蔵型であり、開口により細胞内へ Na^+ や Ca^{2+} が流入する。

Ans. 2

問 27 麻酔したラットにおいてフェントラミン処置後にアドレナリンを静脈内投与すると、アドレナリンの昇圧作用は認められず、降圧作用のみが見られた。この現象を生じさせたフェントラミンの機序はどれか。1 つ選べ。
1 アドレナリン α_1 受容体刺激
2 アドレナリン α_1 受容体遮断
3 アドレナリン β_1 受容体刺激
4 アドレナリン β_1 受容体遮断
5 アドレナリン β_2 受容体遮断

▐ Approach ▐ アドレナリンの血圧反転を起こす機序に関する問題
▐ Explanation ▐

麻酔ラットにアドレナリンを静脈内投与すると、急速な血圧上昇とそれに続く血圧下降が認められる。これは、アドレナリンが血管平滑筋のアドレナリン α_1 受容体を刺激することで血管収縮(血圧上昇)を起こすとともに、血管平滑筋のアドレナリン β_2 受容体を刺激して血管拡張(血圧下降)を起こすためである。フェントラミンは非選択的 α 受容体遮断薬であり、α_1 および α_2 受容体を遮断するが、アドレナリンによる血圧上昇を抑制させる機序は、α_1 受容体遮断である。

Ans. 2

問28 メピバカインの局所麻酔作用の機序はどれか。1つ選べ。
1 ATP感受性K^+チャネルの刺激
2 アセチルコリンN_N受容体の遮断
3 電位依存性Na^+チャネルの遮断
4 セロトニン5-HT_{1A}受容体の遮断
5 電位依存性T型Ca^{2+}チャネルの遮断

■ Approach ■ メピバカインの局所麻酔作用の機序に関する問題
■ Explanation ■

メピバカインは非イオン型で知覚神経軸索の細胞膜を通過し、細胞内でイオン型となって、細胞膜内面から受容体に結合して電位依存性Na^+チャネルを遮断する。

ATP感受性K^+チャネルを刺激することで、冠動脈を拡張させるのはニコランジルである。アセチルコリンN_N受容体を遮断することで、自律神経節遮断を起こすのはヘキサメトニウムである(現在、ヘキサメトニウムは医療用医薬品として使用されてない)。大脳辺縁系に高密度に分布するセロトニン5-HT_{1A}受容体を刺激することで、セロトニン神経系の神経活動を抑制し、抗不安作用と抗うつ作用を示すのはタンドスピロンである。電位依存性T型Ca^{2+}チャネルを遮断することで、脳神経の異常発火を抑えて、てんかん小発作に対して有効性を示すのはエトスクシミドなどである。

Ans. 3

問29 ミルタザピンがシナプス間隙のセロトニン及びノルアドレナリンを増加させる機序はどれか。1つ選べ。
1 アドレナリンα_2受容体遮断
2 セロトニン5-HT_{2A}受容体刺激
3 セロトニン5-HT_3受容体刺激
4 モノアミン酸化酵素阻害
5 セロトニン及びノルアドレナリンの再取り込み阻害

■ Approach ■ 抗うつ薬ミルタザピンのセロトニンおよびノルアドレナリン増加機序に関する問題
■ Explanation ■

ミルタザピンは、ノルアドレナリン作動性神経のシナプス前終末に存在するアドレナリンα_2受容体(自己受容体)を遮断して、ノルアドレナリンの放出を増加させる。さらに、セロトニン作動性神経のシナプス前終末に存在するα_2受容体(ヘテロ受容体)も遮断して、セロトニンの放出も促進する。また、セロトニン5-HT_2受容体と5-HT_3受容体を遮断する作用ももつが、この作用はセロトニンおよびノルアドレナリンを増加させる作用とは無関係である。

Ans. 1

生物・物理・化学・

衛生

薬理

薬剤

治療・病態・薬物

倫理・法規・制度・

実務

問30 抗てんかん薬ガバペンチンの作用点はどれか。1つ選べ。
1 電位依存性 Ca^{2+} チャネル
2 電位依存性 Na^+ チャネル
3 シナプス小胞タンパク質 SV2A
4 γ-アミノ酪酸 $GABA_A$ 受容体
5 グルタミン酸 AMPA 受容体

▌Approach▌ 抗てんかん薬ガバペンチンの作用機序に関する問題
▌Explanation▌

　ガバペンチンは興奮性神経系のシナプス前終末に存在する電位依存性 Ca^{2+} チャネルの $α_2δ$ サブユニットに結合し、細胞内への Ca^{2+} 流入を抑制することで、グルタミン酸などの興奮性神経伝達物質の遊離を抑制する。ガバペンチンは GABA 誘導体だが、GABA 受容体およびベンゾジアゼピン受容体には作用しない。

　電位依存性 Na^+ チャネルを抑制することで、抗てんかん作用を発揮するのはフェニトインなどである。シナプス小胞関連タンパク質 SV2A と結合する作用をもつ抗てんかん薬はレベチラセタムである。γ-アミノ酪酸 $GABA_A$ 受容体のベンゾジアゼピン結合部位に作用して、抗てんかん作用を示すのはジアゼパムなどである。グルタミン酸 AMPA 受容体を抑制する作用をもつ抗てんかん薬はトピラマートである。

Ans. 1

問31 T細胞のカルシニューリンを阻害する免疫抑制薬はどれか。1つ選べ。
1 シクロホスファミド
2 アザチオプリン
3 レフルノミド
4 バシリキシマブ
5 シクロスポリン

▌Approach▌ 免疫抑制薬シクロスポリンの作用機序に関する問題
▌Explanation▌

　シクロスポリンはT細胞内に存在するシクロフィリンと結合して複合体を形成し、カルシニューリンを阻害する。その結果、T細胞のサイトカイン発現に関与する転写因子 NFAT の核内移行が抑制され、T細胞増殖因子であるインターロイキン(IL)-2 などの産生が低下し、免疫抑制作用が発現する。

　シクロホスファミドは生体内で活性化された後、DNA と共有結合して DNA 間で架橋を形成し、DNA の複製を阻害する。アザチオプリンは生体内でメルカプトプリンに変換されて、DNA 合成材料であるプリン体の合成を阻害する。レフルノミドは生体内で活性代謝物へと変換された後、*de novo* ピリミジン生合成に関与する酵素であるジヒドロオロテートデヒドロゲナーゼを阻害することで、リンパ球の増殖を抑制する。バシリキシマブはT細胞の表面に発現する IL-2 受容体α鎖（CD25）に結合して、IL-2 と IL-2 受容体の結合を阻害する。

Ans. 5

> **問 32** 骨粗しょう症治療薬テリパラチドの作用点はどれか。1 つ選べ。
> 1 ヒドロキシアパタイト
> 2 オステオカルシン
> 3 カルシトニン受容体
> 4 副甲状腺ホルモン受容体
> 5 エストロゲン受容体

▌Approach▐ 骨粗しょう症治療薬テリパラチドの作用点に関する問題

▌Explanation▐

テリパラチドはアミノ酸 84 個からなる内因性ヒト副甲状腺ホルモンの活性本体（1–34）で、副甲状腺ホルモン受容体を刺激する。

ピロリン酸の P–O–P 結合に類似した P–C–P 結合をもち、骨表面のヒドロキシアパタイトに強い親和性を示すのはリセドロン酸などである。骨基質タンパク質であるオステオカルシンのカルボキシル化の補酵素として作用するのはメナテトレノン（ビタミン K_2）である。破骨細胞のカルシトニン受容体を刺激するのはエルカトニンなどである。破骨細胞のエストロゲン受容体を刺激するのはラロキシフェンなどである。

Ans. 4

> **問 33** 心筋収縮力及び心拍数を低下させ、労作性狭心症発作を予防するのはどれか。1 つ選べ。
> 1 硝酸イソソルビド
> 2 チクロピジン
> 3 ピモベンダン
> 4 アテノロール
> 5 デノパミン

▌Approach▐ 狭心症治療薬アテノロールの作用機序に関する問題

▌Explanation▐

アテノロールは、アドレナリン β_1 受容体を選択的に遮断して心抑制を起こすことで、労作時の心筋酸素消費を低下させる。

硝酸イソソルビドは血管平滑筋細胞内で NO ラジカルを生成し、可溶性グアニル酸シクラーゼを活性化させる。その結果、冠動脈、末梢動脈および末梢静脈を拡張させる。チクロピジンは生体内で活性代謝物となった後、血小板の ADP 受容体（$P2Y_{12}$ 受容体）を遮断して血小板凝集を抑制する。ピモベンダンはトロポニン C の Ca^{2+} 感受性を高めることで、心筋収縮力を増大させる。デノパミンは β_1 受容体を刺激することで、心筋収縮力を増大させる。

Ans. 4

問 34　プラスミンによるフィブリン溶解を抑制することで、止血作用を示すのはどれか。1 つ選べ。
1　トラネキサム酸
2　アルテプラーゼ
3　カルバゾクロム
4　プロタミン
5　フィトナジオン

▌Approach▌　トラネキサム酸の止血作用の機序に関する問題

▌Explanation▌

　　トラネキサム酸は、フィブリンのリジン残基に構造が類似しているため、プラスミンやプラスミノーゲンがリジン残基を介してフィブリンと結合するのを抑制する。その結果、プラスミンによる線溶作用が抑えられ、止血作用を発揮する。

　　アルテプラーゼは天然型の組織プラスミノーゲン活性化因子であり、プラスミノーゲンを限定分解し、プラスミンを生成する。カルバゾクロムは血管透過性の亢進を抑制することで、血管を強化して、止血効果を示す。プロタミンは、血液中でヘパリンと結合して安定な複合体を形成することにより、ヘパリンの抗凝固作用を阻害する。このため、ヘパリンおよびヘパリン様物質による出血傾向の解毒薬として用いられる。フィトナジオンはビタミン K_1 製剤で、肝におけるビタミン K 依存性の凝固因子（Ⅱ、Ⅶ、Ⅸ、Ⅹ）の合成を促進し、止血作用を示す。

Ans.　1

問 35　利尿薬の<u>作用機序でない</u>のはどれか。1 つ選べ。
1　バソプレシン V_2 受容体遮断
2　心房性ナトリウム利尿ペプチド（ANP）受容体刺激
3　アルドステロン受容体刺激
4　炭酸脱水酵素阻害
5　$Na^+-K^+-2Cl^-$ 共輸送系阻害

▌Approach▌　利尿薬の機序に関する問題

▌Explanation▌

　　尿細管および集合管細胞内に存在するアルドステロン受容体の刺激は、Na^+ 再吸収と K^+ 排泄を増加させ、水の再吸収を促進する。よって、アルドステロンが抗利尿作用を示す。スピロノラクトンはアルドステロン受容体を遮断して、利尿作用を示す。

　　集合管においてバソプレシン V_2 受容体を遮断すると、バソプレシンによる水再吸収が阻害され、選択的に水の排泄が促進される。心房性ナトリウム利尿ペプチド（ANP）受容体が刺激されると、膜結合型グアニル酸シクラーゼが活性化して細胞内サイクリック GMP が増大し、利尿作用が現れる。近位尿細管の細胞内に存在する炭酸脱水酵素が阻害されると、H^+ の産生が抑制され、Na^+/H^+ 交換を利用した Na^+ の再吸収は阻害され、これに伴う水の再吸収も阻害される。ヘンレ係蹄上行脚で $Na^+-K^+-2Cl^-$ 共輸送系を阻害すると、Na^+ および Cl^- の能動的再吸収が抑制され、腎実質の高浸透圧勾配が低下する。その結果、水の再吸収が抑制されて利尿作用が現れる。

Ans.　3

問36　肺サーファクタント分泌を促進する去痰薬はどれか。1つ選べ。
1　オキシメテバノール
2　アセチルシステイン
3　カルボシステイン
4　ドルナーゼ アルファ
5　アンブロキソール

■Approach■　アンブロキソールによる去痰作用の機序に関する問題

■Explanation■

　　アンブロキソールはブロムヘキシンの活性代謝産物で、Ⅱ型肺胞上皮細胞からの肺サーファクタント（表面活性物質）の分泌を促進し、気道粘膜と気道分泌物の粘着を抑制する。

　　オキシメテバノールは麻薬性鎮咳薬で、延髄の咳中枢のオピオイドμ受容体を刺激することにより、鎮咳作用を発揮する。アセチルシステインは分子中に遊離SH基をもつので、気道分泌物の主たる構成成分であるムコタンパク質のジスルフィド結合（S-S）を開裂させることで痰の粘稠度を低下させる。カルボシステインは、気道分泌物のシアル酸とフコースの構成比を正常化させる（シアロムチンを増加させ、フコムチンを減少させる）ことにより、粘液の粘稠度を低下させる。ドルナーゼ アルファはDNAを選択的に加水分解する酵素で、DNAを多量に含む膿性分泌物の粘稠性を低下させる。そのため、嚢胞性線維症における肺機能改善の目的で使用される。

Ans.　5

問37　Cl⁻チャネル2（ClC-2）を活性化する慢性便秘症治療薬はどれか。1つ選べ。
1　センノシド
2　カルメロース
3　ラクツロース
4　ビサコジル
5　ルビプロストン

■Approach■　慢性便秘治療薬ルビプロストンの作用機序に関する問題

■Explanation■

　　ルビプロストンは、小腸上皮（腸管内腔側）に存在するClC-2を活性化して腸管内へCl⁻を分泌させる。Cl⁻分泌に伴い、浸透圧性に水分が腸管内腔へと分泌されるので、便が軟化して排便促進を起こす。

　　センノシドは吸収されることなく、大腸に到達し、腸内細菌の作用でレインアンスロンへと代謝されて瀉下作用を示す。カルメロースナトリウムは消化管でほとんど消化吸収されず、腸管内で水分を吸収して膨張し、ゼラチン様の塊となって腸管壁を物理的に刺激することで、大腸の蠕動運動を促進する。ラクツロースはフルクトースとガラクトース各1分子から合成された人工二糖類で、消化・吸収されることなく下部消化管に達し、浸透圧を上昇させて緩下作用を発揮する。ビサコジルは大腸内のエステラーゼによって活性体に変化し、大腸の蠕動運動を亢進させる作用と水分吸収阻害作用を発揮することにより、瀉下作用を示す。

Ans.　5

問 38　メチラポンによるコルチゾール産生抑制の機序はどれか。1 つ選べ。
1　副腎皮質刺激ホルモン（ACTH）の分泌抑制
2　ソマトスタチンの分泌亢進
3　副腎皮質細胞壊死
4　3β-ヒドロキシステロイド脱水素酵素の阻害
5　11β-水酸化酵素の阻害

▐ Approach ▐　メチラポンによるコルチゾール産生抑制の機序に関する問題
▐ Explanation ▐

　　メチラポンは 11β-水酸化酵素を特異的かつ可逆的に阻害することで、コルチゾールやコルチコステロンの産生を抑制する。メチラポン投与によりコルチゾール分泌が低下すると、ネガティブフィードバックが抑制され、副腎皮質刺激ホルモン（ACTH）の分泌は促進される。なお、トリロスタンは 3β-ヒドロキシステロイド脱水素酵素を特異的かつ競合的に阻害することで、コルチゾールやアルドステロンの産生を抑制する。

Ans.　5

問 39　腎尿細管の尿酸トランスポーター（URAT1）を阻害して、尿酸再吸収を抑制するのはどれか。
1 つ選べ。
1　コルヒチン
2　フェブキソスタット
3　プロベネシド
4　アロプリノール
5　ラスブリカーゼ

▐ Approach ▐　高尿酸血症治療薬プロベネシドの作用機序に関する問題
▐ Explanation ▐

　　プロベネシドは、近位尿細管の管腔側に発現して尿酸の再吸収を担っている尿酸トランスポーター1（URAT1）を阻害することで、尿酸排泄を促進する。

　　コルヒチンはチュブリンの重合を阻止して微小管形成を抑制し、白血球の遊走を低下させることにより、痛風発作を抑制する。フェブキソスタットおよびアロプリノールは、尿酸合成に関わるキサンチンオキシダーゼ（XOD）を阻害することにより、尿酸の生成を抑制する。アロプリノールは化学構造がプリン体に類似するため、非選択的に XOD 以外のプリン、ピリミジン代謝酵素にも影響を及ぼすが、非プリン型であるフェブキソスタットは、選択的に XOD を阻害する。ラスブリカーゼは血中の尿酸を酸化することにより、アラントインと過酸化水素に分解し、尿中へ排泄する。

Ans.　3

問 40 細菌のリボソーム 30S サブユニットに結合して、タンパク質合成を阻害する抗菌薬はどれか。
1 つ選べ。
1 クリンダマイシン
2 ストレプトマイシン
3 リネゾリド
4 エリスロマイシン
5 クロラムフェニコール

▌Approach▌ 抗生物質ストレプトマイシンの作用機序に関する問題

▌Explanation▌

　　ストレプトマイシンはアミノグリコシド系抗生物質で、細菌のリボソームの 30S サブユニットに結合し、タンパク合成の開始を阻害して、細菌の増殖を抑制する。他はすべてリボソームの 50S サブユニットに結合する。

Ans. 2

必須問題【薬剤】

問41　下図のセファレキシンの消化管吸収に主として関与するトランスポーターはどれか。1つ選べ。

1　有機アニオントランスポーター OAT1
2　有機カチオントランスポーター OCT2
3　P-糖タンパク質
4　ペプチドトランスポーター PEPT1
5　グルコーストランスポーター SGLT2

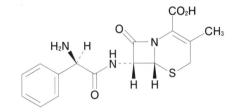

■ Approach ■　薬物の生体膜透過に関わるトランスポーターに関する問題
■ Explanation ■

　　βラクタム系抗菌薬のセファレキシンにはペプチド結合（構造式参照）があるため、小腸管腔側に局在するペプチドトランスポーター PEPT1 の基質となり、膜輸送される。その他に、シクラシリン、カプトプリルなどがある。

Ans.　4

問42　アルミニウム、マグネシウム等の金属を含有する経口剤と同時に経口投与すると、吸収が低下する薬剤はどれか。1つ選べ。

1　オメプラゾール錠
2　レボフロキサシン錠
3　フェノバルビタール散
4　リボフラビン酪酸エステル錠
5　ワルファリンカリウム錠

■ Approach ■　薬物の吸収過程における相互作用に関する問題
■ Explanation ■

　　マグネシウムやアルミニウムなどの2価および3価の金属カチオンはニューキノロン系抗菌薬のレボフロキサシンと難溶性のキレートを形成して消化管吸収を低下させる。その他に、テトラサイクリン系抗菌薬（テトラサイクリン、ミノサイクリン）がある。

Ans.　2

問43　血漿タンパク質のうち、プロプラノロールとの親和性が最も高いのはどれか。1つ選べ。

1　アルブミン
2　α-グロブリン
3　γ-グロブリン
4　フィブリノーゲン
5　α_1-酸性糖タンパク質

■ Approach ■　血漿タンパク質に関する問題

■ Explanation ■

プロプラノロールのような塩基性薬物との親和性が高い血漿タンパク質は、α_1–酸性糖タンパク質である。アルブミンは主に酸性薬物との親和性が高い。

Ans. 5

問 44 コデインからモルヒネへの代謝に関与する酵素はどれか。1つ選べ。

1 CYP1A2
2 CYP2C9
3 CYP2D6
4 CYP3A4
5 UGT1A1

■ Approach ■ 薬物代謝の第Ⅰ相酸化反応に関する問題
■ Explanation ■

コデインは薬物代謝酵素 CYP2D6 による O–脱アルキル化反応により活性代謝物のモルヒネへ代謝される。

Ans. 3

問 45 体内動態が1–コンパートメントモデルに従う薬物 800 mg をヒトに単回静脈内投与したところ、投与直後の血中濃度は 40 μg/mL、投与6時間後の血中濃度は 5 μg/mL であった。この薬物の消失速度定数（h^{-1}）に最も近い値はどれか。1つ選べ。ただし、ln2 = 0.69 とする。

1　0.12　　2　0.23　　3　0.35　　4　0.69　　5　2.0

■ Approach ■ 線形1–コンパートメントモデルに従う薬物の消失速度定数を求める計算問題
■ Explanation ■

この薬物の消失速度定数を k_{el}、投与直後の血中濃度を C_{0h}、投与6時間後の血中濃度を C_{6h} とすると、$\ln C_{6h} = - k_{el} \cdot t + \ln C_{0h}$ の式が成立する。

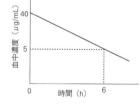

この式にそれぞれの値を代入して、消失速度定数（h^{-1}）を求める。

$\ln 5\,(\mu\text{g/mL}) = - k_{el} \cdot 6\,(\text{h}) + \ln 40\,(\mu\text{g/mL})$

$$k_{el} = \frac{\ln 40\,(\mu\text{g/mL}) - \ln 5\,(\mu\text{g/mL})}{6\,(\text{h})} = \frac{\ln 8}{6\,(\text{h})} = \frac{\ln 2^3}{6\,(\text{h})} = \frac{3\ln 2}{6\,(\text{h})} = \frac{0.69}{2\,(\text{h})} \fallingdotseq 0.35\,(\text{h}^{-1})$$

《別解》 下図のように、血中濃度が半分になる時間を書いてみる。

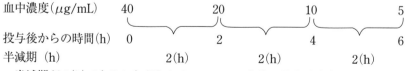

血中濃度（μg/mL）	40	20	10	5
投与後からの時間（h）	0	2	4	6
半減期（h）		2（h）	2（h）	2（h）

半減期が2（h）であることがわかるので、この薬物の消失速度定数（h^{-1}）を計算する。

$$k_{el} = \frac{0.69}{t_{1/2}} = \frac{0.69}{2\,(\text{h})} \fallingdotseq 0.35\,(\text{h}^{-1})\ \text{が得られる。}$$

Ans. 3

問 46 健常人におけるイヌリンの血漿中濃度と尿中排泄速度との関係を正しく表したグラフはどれか。1 つ選べ。

1
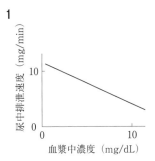

2
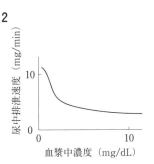

3
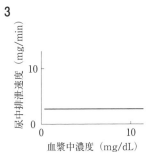

4
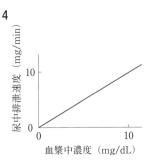

5
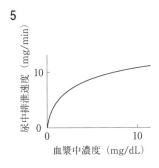

▌Approach▐ イヌリンの血漿中濃度と尿中排泄速度との関係に関する問題

▌Explanation▐

イヌリンクリアランスを血漿中濃度と尿中排泄速度で表すと、

$$イヌリンクリアランス = \frac{尿中排泄速度}{血漿中濃度}$$ となり、式を変換して、

尿中排泄速度 = イヌリンクリアランス × 血漿中濃度 となる。

この式を表す図は、4 である。

Ans. 4

問 47 炭酸水素ナトリウムの併用によって、キニジンの血中濃度が上昇する原因として最も適切なのはどれか。1 つ選べ。

1 消化管吸収の阻害
2 肝代謝酵素の阻害
3 胆汁排泄の促進
4 腎尿細管分泌の促進
5 腎尿細管再吸収の促進

▌Approach▐ 薬物の腎排泄過程における相互作用に関する問題

▌Explanation▐

キニジンは弱塩基性薬物なので、尿の pH をアルカリ性にする炭酸水素ナトリウムを併用するとキニジンの分子型分率が上昇し、腎尿細管再吸収が促進され、キニジンの血中濃度が上昇する。

Ans. 5

問48 図は、結晶固体及び非晶質固体の比容積と温度との関係を示したものである。温度**ア**が示すのはどれか。1つ選べ。

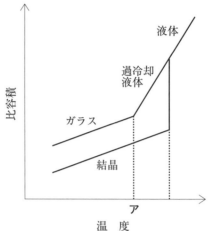

1 凝固点
2 沸点
3 ガラス転移点
4 融点
5 結晶化温度

Approach 非晶質の温度変化に関する問題

Explanation

温度変化に基づいて、結晶質の物質が液体から固体に相変化するときの温度を凝固点という。グラフでは、**ア**の位置の右側の破線部位の温度を指す（仮に**イ**とする）。この温度以下で規則的な結晶構造を有する。一方、ガラスは非晶質（不規則な配列をもつ固体の状態）であるため、温度が**イ**の位置より低下したときに、過冷却された液体の状態のままであり、さらなる低下でガラス（非晶質という固体状態）に変化する。過冷却液体からガラスに変化するときの温度をガラス転移点という。非晶質が有する規則性のないランダムな原子あるいは分子配列が特徴的であり、ガラス（非晶質の固体）⇄ 過冷却液体 ⇄ 液体と、変化するときの物性として、比容積の違いが固相と液相で異なることを理解する。

Ans. 3

問49 分散系における分散相と分散媒の組合せのうち、正しいのはどれか。1つ選べ。

	性状	分散相	分散媒
1	サスペンション	固体	気体
2	エマルション	液体	液体
3	エアゾール	気体	液体又は固体
4	フォーム（泡沫）	液体	気体
5	キセロゲル	固体	液体

Approach 分散系の名称に関する問題

Explanation

液体中に液体が分散（水相中に油相あるいは油相中に水相）している状態をエマルション、液体中に固体が分散している状態をサスペンション、気体中に液体または固体が分散している状態をエ

アゾール、液体中に気体が分散している状態をフォーム、キセロゲルは、乾燥させた寒天のように安定したゲルから水分を除去したものであり、分散媒の液体が失われた状態である。

Ans.　2

問 50　水性懸濁液中の粒子の分散安定性を高めるために添加される半合成高分子はどれか。1つ選べ。
1　ポビドン
2　メタクリル酸コポリマー
3　アルブミン
4　カルメロースナトリウム
5　アラビアゴム

■ Approach ■　高分子添加物に関する問題
■ Explanation ■

　半合成高分子とは天然高分子を化学変性したものであり、他に結晶セルロース、セラセフェート、ヒプロメロースなどがある。正答以外は合成高分子または天然高分子である。
　ポビドン：フィルムコーティング基剤や結合剤として使用される合成高分子
　メタクリル酸コポリマー：コーティング基剤や結合剤として使用される合成高分子
　アルブミン：安定化剤や軟化剤として使用される天然高分子
　カルメロースナトリウム：分散剤や結合剤として用いられる半合成高分子
　アラビアゴム：増粘剤や安定化剤として使用される天然高分子

Ans.　4

問 51　日本薬局方において、「経口投与する、液状又は流動性のある粘稠なゲル状の製剤」と定義されているのはどれか。1つ選べ。
1　発泡顆粒剤
2　経口ゼリー剤
3　シロップ剤
4　口腔内崩壊フィルム剤
5　経口液剤

■ Approach ■　経口投与する液状製剤に関する問題
■ Explanation ■

　経口液剤にはエリキシル剤、懸濁剤、乳剤およびリモナーデ剤が含まれる。経口投与する液状製剤としてはシロップ剤もある。シロップ剤は「シロップ剤は、経口投与する、糖類又は甘味剤を含む粘稠性のある液状又は固形の製剤である」と日本薬局方に記載されている。シロップ剤にはシロップ用剤が含まれる。

Ans.　5

問 52　全身作用を目的としたナファレリン酢酸塩水和物製剤の適用部位として、最も適切なのはどれか。1 つ選べ。
1　眼
2　肺
3　鼻
4　皮膚
5　耳

▌Approach▌　粘膜に適用する製剤に関する問題
▌Explanation▌

　　鼻腔は繊毛が発達し、広い表面積を有するため、消化管と比較して水溶性化合物やペプチドの吸収が良好である。ナファレリンは 10 のアミノ酸より構成されるペプチドであり、ゴナドトロピン放出ホルモンアゴニストとして作用し、子宮内膜症や子宮筋腫に適応がある。ほかに全身作用を目的として経鼻投与する薬剤として、中枢性尿崩症治療薬であるデスモプレシン酢酸塩水和物や、片頭痛治療薬であるスマトリプタンがある。

Ans.　3

問 53　小児の誤飲防止を目的として用いられる包装はどれか。1 つ選べ。
1　PTP（Press Through Package）包装
2　SP（Strip Package）包装
3　ピロー包装
4　タンパレジスタント包装
5　チャイルドレジスタンス包装

▌Approach▌　容器、包装の種類や特徴に関する問題
▌Explanation▌

　　チャイルドレジスタンス包装とは、小児の誤飲防止を目的として、小児では開封が難しくしてある包装である。

Ans.　5

問 54　薬物送達システム（DDS）の概念に基づいて製剤を開発する際の利点として、誤っているのはどれか。1 つ選べ。
1　病巣部位への薬物の集積
2　薬効の持続化
3　血液脳関門の透過性改善
4　腎排泄の増大
5　副作用の軽減

▌Approach▌　DDS の概念に関する問題

▌Explanation▐

　　薬物送達システム（DDS）とは、剤形や投与技術を工夫し、これらに特殊な機能性をもたせることで、生体内の薬物動態を精密に制御することを指す。DDS は大きく、①放出制御、②吸収改善、③ターゲティング、に分類される。選択肢 4 はこれらのいずれにも該当しない。

Ans.　4

　問 55　吸収促進剤の添加により水溶性薬物の吸収を改善した薬剤はどれか。1 つ選べ。
　1　バラシクロビル錠
　2　セフチゾキシムナトリウム坐剤
　3　イトラコナゾール内用液
　4　シクロスポリン内用液
　5　カンデサルタン シレキセチル錠

▌Approach▐　薬物送達システム（吸収改善）に関する問題
▌Explanation▐

　　セフチゾキシムナトリウムは、三世代のセフェム系抗生物質である。β-ラクタム系抗生物質の注射剤または経口剤の投与が困難な患者、特に小児に対する有用な薬物投与の手段として、直腸からの吸収促進作用を有するカプリン酸ナトリウムを吸収促進剤として添加したセフチゾキシムナトリウム坐剤が開発された。

Ans.　2

必須問題【病態・薬物治療】

> **問56** 全身性エリテマトーデス（SLE）に特異性の高い抗体はどれか。1つ選べ。
> 1 抗チログロブリン抗体（抗サイログロブリン抗体）
> 2 抗二本鎖DNA抗体
> 3 抗CCP抗体（抗環状シトルリン化ペプチド抗体）
> 4 抗Jo-1抗体
> 5 抗GAD抗体（抗グルタミン酸デカルボキシラーゼ抗体）

■Approach■ 自己免疫疾患で特異性の高い自己抗体に関する問題
■Explanation■

SLEでは、抗核抗体として抗DNA抗体〔二本鎖（dsDNA）、一本鎖（ssDNA）およびds/ssDNA〕、抗Sm抗体、抗リボソーム抗体など、薬剤誘発ループスでは抗ヒストン抗体が高率に陽性となる。抗Tg（チログロブリン）抗体は、抗TPO（甲状腺ペルオキシダーゼ）抗体とともに抗甲状腺抗体として橋本病やバセドウ病などの自己免疫性甲状腺疾患で、抗CCP抗体は関節リウマチ、抗Jo-1抗体は多発性筋炎/皮膚筋炎、抗GAD抗体は1型糖尿病で高値となる。

Ans. 2

> **問57** 間質性肺炎の指標として、特異度が高いのはどれか。1つ選べ。
> 1 アミラーゼ（AMY）
> 2 脳性ナトリウム利尿ペプチド（BNP）
> 3 クレアチンキナーゼ（CK）
> 4 グリコヘモグロビン（HbA1c）
> 5 シアル化糖鎖抗原（KL-6）

■Approach■ 間質性肺炎で特異性の高い検査値に関する問題
■Explanation■

KL-6は、II型肺胞上皮細胞や呼吸細気管支上皮細胞などに多量に発現するシアロ糖タンパク抗原で、特に活動期の間質性肺炎で有意に高値となる。アミラーゼは膵疾患、BNPはうっ血性心不全、CKは筋疾患（急性心筋梗塞、多発性筋炎、横紋筋融解症など）や甲状腺疾患、HbA1cは糖尿病の指標となる。

Ans. 5

> **問58** 重症筋無力症の初発症状として、最も頻度が高いのはどれか。1つ選べ。
> 1 手指の振戦
> 2 嚥下障害
> 3 四肢の麻痺
> 4 眼瞼下垂
> 5 発熱

■Approach■ 重症筋無力症の臨床症状に関する問題

▊Explanation▊

　重症筋無力症は、神経筋接合部においてアセチルコリン（ACh）受容体に対する自己抗体（抗ACh受容体抗体）が存在するために神経筋伝達障害がみられる自己免疫疾患である。小児、50〜60代男性、特に20〜40代女性に好発する。初発症状として眼瞼下垂や複視がみられ、筋力低下は午前が軽度、午後に症状が強くなるという日内変動がみられる。重症例では呼吸筋麻痺に至ることもある。しばしば胸腺腫を伴う。

Ans.　4

問59　健常者におけるレム睡眠に関する記述のうち、正しいのはどれか。1つ選べ。
1　急速な眼球運動が特徴である。
2　筋肉の緊張が亢進する。
3　入眠直後に多い。
4　脳波で高振幅徐波を認める。
5　加齢とともに増加する。

▊Approach▊　健常者の睡眠サイクルに関する問題
▊Explanation▊

　レム（REM：rapid eye movement）睡眠は文字どおり急速眼球運動を伴う睡眠で、身体は骨格筋が弛緩して休息の状態だが、脳は覚醒状態にあるため、逆説睡眠とも呼ばれる。夢を見るのはレム睡眠中であることが多いとされ、ヒトでは新生児期に多く、睡眠時間の約半分を占めるが、加齢とともに減少する。急速眼球運動を伴わない睡眠はノンレム睡眠または徐波睡眠と呼ばれ、脳が休息の状態である。一晩の眠りではレム睡眠とノンレム睡眠が交互に現れる状態が数回繰り返され、正常な睡眠の場合は入眠初期に深いノンレム睡眠がみられ、明け方にレム睡眠が長くなって目覚める準備が整う。

Ans.　1

問60　自動車の運転等危険を伴う機械の操作に従事させないよう注意する薬剤はどれか。1つ選べ。
1　タムスロシン塩酸塩錠
2　クロルマジノン酢酸エステル錠
3　セルニチンポーレンエキス錠
4　フルタミド錠
5　エストラムスチンリン酸エステルナトリウム水和物カプセル

▊Approach▊　薬物の副作用（眠気、ふらつき、意識障害など）に関する問題
▊Explanation▊

　危険を伴う機械の操作に留意する要因として、眠気、意識障害、めまい、ふらつき、低血糖症状を起こす場合などが考えられる。中枢抑制作用のある薬物はほぼ該当するが、その他、眠気を起こしやすい抗ヒスタミン薬、降圧作用に基づくめまい等が起こる降圧薬、低血糖による意識障害などが起こる血糖降下薬なども要注意である。タムスロシンは選択的 α_{1A} 遮断薬で、「前立腺肥大症に伴う排尿障害」に用いられるが、重大な副作用として、血圧低下に伴う一過性の失神・意識消失、その他の副作用としてめまい、ふらふら感などがある。

Ans.　1

問 61　閃輝暗点(せんきあんてん)を伴うことがある頭痛はどれか。1つ選べ。

1　片頭痛
2　反復性緊張型頭痛
3　慢性緊張型頭痛
4　反復性群発頭痛
5　慢性群発頭痛

▌Approach▐　片頭痛の前駆症状に関する問題

▌Explanation▐

　　閃輝暗点とは、視野の中心が見えにくくなり、突然視野の中に稲妻のようなギザギザの光の模様が現れ、徐々に視野全体に広がっていく現象である。後頭葉視覚野の血管が収縮し、一時的に血流が変化するために起こると考えられている。片頭痛患者では血小板の異常があり、血小板がセロトニンを異常放出して頭蓋血管が収縮することにより約30％の患者で前駆症状がみられ、前兆としては閃輝暗点が多い。次いでセロトニンが代謝されて血中セロトニンは減少し、血管が反跳性に拡張して片頭痛発作が発症する（セロトニン説）。

Ans.　1

問 62　依存性の最も少ない薬物はどれか。1つ選べ。

1　ペンタゾシン
2　メチルフェニデート
3　グアンファシン
4　メタンフェタミン
5　ペモリン

▌Approach▐　薬物の依存性に関する問題

▌Explanation▐

　　グアンファシンは、注意欠陥 / 多動性障害（ADHD）に用いる選択的 α_{2A} 受容体刺激薬で、ドパミン系には作用しないため依存性は認められない。メチルフェニデート、メタンフェタミンおよびペモリンは、ナルコレプシーに用いるドパミン刺激薬であり、依存性には要注意である。ペンタゾシンは非麻薬性の麻薬拮抗性鎮痛薬であり、依存性は起こりにくいとされているが、がん性疼痛患者以外で使用する場合は依存性に注意が必要である。

Ans.　3

問 63　子宮内膜症の治療に用いる薬剤はどれか。1つ選べ。

1　エチニルエストラジオール錠
2　エンザルタミド錠
3　オキシトシン注
4　リュープロレリン酢酸塩注
5　レトロゾール錠

▌Approach▌　子宮内膜症治療薬に関する問題

▌Explanation▌

　　子宮内膜症の治療には、①低用量エストロゲン・プロゲスチン配合剤（LEP；low dose estrogen progestin 製剤。低用量ピルと成分は同じだが、避妊目的ではなく子宮内膜症などによる月経困難症治療に用いる。E はすべてエチニルエストラジオール、P はノルエチステロン、レボノルゲストレル、ドロスピレノン）、②プロゲスチン製剤（ジエノゲスト、ジドロゲステロン）、③LH−RH アゴニスト、④エチステロン誘導体（ダナゾール）が用いられる。リュープロレリンは LH−RH アゴニストである。エチニルエストラジオール錠単独に子宮内膜症の適応はない。エンザルタミドは去勢抵抗性または遠隔転移を有する前立腺がんに用いる抗アンドロゲン薬、オキシトシンは子宮収縮薬、レトロゾールは閉経後乳がんに用いるアロマターゼ阻害薬である。

Ans.　4

問 64　急性胆管炎に関する記述のうち、正しいのはどれか。1 つ選べ。

1　左下腹部に痛みを生じる。
2　発熱を伴うことはまれである。
3　血中白血球数が減少する。
4　血清 ALP（アルカリフォスファターゼ）活性が上昇する。
5　血中間接ビリルビン値が上昇する。

▌Approach▌　急性胆管炎の病態（症状、検査）に関する問題

▌Explanation▌

　　急性胆管炎では、悪寒を伴う間欠的発熱、右上腹部痛、黄疸（シャルコー：Charcot の三徴）に加え、意識障害、ショック（レイノルズ：Reynolds の五徴）などがみられる。血液検査で、急性炎症反応所見（白血球・CRP ↑）や閉塞性黄疸の所見〔直接ビリルビン・胆道系酵素（ALP、γ−GT）↑〕などが認められる。左腹部痛がみられる場合は、大腸疾患や尿路・泌尿器・生殖器系疾患およびそれらに関連する感染症が疑われる。

Ans.　4

問 65　原発性アルドステロン症の臨床所見として、正しいのはどれか。1 つ選べ。

1　低血圧症
2　低ナトリウム血症
3　低カリウム血症
4　インスリン分泌の増加
5　レニン活性の上昇

▌Approach▌　原発性アルドステロン症の臨床所見に関する問題

▌Explanation▌

　　原発性アルドステロン症は、副腎皮質の腺腫や過形成などにより球状層からアルドステロンが自律的に過剰分泌され、Na^+の再吸収が促進されるために高血圧をきたす疾患である。一方で、K^+やH^+は排泄が促進されるため、低カリウム血症、代謝性アルカローシスを呈する症例もある。Na と水は体内に貯留するため、血清 Na は正常高値となる。カリウム欠乏のためインスリン分泌は低下し、

ネガティブ・フィードバックによりレニン分泌は抑制される。

Ans. 3

問66 活性型ビタミン D_3 外用薬が適用される皮膚疾患はどれか。1つ選べ。
1 接触性皮膚炎
2 爪白癬
3 アトピー性皮膚炎
4 じん麻疹
5 尋常性乾癬

■Approach■ 皮膚疾患の治療に関する問題

■Explanation■

　タカルシトール、カルシポトリオール、マキサカルシトール（合剤あり）などの活性型ビタミン D_3 外用薬は、乾癬や角化症の治療に用いられる。接触性皮膚炎には副腎皮質ステロイド薬や抗ヒスタミン薬、爪白癬には抗真菌薬外用、アトピー性皮膚炎には副腎皮質ステロイド薬外用、タクロリムス外用のほか、シクロスポリン内服、抗ヒト IL-4/13 受容体抗体デュピルマブ皮下注、JAK 阻害薬（バリシチニブ、ウパダシチニブ、アプロシチニブ）内服、じん麻疹には抗ヒスタミン薬、副腎皮質ステロイド薬のほか、抗ヒト IgE 抗体オマリズマブ皮下注が用いられる。

Ans. 5

問67 がん終末期における呼吸困難に対する治療薬はどれか。1つ選べ。
1 アセトアミノフェン
2 アドレナリン
3 スキサメトニウム
4 デキストロメトルファン
5 モルヒネ

■Approach■ がん患者の呼吸器症状緩和に関する問題

■Explanation■

　がん患者の呼吸困難緩和には、オピオイド（モルヒネ、コデイン）、副腎皮質ステロイド薬（デキサメタゾン、ベタメタゾン）、ベンゾジアゼピン系薬（ジアゼパム、アルプラゾラム、ロラゼパム、エチゾラム）、気管支拡張薬（β_2 刺激薬、吸入ステロイド薬、抗コリン薬、吸入抗コリン薬）などが推奨されている（日本緩和医療学会「がん患者の呼吸器症状の緩和に関するガイドライン」）。

Ans. 5

問 68　組換え体医薬品でないのはどれか。1 つ選べ。

1　アルテプラーゼ
2　カルペリチド
3　ソラフェニブ
4　ニボルマブ
5　レノグラスチム

▌Approach▌　組換え体医薬品の種類に関する問題

▌Explanation▌

　組換え体医薬品とは、生体内で重要な役割を担うペプチドやタンパク質を遺伝子組換え技術を応用して製造したものを有効成分とする医薬品のことである。酵素（t-PA など）、ホルモン（カルペリチドなど）、抗体（ニボルマブなど）、サイトカイン（レノグラスチムなど）がある。ソラフェニブは、VEGFR チロシンキナーゼをはじめ種々のキナーゼを阻害する小分子薬で、腎細胞がん、肝細胞がん、甲状腺がんに用いられる。

Ans.　3

問 69　厚生労働省が発行する資料はどれか。1 つ選べ。

1　医療用医薬品添付文書
2　医薬品インタビューフォーム
3　医薬品リスク管理計画
4　医薬品・医療機器等安全性情報
5　くすりのしおり

▌Approach▌　医薬品情報資料の概要に関する問題

▌Explanation▌

1　×　医療用医薬品添付文書は医薬品医療機器等法に基づいて製薬企業が発行する。
2　×　医薬品インタビューフォームは日本病院薬剤師会が記載要領を策定し、製薬企業が発行する。
3　×　医薬品リスク管理計画（RMP：Risk Management Plan）は医薬品製造販売業者が情報提供し、医薬品医療機器総合機構（PMDA：Pharmaceuticals and Medical Devices Agency）に提出され、PMDA のウェブサイトで公表される。
4　○　医薬品・医療機器等安全性情報は医薬品・医療機器等のより安全な使用に有用な情報などを厚生労働省がとりまとめて発行している。
5　×　くすりのしおりはくすりの適正使用協議会（RAD-AR）が作成基準を制定し、製薬企業が発行する。

Ans.　4

問70 被験者100人について、ある臨床検査値Xを調べた時のヒストグラムが以下のようになった。同じデータに基づいて作成した箱ひげ図として、妥当なのはどれか。1つ選べ。

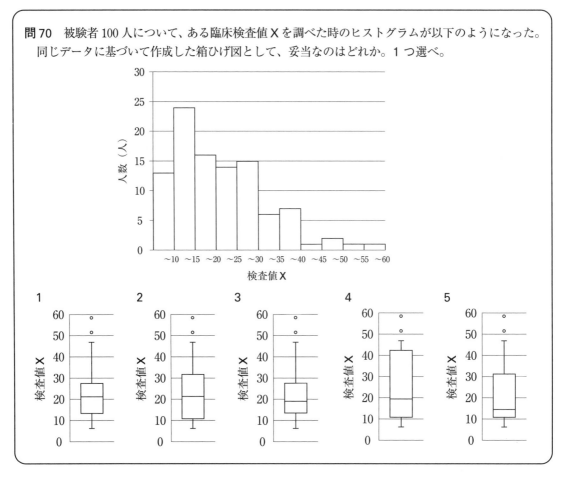

■ Approach ■ 箱ひげ図の作成に関する問題

■ Explanation ■

　　箱ひげ図では、第一四分位から第三四分位を箱で表し、中央値を箱内部の線で表す。

　　中央値（第二四分位数；箱の中央）は臨床検査値Xの小さい値から数えて50番目と51番目の平均となり、ヒストグラムより15 ～ 20の範囲に位置することが読み取れる。25%地点（第一四分位数；箱の下位置）は小さい値から数えて、25番目と26番目の平均となり、ヒストグラムより10 ～ 15の範囲に位置することが読み取れる。75%地点（第三四分位数；箱の上位置）は小さい値から数えて75番目と76番目の平均となり、ヒストグラムより25 ～ 30の範囲に位置することが読み取れる。

　　これらに該当する図は選択肢3となる。

Ans.　3

必須問題【法規・制度・倫理】

> **問 71** 調剤済みとなった処方箋に薬剤師が記載しなければならないのはどれか。1 つ選べ。
> 1 患者の病名
> 2 患者の住所
> 3 調剤年月日
> 4 調剤した薬剤師の薬剤師名簿登録番号
> 5 服薬指導の内容

▌Approach▌ 薬剤師法に基づく処方箋への記入等に関する問題

▌Explanation▌

薬剤師は、調剤したときは、その処方箋に、調剤済みの旨(その調剤によって、当該処方箋が調剤済みとならなかったときは、調剤量)、調剤年月日その他厚生労働省令で定める事項を記入し、かつ、記名押印し、又は署名しなければならない。(薬剤師法第 26 条)

Ans. 3

> **問 72** 新有効成分薬物などの初回治験計画を届け出る場合、保健衛生上の危害の発生を防止するために、厚生労働大臣が必要な調査を行う期間が設けられている。そのため、届出した日から(ア)日を経過した後でなければ、治験を依頼し、又は自ら実施してはならない。(ア)にあてはまる数値として正しいのはどれか。1 つ選べ。
> 1 3
> 2 7
> 3 15
> 4 30
> 5 60

▌Approach▌ 治験の取扱いに関する問題

▌Explanation▌

新規有効成分薬物などの初回治験計画を届け出る場合は、届出をした日から 30 日を経過した後でなければ、治験を依頼し、又は自ら実施してはならない。(医薬品医療機器等法第 80 条の 2)

Ans. 4

> **問 73** GVP 省令に基づき、新医薬品の適正使用のための情報提供と副作用情報の把握のために、市販後のある一定期間、製造販売業者が行う調査はどれか。1 つ選べ。
> 1 一般使用成績調査
> 2 製造販売後臨床試験
> 3 市販直後調査
> 4 特定使用成績調査
> 5 使用成績比較調査

▌Approach▌ GVP 省令に基づく市販直後調査に関する問題

■Explanation■

製造販売業者は、新医薬品の販売開始 6 カ月間については適正使用を促し、重篤な副作用が発生した場合の情報収集体制を強化する目的で、市販直後調査を行う。（GVP 省令第 10 条）

Ans. 3

問 74 薬害事案として、血友病患者への非加熱血液製剤の使用が原因となり生じたのはどれか。1 つ選べ。
1 HIV 感染症
2 クロイツフェルト・ヤコブ病
3 アザラシ肢症
4 スモン病
5 クロロキン網膜症

■Approach■ 薬害に関する問題
■Explanation■

血友病患者への非加熱血液製剤の使用が原因となった薬害事案は、HIV 感染症である。

Ans. 1

問 75 毒物劇物営業者が行う毒物の容器及び被包への表示方法として、正しいのはどれか。1 つ選べ。
1 「医薬用外」の文字及び白地に黒色をもって「毒物」の文字
2 「医薬用外」の文字及び黒地に白色をもって「毒物」の文字
3 「医薬用外」の文字及び赤地に白色をもって「毒物」の文字
4 「医薬用外」の文字及び白地に赤色をもって「毒」の文字
5 「医薬用外」の文字及び白地に黒色をもって「毒」の文字

■Approach■ 毒物又は劇物の表示に関する問題
■Explanation■

毒物劇物営業者及び特定毒物研究者は、毒物又は劇物の容器及び被包に、「医薬用外」の文字及び毒物については赤地に白色をもって「毒物」の文字、劇物については白地に赤色をもって「劇物」の文字を表示しなければならない。（毒物及び劇物取締法第 12 条）

Ans. 3

問 76 次のうち、麻薬及び向精神薬取締法に基づく「証紙による封かん」の封が施されていない麻薬を譲り渡すことができる業者はどれか。1 つ選べ。
1 麻薬輸入業者
2 麻薬製造業者
3 麻薬元卸売業者
4 麻薬卸業者
5 麻薬小売業者

■Approach■　麻薬及び向精神薬取締法に基づく証紙による封かんに関する問題
■Explanation■

　　　麻薬を収めた容器又は直接の被包に、政府発行の証紙で
- 封を施して譲り渡す：麻薬輸入者、麻薬製造業者、麻薬製剤業者
- 封を施したまま譲り渡す：麻薬営業者（麻薬小売業者を除く。）
- 封を開いて譲り渡す：麻薬施用者、麻薬小売業者（ただし、厚生労働大臣の許可を受けて譲り渡す場合は、この限りではない。）（麻薬及び向精神薬取締法第30条）

Ans.　5

問77　図は、保険医療における医薬品供給の流れの一例を示している。薬価どおりの価格による取引はどれか。1つ選べ。

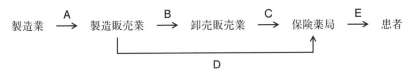

1　A
2　B
3　C
4　D
5　E

■Approach■　薬価に関する問題
■Explanation■

　　　薬価とは、保険医療機関及び保険薬局が薬剤の支給に要する単位当たりの平均的な費用の額として銘柄毎に定める額をいう。

Ans.　5

問78　2018年に制定された「薬剤師行動規範」の内容として、適切でないのはどれか。1つ選べ。

1　患者の自己決定権の尊重
2　差別の排除
3　医療資源の公正な配分
4　収益性を優先した医薬品供給
5　国民の主体的な健康管理への支援

■Approach■　薬剤師行動規範に関する問題
■Explanation■

　　　薬剤師行動規範は、「前文、1. 任務、2. 最善努力義務、3. 法令等の遵守、4. 品位及び信用の維持と向上、5. 守秘義務、6. 患者の自己決定権の尊重、7. 差別の排除、8. 生涯研鑽、9. 学術発展への寄与、10. 職能の基準の継続的な実践と向上、11. 多職種間の連携と協働、12. 医薬品の品質、有効性及び安全性等の確保、13. 医療及び介護提供体制への貢献、14. 国民の主体的な健康管理へ

の支援、15. 医療資源の公正な配分」から成る薬剤師としての具体的な行動の価値判断の基準を示した「行動規範」である。

4の「収益性を優先した医薬品供給」は上記に該当しない。

Ans.　4

問 79　ニュルンベルク綱領を踏まえ「人間を対象とする医学研究の倫理的原則」を内容とする、世界医師会が採択した宣言はどれか。1つ選べ。

1　リスボン宣言
2　ヘルシンキ宣言
3　世界人権宣言
4　ジュネーブ宣言
5　ポツダム宣言

■Approach■　ヘルシンキ宣言に関する問題
■Explanation■

　ヘルシンキ宣言は、ニュルンベルク綱領をもとに、1964 年ヘルシンキで開催された世界医師会総会で採択されたものである。その内容は、人間を対象とする医学研究に関わる医師、その他の関係者が守るべき倫理的原則であり、臨床研究を行う場合の国際的倫理規定である。

Ans.　2

問 80　学校薬剤師の設置が法律で<u>義務付けられていない</u>のはどれか。1つ選べ。

1　幼稚園
2　小・中学校
3　高等学校
4　大学
5　特別支援学校

■Approach■　学校薬剤師に関する問題
■Explanation■

　大学以外の学校には、学校歯科医師及び学校薬剤師を置くものとする。（学校保健安全法第 23 条）

Ans.　4

必須問題【実務】

> **問81** 「インフォームド・コンセント」に関する記述のうち、正しいのはどれか。1つ選べ。
> 1 治験の被験者に対してのみ実施する。
> 2 同意後には撤回できない。
> 3 同意後には患者情報は個人名で一般公開する。
> 4 本人に意思決定能力があれば、患者の主体性を重んじる。
> 5 患者の心情に配慮するため、不安を与える内容は伝えない。

▌Approach▌ インフォームド・コンセントに関する問題

▌Explanation▌

　狭義のインフォームド・コンセント(説明と同意：IC)は、医師が患者に治療等に関する説明を与え、患者が納得したうえで同意を得ることを意味する。薬剤師の活動においても、患者からICを得ることが求められている。IC取得の際は、必要かつ十分な情報に基づいて説明され、患者の同意を含めた情報は個人情報として適切に管理されなければならない。また、患者はICを提示後も同意を撤回することができる。

Ans.　4

> **問82** 以下の説明文に該当するのはどれか。1つ選べ。
> 　厚生労働省において、2025年を目途に、高齢者の尊厳の保持と自立生活の支援の目的のもとで、可能な限り住み慣れた地域で、自分らしい暮らしを人生の最期まで続けることができるような仕組みを構築することを推進している。
> 1 地域包括ケアシステム
> 2 地域医療情報システム
> 3 地域連携クリニカルパス
> 4 健康サポート薬局
> 5 かかりつけ薬局

▌Approach▌ 地域包括ケアシステムに関する問題

▌Explanation▌

　設問中の説明文は、厚生労働省が地域包括ケアシステムの目的として提示しているものである。地域包括ケアシステムとは、介護や医療などのサービスを地域で包括的に提供する仕組みであり、患者が要介護の状態となっても、住み慣れた地域で自分らしい生活を最期まで続けることができるように地域内で助け合う体制のことである。市町村や都道府県などの保険者が、地域の自主性や主体性に基づき、地域の特性に応じて作り上げていくことが必要とされる。

Ans.　1

問83　薬学的管理の経過を SOAP 形式で記録する場合、「O」の項目に記載する内容として、適切なのはどれか。1つ選べ。
1　医師への処方提案内容
2　患者の自覚症状
3　投与方法の妥当性の評価
4　薬に対する患者の訴え
5　血中薬物濃度の測定値

▌Approach▐　代表的な経過記録の記録方法（SOAP 形式）に関する問題
▌Explanation▐

　　SOAP 形式は、診療記録において医療上の問題点に対する経過記録を叙述的に記録する方法であり、薬学的管理の記録作成にも利用される。SOAP 形式では、情報を主観的情報「S」、客観的情報「O」、評価「A」および計画「P」に分類して記録する。血中濃度の測定値などは、客観的情報であり「O」の項目として記録する。また、患者の自覚症状や訴えなどの主観的情報は「S」の項目、投与方法の妥当性に関する評価は「A」の項目、処方提案の内容は「P」の項目に記録する。

Ans.　5

問84　循環血液量の減少時における細胞外液の補給に用いる輸液として、適切でないのはどれか。1つ選べ。
1　生理食塩水
2　5％ブドウ糖液
3　乳酸リンゲル液
4　酢酸リンゲル液
5　5％ブドウ糖加乳酸リンゲル液

▌Approach▐　細胞外液補給に用いる輸液製剤に関する問題
▌Explanation▐

　　血漿は細胞外液に分類されるので、循環血液量が減少した場合には細胞外液補充液を投与する。細胞外液補充液には、生理食塩液、乳酸リンゲル液、酢酸リンゲル液および乳酸リンゲル液や酢酸リンゲル液に糖質（ブドウ糖、D-ソルビトールなど）を配合した輸液製剤がある。一方、血漿と等張な5％ブドウ糖液は、主成分のブドウ糖が投与後速やかに細胞内で利用されて水と炭酸ガスになることから、細胞外液補充液ではなく体液全体を満たす（脱水時に水を補給する）輸液に分類される。

Ans.　2

物理・化学・生物 衛生 薬理 薬剤 病態・薬物 治療 法規・制度・ 倫理 実務

問 85 抗がん剤の無菌調製に関する記述のうち、適切なのはどれか。1 つ選べ。

1 調製者は、手袋を二重に装着する。
2 調製作業は、クリーンベンチ内で行う。
3 調製に使用するシリンジの先端部は、ルアースリップ式を用いる。
4 バイアルから薬液を吸引する場合は、バイアル内を陽圧にする。
5 作業台が汚染した場合は、ペーパータオルで中心から外側に向かって拭き取る。

▌Approach▐　抗がん剤の無菌調製に関する問題
▌Explanation▐

　　抗がん剤の調製においては、無菌操作に加えて、抗がん剤のばく露による危険から調製者を回避するための対応が必要になる。抗がん剤の調製には、安全キャビネットを使用し、安全キャビネットの作業台が抗がん剤で汚染された場合は、汚染箇所をペーパータオルなどで外側から中心に向かい拭き取る。抗がん剤の調製者は、ディスポーザブルの手袋、ガウン、マスクなどを装着するが、手袋は破損によるばく露防止の観点から二重に装着する。抗がん薬の薬液をシリンジで採取する際は、注射針が外れて薬液が漏れる事故を防ぐため、先端がルアーロック式のシリンジを使用する。同様に抗がん薬のバイアル製剤から薬液を採取する場合は、バイアル内を陰圧に保つように作業する。

Ans.　1

問 86　風しんの流行の原因となる主要な感染経路はどれか。1 つ選べ。

1 食品媒介感染
2 昆虫媒介感染
3 飛沫感染
4 空気感染害
5 垂直感染

▌Approach▐　代表的な病原体の感染経路に関する問題
▌Explanation▐

　　病原体の主な感染経路には、接触感染、飛沫感染および空気感染（飛沫核感染を含む）がある。風しんの感染経路は、風しんウイルスの飛沫感染である。風しん以外に飛沫感染する病原体には、インフルエンザウイルス、マイコプラズマなどがある。また、接触感染する主な病原体には MRSAや緑膿菌など、空気感染する病原体には結核菌や麻しんウイルスなどがある。

Ans.　3

問 87　薬剤師が糖尿病患者を訪問薬剤管理指導のために訪れた際、猛暑の中でぐったりしていたため脱水を疑いアセスメントをした。その項目として、適切でないのはどれか。1 つ選べ。

1 口渇の有無
2 脇の下の乾燥
3 HbA1c 値
4 爪圧迫時の色調変化
5 脈拍

▌Approach▌　脱水の評価に関する問題

▌Explanation▌

　　患者の状態から、糖尿病と熱中症の合併が疑われる。熱中症による脱水では、体温上昇に伴い発汗が促進されるが、汗に含まれる塩分量はおおよそ0.3％であることから、体液は高張に傾く。熱中症による脱水の評価項目には、口腔内や皮膚の乾燥、皮膚の張りの低下、脈拍数の増加、爪圧迫時の色調変化（爪圧迫時の白色がピンク色に戻るまでに3秒以上かかる）などがある。また、脱水時には、血糖値は高くなるが、HbA1c値は赤血球中のヘモグロビンに対する糖化ヘモグロビンの割合のため、脱水の影響は受けにくい。

Ans.　3

問88　病院を退院した患者が在宅療養となった。かかりつけ薬剤師がその患者に居宅療養管理指導を行うために、居宅サービス計画書の作成を依頼する職種はどれか。1つ選べ。

1　医師
2　介護支援専門員
3　作業療法士
4　訪問看護師
5　訪問介護員

▌Approach▌　居宅療養管理指導に関する問題

▌Explanation▌

　　居宅サービス計画書はケアプランと呼ばれ、介護保険の被保険者が要介護認定を受けたのち、選定された居宅介護支援事業所の介護支援専門員（ケアマネジャー）が、利用者の状況・要望に基づいて作成する。居宅サービスには、訪問介護・看護、訪問リハビリテーションや医師、薬剤師等による居宅療養管理指導などが含まれる。

Ans.　2

問89　疾病の一次予防に該当するのはどれか。1つ選べ。

1　がん検診
2　がん患者への緩和ケア
3　うつ病患者に対する社会復帰支援
4　歩行機能低下患者に対する機能訓練
5　地域住民を対象とした健康教室

▌Approach▌　疾病予防の分類（段階）に関する問題

▌Explanation▌

　　疾病の予防は、一次、二次および三次に分類され、それぞれの段階において疾病、症状改善のための効果的な手段が示されている。一次予防は健康な段階、二次予防は疾病が不顕性の段階、三次予防は疾病が顕在化した段階で行う予防である。一次予防には、健康維持を目的とする活動や予防接種など、二次予防には、がん検診や特定健康診査など、三次予防には、機能回復訓練などの手段がある。

Ans.　5

> **問 90** 直近 10 年間の世界アンチドーピング規程において、禁止物質として<u>指定されていない</u>薬物
> はどれか。1 つ選べ。
> 1 アセタゾラミド
> 2 エリスロポエチン
> 3 メチルテストステロン
> 4 カフェイン
> 5 メチルフェニデート

▌Approach▌ 世界アンチドーピング規程における禁止物質に関する問題
▌Explanation▌

　世界アンチドーピング機構（WADA）は、世界アンチドーピング規程において、常に禁止される物質と競技時に禁止される物質を定めている。前者には、メチルテストステロンなどの蛋白同化薬、エリスロポエチンなどのペプチドホルモンやアセタゾラミドなどの利尿薬がある。また、後者には、メチルフェニデートなどの特定物質である興奮薬や麻薬などがある。なお、興奮薬に分類されるカフェインは、禁止物質には指定されていないが、スポーツにおける濫用を把握するために監視することが望まれる物質として、世界アンチドーピング規程に掲載されている。

Ans.　4

【物理・化学・生物、衛生、法規・制度・倫理】

◎指示があるまで開いてはいけません。

注 意 事 項

1 試験問題の数は、**問91から問150までの60問**。
12時30分から15時までの**150分以内**で解答すること。

2 解答方法は次のとおりである。

(1) 一般問題（薬学理論問題）の各問題の正答数は、**問題文中に指示されている**。
問題の選択肢の中から答えを選び、次の例にならって答案用紙に記入すること。
なお、問題文中に指示された正答数と**異なる数を解答すると、誤りになる**から
注意すること。

(例) **問500** 次の物質中、常温かつ常圧下で液体のものはどれか。**2つ**選べ。

　1　塩化ナトリウム　　2　プロパン　　　　　3　ベンゼン
　4　エタノール　　　　5　炭酸カルシウム

正しい答えは「**3**」と「**4**」であるから、答案用紙の

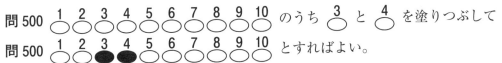

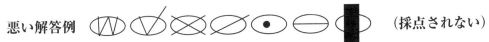

(2) 解答は、◯の中全体をＨＢの鉛筆で濃く塗りつぶすこと。塗りつぶしが薄い
場合は、解答したことにならないから注意すること。

悪い解答例 ⊘ ⊗ ⊗ ⊘ ⊙ ⊖ ▮ （採点されない）

(3) 解答を修正する場合は、必ず「消しゴム」で跡が残らないように完全に消すこと。
鉛筆の跡が残ったり、「⬬」のような消し方などをした場合は、修正又は解
答したことにならないから注意すること。

(4) 答案用紙は、折り曲げたり汚したりしないよう、特に注意すること。

3 設問中の科学用語そのものやその外国語表示（化合物名、人名、学名など）には
誤りはないものとして解答すること。ただし、設問が科学用語そのもの又は外国語
の意味の正誤の判断を求めている場合を除く。

4 問題の内容については質問しないこと。

一般問題（薬学理論問題）【物理・化学・生物】■■■■■■

問91 分子軌道法に基づく基底状態の分子の電子配置に関する記述のうち、正しいのはどれか。**2つ選べ**。

1 電子は特定の原子に属さず、分子全体に広がっている。
2 電子は一つの軌道に何個でも入ることができる。
3 一つの軌道に同じ向きのスピンをもつ電子が複数入ることができる。
4 電子はエネルギーの高い軌道から優先的に入ることがある。
5 結合次数は、（結合性軌道の電子数−反結合性軌道の電子数）/2 で与えられる。

▋Approach▋ 基底状態にある分子の電子配置に関する問題

▋Explanation▋

1 ○ 分子軌道は分子中の各電子が波としての振る舞いを記述する波動関数であり、電子は特定の原子に属さず、分子全体にわたって広がっているとして扱う。ゆえに、分子軌道も分子全体に広がっており、軌道とそのエネルギーを解析すると分子の幾何学的構造が示される。

2 × パウリの排他原理とフントの規則により、一つの軌道にはスピン量子の異なる2個の電子のみ存在できる。これにより、主量子数、方位量子数、磁気量子数、スピン量子数がすべて異なる量子状態となる。電子数が多い場合には、エネルギーの同じ複数の軌道が縮重しており、この場合はできるだけ多数の電子が平行スピンで異なる軌道を占めることでエネルギー状態は最低になる。縮重した軌道のすべてが同じ向きの平行スピンで占められたのちに逆向きの平行スピンで満たされていく。

3 × 一つの軌道には逆向きのスピンをもつ2個の電子のみ入ることができる。

4 × 基底状態の分子は安定であることが要請条件であり、一般に軌道のエネルギーが低いほど電子により占有されたときに全体として全エネルギーは低くなる。占有の順序は軌道のエネルギーが小さい順序になっており、電子はエネルギーの低い軌道から入る。

5 ○ 結合次数は正味の結合性の尺度である。結合性軌道に入った電子は安定化に働き、反結合性軌道に入った電子は結合性を弱める働きをする。

Ans. 1、5

問92 放射線及び放射壊変に関する記述のうち、正しいのはどれか。**2つ選べ**。

1 放射壊変には0次反応速度式に従う過程と、1次反応速度式に従う過程の2通りがある。
2 放射能のSI組立単位はベクレル（Bq）であり、その定義は1秒あたりに壊変する原子核数である。
3 β^-壊変では、生成する電子とニュートリノにエネルギーが分配されるため、電子のもつエネルギーは連続的な分布を示す。
4 X線とγ線は電磁波であり、波長で区別されている。
5 γ転移により放射されるγ線のエネルギーは、壊変する原子核種によらず一定である。

▋Approach▋ 放射線および放射壊変に関する問題

▋Explanation▋

1 × 放射壊変過程は1次反応式に従う。放射能の量Aと時間tの関係は$A = A_0\,e^{-\lambda t}$で表される。A_0は初期放射の量、λは放射性核種によって決まる壊変定数である。

2　○　Bq は 1 秒間に 1 個の放射壊変をする原子核数を表し、放射能の強さを表す単位である。なお、人体への放射線の影響を知る量は放射線と人体との相互作用によって人体が吸収したエネルギーの量である吸収線量で表す。単位は Gy（グレイ）である。4.2 Gy はヒトの半致死線量に近い。放射線障害など放射線の影響を表すには放射線がヒトに当たったときの影響を評価する Sv（シーベルト：実効線量）が使われる。

3　○　β^- 壊変は中性子が電子と反電子ニュートリノを放出して陽子になる現象である。なお、陽子が陽電子と電子ニュートリノを放出して中性子になる現象は β^+ 壊変である。

4　×　X 線と γ 線の波長による境界線は明確ではなく、両者の区別は発生源による。X 線は軌道電子の遷移や自由電子の運動エネルギーを起源とし、γ 線は原子核のエネルギー準位が遷移する現象を起源とする。

5　×　放射される γ 線のエネルギーは放射性核種によって決まる。ゆえに γ 線のエネルギー領域は様々である。

Ans.　2、3

問 93　状態関数と経路関数に関する記述のうち、正しいのはどれか。2 つ選べ。
1　熱と仕事は経路関数である。
2　温度は示量性の状態関数である。
3　エンタルピーは示強性の状態関数である。
4　熱力学第一法則より、内部エネルギーは経路関数であることがわかる。
5　状態関数の変化量は、可逆過程でも不可逆過程でも等しい。

■Approach■　状態関数と経路関数に関する問題
■Explanation■

1　○　経路関数は、ある系の状態が定まっても、その系の物理量は一義的に決まらず、状態に至る経路に依存する。

2　×　温度は、ある状態に至る経路が異なっても一義的に決まるので、状態関数である。たとえば、温度 25℃ は、低い温度から温めても、高い温度から冷やしても 25℃ の状態にすることができる。温度は、系の大きさが 2 倍、3 倍になっても変わらないし、それに含まれる物質量に依存せず、加成性を示さない示強性状態関数である。

3　×　エンタルピー H は、状態関数である内部エネルギー U、圧力 p、体積 V で $H = U + pV$ で定義されるので状態関数である。エネルギーの次元をもち、系の大きさやそれに含まれる物質量に依存し、加成性が成り立つ示量性状態関数である。

4　×　熱力学第一法則では、系の内部エネルギーの増加あるいは減少は同じ量のエネルギーの外界における減少あるいは増加に等しいと表され、系の状態に対し一義的に決まる状態関数である。また、系の状態が 1 サイクル変化をした後、元の状態に戻ったときの内部エネルギーの変化量は 0 であり、状態関数であることを示す。

5　○　状態関数の値は系の現在の状態だけに依存し、その状態がどのようにつくられたかには無関係である。可逆過程で変化したか不可逆過程で変化したかには依存しないので、変化量は両過程で等しくなる。状態関数には示強性状態関数（解説 2 参照）と示量性状態関数（解説 3 参照）がある。

Ans.　1、5

問94 生体膜の膜電位は、膜の両側におけるイオン濃度の不均衡によって生じる。そのイオン濃度の不均衡は、生体膜が水や小さいイオンは通すが、大きなイオンは通さない半透膜の性質をもつことで生じる。

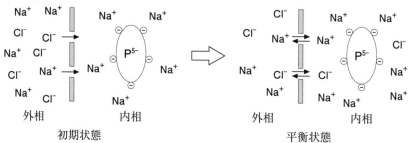

図のように、半透膜の内相にタンパク質 P^{5-}（－5の電荷をもち $5Na^+$ が対イオンとなっている）の 0.01 mol/L 水溶液を置き、外相には濃度が 0.1 mol/L の NaCl 水溶液を置いておく。平衡状態に達したとき、半透膜の外相と内相の Na^+ と Cl^- の濃度には次式が成立している。

$$[Na^+]_{外相} \cdot [Cl^-]_{外相} = [Na^+]_{内相} \cdot [Cl^-]_{内相}$$

平衡に達したときの半透膜の内相と外相の Na^+ の濃度の差に最も近い値はどれか。1つ選べ。ただし、浸透圧差に基づく物質の移動は考慮しないものとする。

1　0.01 mol/L

2　0.03 mol/L

3　0.05 mol/L

4　0.07 mol/L

5　0.09 mol/L

▌Approach▐　高分子有無の電解質溶液での半透膜透過イオン移動量を問う問題

▌Explanation▐

　　初期状態では半透膜の外相の NaCl 濃度が 0.1 mol/L で完全に解離していると考えられるので、$[Na^+]_{外相}$ ＝ 0.1 mol/L、$[Cl^-]_{外相}$ ＝ 0.1 mol/L で表せ、半透膜の内相には5価のタンパク質 P^{5-} の 0.01 mol/L 水溶液がある。－5の電荷をもち $5Na^+$ が対イオンであるので、内相の Na^+ 濃度は、$[Na^+]_{内相}$ ＝ 5 × 0.01 mol/L ＝ 0.05 mol/L である。浸透圧により平衡状態に達するまでに移動した Cl^- 濃度を x mol/L とするとき電気的中性の条件から、外相での Na^+ と Cl^- の濃度はともに（0.1 mol/L － x mol/L）であり、内相の Cl^- 濃度は x mol/L、Na^+ 濃度は（0.05 mol/L ＋ x mol/L）となる。

　　平衡状態では、$[Na^+]_{外相} \cdot [Cl^-]_{外相} = [Na^+]_{内相} \cdot [Cl^-]_{内相}$ が成立しているので、

　　$[0.1 - x]_{外相} \cdot [0.1 - x]_{外相} = [0.05 + x]_{内相} \cdot [x]_{内相}$ となる。

　　したがって、$(0.1 - x)^2 = (0.05 + x) \cdot x$ で表され、$0.1^2 - 2 × 0.1 x + x^2 = 0.05 x + x^2$、$0.01 - 0.2 x = 0.05 x$、$x = 0.01 / 0.25 = 0.04$ である。ゆえに、外相の Cl^- の濃度は 0.1 mol/L － 0.04 mol/L ＝ 0.06 mol/L である。外相の Na^+ の濃度は Cl^- の濃度に等しいので 0.06 mol/L であり、内相の Na^+ の濃度は 0.05 mol/L ＋ 0.04 mol/L ＝ 0.09 mol/L となる。平衡に達したときの半透膜の内相と外相の Na^+ の濃度の差は、0.03 mol//L と計算できる。

　　なお、半透膜で隔てた2液の浸透圧に関する問題が第101回問93に出題されている。

Ans.　2

物理・化学・

生物

衛生

薬理

薬剤

病態・薬物
治療

法規・制度・
倫理

実務

問95 ア〜ウのグラフは、反応次数の異なる化学反応の経時変化を表したものである。これらのグラフに関する記述のうち、正しいのはどれか。<u>2つ選べ</u>。ただし、[A] は反応物Aの濃度（懸濁液の場合は、その時点の、Aの全量を体積で割った値）、t は時間を表す。

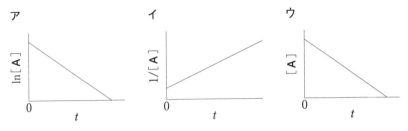

1 傾きから反応速度定数を求められるのはアとウであるが、イでは求められない。
2 MRI信号の減衰はアのグラフと同じ変化を示す。
3 半減期がその時点での濃度によって変化しない反応は、イのグラフを示す。
4 懸濁液中の加水分解反応で、反応速度よりも溶解速度が速い場合は、ウのグラフを示す。
5 ア〜ウの反応速度定数の次元は同じである。

■ Approach ■ 化学反応の反応次数に関する問題
■ Explanation ■

　図のア、イおよびウはそれぞれ1次反応、2次反応、0次反応を示す。

1 ×　すべての図で、傾きから反応速度定数 k が求められる。Aの濃度と時間 t との関係および傾きは、ア：$\ln[A] = -k \cdot t + \ln[A]_0$、傾き $-k$、イ：$1/[A] = k \cdot t + 1/[A]_0$、傾き k、ウ：$[A] = -k \cdot t + [A]_0$、傾き $-k$ である。

2 ○　MRIは磁気共鳴イメージングの略称であり、空間的に不均一な磁場に置いた人体などの三次元の対象物の中のプロトン分布から物体の画像を得る手法である。これにはNMR信号の減衰を利用するが、この減衰曲線は1次反応に従う。

3 ×　イではなくアである。1次反応を示すアでは、半減期は反応物の濃度に無関係で、反応速度定数のみに依存する。

4 ○　反応速度よりも溶解速度が速い場合は溶質が分解して消失すると、その減少分だけ懸濁粒子が溶解して直ちに補充され、溶液中の溶質濃度は懸濁粒子が消失するまで飽和溶解度に保たれると考えられる。反応速度が反応物の濃度に依存しないみかけ上0次反応となる。加水分解反応は一般には1次反応であり、懸濁粒子がすべて溶解した後は1次反応で消失していく。

5 ×　反応速度定数の次元は、反応次数により変わる。n 次反応の速度式は $v = k \cdot c^n$ で表され、速度 v の次元は $[濃度] \cdot [時間]^{-1}$ であるので、反応速度定数 k の次元は $([時間] \cdot [濃度]^{n-1})^{-1}$ で示される。1次反応で $1/[時間]$、2次反応で $1/([時間] \cdot [濃度])$、0次反応では $[濃度]/[時間]$ と反応次数により次元は変わる。

Ans. 2、4

> **問 96** 分配係数は、薬物の脂溶性の指標として用いられる。ある 1 価の弱酸 HA（pK_a 5.3）が pH 5.0 の緩衝液中に溶解している。この緩衝液 200 mL に水と混ざり合わない有機溶媒 100 mL を加えて HA を 1 回抽出したところ、抽出率は 75％であった。この弱酸 HA の分配係数 K_D（有機溶媒中の分子形の濃度 / 緩衝液中の分子形の濃度）に最も近い値はどれか。1 つ選べ。ただし、温度は一定で、混合により有機溶媒と緩衝液の体積に変化はなく、イオン形（解離形）は有機層に移行しないものとする。また、$10^{0.3} = 2$ とする。
>
> 1　4.0
> 2　5.0
> 3　6.0
> 4　7.0
> 5　9.0

■ Approach ■　分配平衡に関する問題

■ Explanation ■

抽出率 E（％）とみかけの分配係数 D（分配比）は以下の式で示される。

$$\text{抽出率 [E(\%)]} = \frac{D}{D + \dfrac{V_w}{V_o}} \times 100$$

V_w：水相の容量、V_o：有機溶媒相の容量

E ＝ 75％、V_o ＝ 100 mL、V_w ＝ 200 mL であることから、D ＝ 6 と計算される。

また、みかけの分配係数と真の分配係数 K_D との関係は、以下の式で示される。

$$D = \frac{K_D}{1 + 10^{\,pH - pK_a}}$$

この式に各値を代入すると、K_D ＝ 9 となる。

Ans.　5

問97　日本薬局方に記載されているハロゲン化物の定性反応A～Dに関する記述のうち、正しいのはどれか。2つ選べ。

定性反応

A　本品の溶液に　ア　試液を加えるとき、淡黄色の沈殿を生じる。沈殿を分取し、この一部に希硝酸を加えても溶けない。また、他の一部にアンモニア水（28）を加えて振り混ぜた後、分離した液に希硝酸を加えて酸性にすると_イ_白濁する。

B　本品の溶液に　ア　試液を加えるとき、_ウ_沈殿を生じる。この一部に希硝酸を、また、他の一部にアンモニア水（28）を追加してもいずれも沈殿は溶けない。

C　本品の溶液に　ア　試液を加えるとき、白色の沈殿を生じる。沈殿を分取し、この一部に希硝酸を加えても溶けない。また、他の一部に_エ_過量のアンモニア試液を加えるとき、溶ける。

D　本品の溶液に塩素試液を加えるとき、黄褐色を呈する。これを二分し、この一部にクロロホルムを追加して振り混ぜるとき、クロロホルム層は黄褐色～赤褐色を呈する。また、他の一部にフェノールを追加するとき、_オ_白色の沈殿を生じる。

1　　ア　に入る化合物は、塩化銀である。
2　下線部イの白濁は臭化銀の生成による。
3　下線部ウの沈殿は黒紫色を呈する。
4　下線部エでは銀イオンが水酸化物イオンと錯イオンを形成する。
5　下線部オの白色の沈殿は2,4,6-トリブロモフェノールである。

■Approach■　ハロゲン化合物の定性分析に関する問題

■Explanation■

　　記載されている定性試験は、A：臭化物、B：ヨウ化物、C：塩化物、D：臭化物の試験方法である。

1　×　硝酸銀溶液を用い、ハロゲン化銀を生成させる。なお、フッ化銀は水溶性が高く、沈殿しないため、フッ化物の定性には用いない。

2　○　臭化物の溶液に硝酸銀 $AgNO_3$ 溶液を加えると、臭化銀 $AgBr$ に基づく淡黄色の沈殿が生じる。その後、アンモニア水で溶解（$[Ag(NH_3)_2]^+ + Br^-$）したのち、希硝酸酸性下にて臭化銀 $AgBr$ が白濁する。

3　×　ヨウ化物の溶液に硝酸銀 $AgNO_3$ 溶液を加えると、ヨウ化銀 AgI に基づく黄色の沈殿が生じる。

4　×　塩化物の溶液に硝酸銀 $AgNO_3$ 溶液を加えると、塩化銀 $AgCl$ に基づく白色の沈殿が生じる。その後、アンモニア水を加えると銀アンミン錯体（$[Ag(NH_3)_2]^+$）を形成して溶解する。

5　○　臭化物の溶液に塩素試液を加えると酸化還元反応が起き、臭素 Br_2 が生じ、黄褐色を呈する。この一部にクロロホルムを加えると、臭素がクロロホルム層に転溶し、黄褐色～赤褐色を呈する。また、他の一部にフェノールを加えると、臭素の付加反応が起き、2,4,6-トリブロモフェノールに基づく白色沈殿を生じる。

Ans.　2、5

問98 日本薬局方塩化カルシウム水和物（CaCl$_2$・2H$_2$O：147.01）の定量法に関する記述のうち、正しいのはどれか。**2つ**選べ。

本品約 0.4 g を精密に量り、水に溶かし、正確に 200 mL とする。この液 20 mL を正確に量り、水 40 mL 及び 8 mol/L ┃ ア ┃ 2 mL を加え、更に NN 指示薬 0.1 g を加えた後、直ちに ↓0.02 mol/L エチレンジアミン四酢酸二水素二ナトリウム液で滴定する。ただし、滴定の終点は液の赤紫色が青色に変わるときとする。

0.02 mol/L エチレンジアミン四酢酸二水素二ナトリウム液 1 mL

= ┃ ウ ┃ mg CaCl$_2$・2H$_2$O

1 ┃ ア ┃ に入れるべき溶液は、「アンモニア・塩化アンモニウム緩衝液」である。
2 下線部イの溶液は遮光のガラス瓶に保存する。
3 ┃ ウ ┃ に入れるべき数値は、2.220 である。
4 Ca^{2+} とエチレンジアミン四酢酸との反応で生じたキレートの錯生成定数は、Ca^{2+} と NN 指示薬との反応で生じたキレートの錯生成定数より大きい。
5 本定量法では、試料溶液中に Mg^{2+} が共存していても、塩化カルシウム水和物を定量することができる。

■Approach■ 容量分析（キレート滴定）に関する問題
■Explanation■

1 × 水酸化カリウム試液を加え、強塩基性にする。

2 × ガラス瓶で保存した場合、ガラス中の金属（亜鉛、アルミニウムなど）が溶け出し、力価が落ちる。そのため、エチレンジアミン四酢酸二水素二ナトリウム（EDTA）液はポリエチレン瓶に保存する。

3 × 塩化カルシウム水和物と EDTA は 1：1 で反応する。0.02 mol/L EDTA 液 1 mL には、0.02 mmol EDTA が存在していることから、塩化カルシウム水和物は 0.02 mmol × 1/1 = 0.02 mmol が反応することになる。
よって、0.02 mol/L EDTA 液 1 mL に対する対応量は、
147.01（g/mol）× 1/1（反応比）× 0.02（mmol）= 2.940（mg）となる。

4 ○ 錯生成定数 K は以下の式で示され、錯生成定数が大きいほど錯体を多く生成するため、錯体生成の指標となる。

$$M + L \rightleftharpoons ML \qquad K = \frac{[ML]}{[M][L]}$$

M；金属イオン（電荷省略）、L；配位子

一般的に、キレート滴定で用いられる金属指示薬はキレート生成試薬であり、その錯生成定数は EDTA の錯生成定数に比べて小さいことが条件となる。EDTA の錯生成定数に比べて、金属－金属指示薬キレートの錯生成定数のほうが大きい場合、当量点を過ぎても変色せず、終点が見えない。

5 ○ 本滴定のような強塩基性条件下では、Ca^{2+} は沈殿せず、Mg^{2+} は Mg(OH)$_2$ あるいは [Mg(OH)]$^+$ となり、EDTA とは反応しない。そのため、Mg^{2+} 共存下でも Ca^{2+} の定量が可能である。
このように Ca^{2+} と Mg^{2+} を別々に定量することを分別定量といい、水の硬度測定に用いられる。水の硬度は水中の Ca^{2+} および Mg^{2+} の量を、対応する炭酸カルシウム CaCO$_3$ の濃度（ppm；mg/L）に換算して表したものである。測定において、検水の pH を緩衝液などで約 10

に調整し、KCN などのマスキング剤を加えて EDTA 液で滴定すると、Ca^{2+} および Mg^{2+} 量から換算される "総硬度" が求められる。一方、検水の pH を水酸化カリウムなどで約 12 ～ 13 に調整し、KCN などのマスキング剤を加えて EDTA 液で滴定すると、Ca^{2+} 量から換算される "Ca 硬度" が求められる。なお、総硬度と Ca 硬度との差分から、Mg^{2+} から換算される "Mg 硬度" が算出できる。

※なお、本問は問題としては適切であるが、今回の受験者の正答率及び識別指数等を考慮し、難易の補正を行うため、全員が正解として採点されている。

Ans. 4、5

問 99 固定相としてオクタデシルシリル（ODS）化シリカゲル、移動相としてアセトニトリルと水の混合液を用いて、ベンゼン、トルエン及びエチルベンゼンの分離を液体クロマトグラフィーにより行った。この分離に関する記述のうち、正しいのはどれか。1 つ選べ。

1 エチルベンゼン、トルエン、ベンゼンの順で溶出する。
2 理論段高さの値が小さいカラムに変更することにより、各成分間の分離度が向上する。
3 移動相の流速と各成分間の分離係数は比例する。
4 移動相中のアセトニトリルの割合を大きくすることにより、各成分間の分離度が向上する。
5 固定相にシリカゲル、移動相に n-ヘキサン-アセトン混液を用いても、溶出順は変わらない。

Approach 液体クロマトグラフィーに関する問題

Explanation

1 × 固定相として ODS を用いる逆相分配クロマトグラフィーであり、極性が低い物質ほど固定相に保持され、極性が高い物質から順に溶出する。そのため、溶出の順番はベンゼン、トルエン、エチルベンゼンの順となる。

2 ○ 理論段数はカラム中における物質のバンドの広がりの度合いを示す値であり、カラム効率を表す。ピークが鋭く、保持時間が長いほど理論段数は大きくなり、効率のよいカラムであることを示す。理論段高さはカラム全長を理論段数で割った値であり、小さいほど効率のよいカラムを示す。

3 × 2つのピークの分離の度合いを示す数値として分離係数と分離度がある。そのうち分離係数は、2つのピークの頂点の隔たりの度合いを示す値であり、各ピークの質量分布比の比で示される。流速によって、試料の保持時間が変化するが、分離係数との間に比例関係はない。

4 × アセトニトリルの割合を大きくした場合、移動相の極性が低下し、各成分の移動相への分配が高くなる（固定相への保持時間が短くなる）ため、分離度が低下する可能性がある。

5 × 固定相に高極性のシリカゲル、移動相に低極性の n-ヘキサン-アセトン混液を用いた場合、順相クロマトグラフィーであり、極性が高い物質ほど固定相に保持され、極性が低い物質から順に溶出する。そのため、溶出の順番はエチルベンゼン、トルエン、ベンゼンの順となる。

Ans. 2

問100　キャピラリー電気泳動は、微量の試料の分析に極めて有用であり、臨床検査における血清タンパク質の分析にも用いられている。溶融シリカ毛細管を用いたキャピラリー電気泳動に関する記述のうち、正しいのはどれか。2つ選べ。

1　pH 7の緩衝液を用いると、電気浸透流は陰極から陽極の方向に向かう。

2　キャピラリーゾーン電気泳動ではpH 7の緩衝液を用いると、陽イオン性物質と中性物質は同時に泳動される。

3　キャピラリーゲル電気泳動でタンパク質を分離すると、分子サイズの大きい順に検出される。

4　キャピラリー等電点電気泳動では、緩衝液に両性電解質（ポリアミノカルボン酸など）を溶解して分離を行う。

5　ミセル動電クロマトグラフィーでは、中性物質の相互分離が可能である。

■ Approach ■　キャピラリー電気泳動に関する問題

■ Explanation ■

1　×　キャピラリーゾーン電気泳動では、キャピラリー内壁のシラノール基（≡ Si-OH）がpH 4以上で解離し、解離したシラノール基（≡ Si-O⁻）により内壁は負に荷電し、陽イオンは内壁表面近くに引き寄せられて電気二重層を形成する。キャピラリーの両端に高電圧をかけると、内壁表面の陽イオンは陰極の方向に移動し、それに伴ってキャピラリー内の溶液全体が陰極の方へ移動する。この流れを電気浸透流（EOF）という。通常、EOFの速度は陰イオンの電気泳動速度よりも大きいため、陰イオンも陰極に向かって移動する。

2　×　キャピラリーゾーン電気泳動では、EOFが陽極から陰極に向かって流れており、流れてきた成分を陰極側で検出する。陽イオンは自身の荷電により陰極側へと泳動されるため、EOF自身の電気泳動速度が加わり、最も速く移動する。中性物質は相互に分離されず、EOFと同じ速さで移動する。陰イオンは自身の荷電に基づいて陽極の方へ電気泳動される。そのため、陰イオンはEOFから陰イオンの電気泳動速度を差し引いた速さで、最も遅れて移動する。

3　×　キャピラリーゲル電気泳動は、キャピラリー中にゲル担体（ポリアクリルアミド、アガロースなど）を充填し、タンパク質やDNAなどの生体高分子を分離する方法である。キャピラリーゾーン電気泳動と異なり、EOFは抑えられており、DNAなどのような負電荷をもつ高分子物質は電気泳動により陽極へと移動する。生体高分子がゲル中を移動するとき、そのサイズが大きいほどゲルのマイクロポアを通り抜けるための抵抗が大きくなるため、移動度は小さくなる。したがって、サイズの小さい物質ほど速く、サイズの大きな物質は遅れて移動する。

4　○　キャピラリー等電点電気泳動において、pH勾配あるいはpH領域を形成させる目的で、両性電解質の混合物を加える。この両性電解質の混合物は両性担体やキャリアアンフォライトなどと呼ばれており、アミノ酸などを数種、重合させた高分子化合物として市販されている。

5　○　ミセル動電クロマトグラフィーは、泳動液にイオン性ミセルを添加して泳動を行う方法であり、中性物質の分離に用いられる。例えば、ドデシル硫酸ナトリウム（SDS）のような陰イオン界面活性剤を用いると、泳動液中でSDSは負電荷を帯びたイオン性ミセルを形成する。このミセルは自身の荷電に基づいて陽極の方へ電気泳動されるため、EOFからミセルの電気泳動速度を差し引いた速さで移動する。中性物質は、ミセルへの取り込まれる度合い（ミセルへの分配）の違いにより泳動速度が変化する。疎水性の高い物質はミセルに取り込まれやすく、移動時間が長くなり、親水性の高い物質はミセルに取り込まれにくいため、EOFに近い速度で移動し、移動時間が短くなる。

Ans.　4、5

問 101 　D-リボースの構造を正しく表している Fischer 投影式はどれか。1 つ選べ。

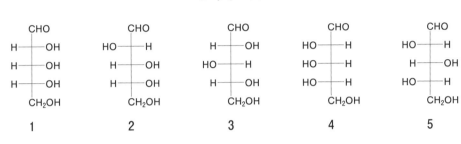

D-リボース

CHO	CHO	CHO	CHO	CHO
1	2	3	4	5

■ Approach ■　D-リボースの Fischer投影式に関する問題

■ Explanation ■

　　絶対配置（*SR* 表記）の確認による方法と立体的に構造を見る方法で解説する。

〈絶対配置を確認する方法〉

　　透視式の 2 位の不斉炭素について確認すると、① OH → ② CHO → ③ 3 位が左回りで、水素④が手前に出ているので *R* 配置となる。選択肢 1 の構造を立体表記に修正し，確認すると 2 位は、① → ② → ③が左回りで水素④が手前に出ているので *R* 配置となる。同様に 3、4 位の不斉炭素も同じ手順で確認すると構造式が選択肢 1 と同じ絶対配置をもっていることがわかる。なお、D 配置は 4 位の不斉炭素のヒドロキシ基が Fischer 投影式で右に配置していることを意味する。

〈立体的に構造を見る方法〉

　　Fischer 投影式を立体的に見ると、左右の置換基が前方（くさび）に配置され、上下の炭素が奥（破線）に配置される。そのように透視式を見ると CHO の方向に頭を上にして、下から 2 位の不斉炭素を見上げることになる。くさびの H は左、破線の OH は右に見える。同様に 3 位は上から見下ろす形になる。そうすると破線の H は左、くさびの OH は右に見える。4 位は 2 位と同様に見ると選択肢 1 の構造になる。

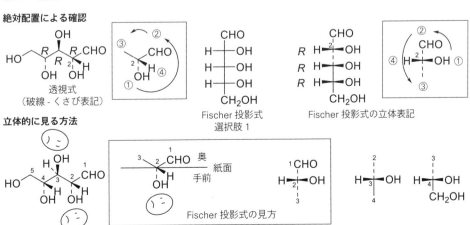

絶対配置による確認

透視式
（破線 - くさび表記）

Fischer 投影式
選択肢 1

Fischer 投影式の立体表記

立体的に見る方法

紙面
奥
手前

Fischer 投影式の見方

Ans.　1

問 102 1,2-ジメチルシクロヘキサンの構造**A**に関する記述のうち、正しいのはどれか。<u>2つ選べ</u>。

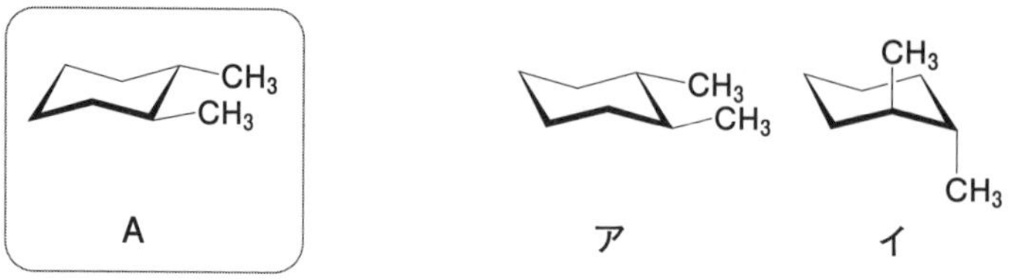

A   ア   イ

1 **A**はシス体である。

2 **A**のエナンチオマーは**ア**である。

3 **A**のいす形配座が環反転した配座異性体は**イ**である。

4 **A**のメチル基は、両方ともエクアトリアル位に結合している。

5 **A**はメチル基同士に働く1,3-ジアキシアル相互作用により不安定化されている。

▌**Approach**▌ *trans*-1,2-ジメチルシクロヘキサンのいす形立体配座に関する問題

▌**Explanation**▌

1 × 省略している水素を記載し、平面構造に修正するとわかりやすい。手前のメチル基が上、奥のメチル基が下に向いているのでトランス体である（下図左枠部分参照）。

2 × **A**と**ア**は両方とも手前のメチル基が上、奥のメチル基が下に向いている同一化合物である（下図中央部分参照）。

3 ○ 配座異性体は単結合の回転により生じる異性体であるので、同一化合物である。**イ**の環を反転させた構造と**A**は同一であるので正しい記述である。

4 ○ **A**はメチル基が横向きに出ているのでエクアトリアル位に結合している。水素が環に対し垂直方向に出ているのでアキシアル位である。

5 × メチル基が**イ**のようにアキシアル位に向くと、1,3-ジアキシアル相互作用によってメチル基（1位）と隣の隣（3位）の水素との立体障害により不安定化する。**A**は、エクアトリアル位を向いているので安定である（下図右枠部分参照）。

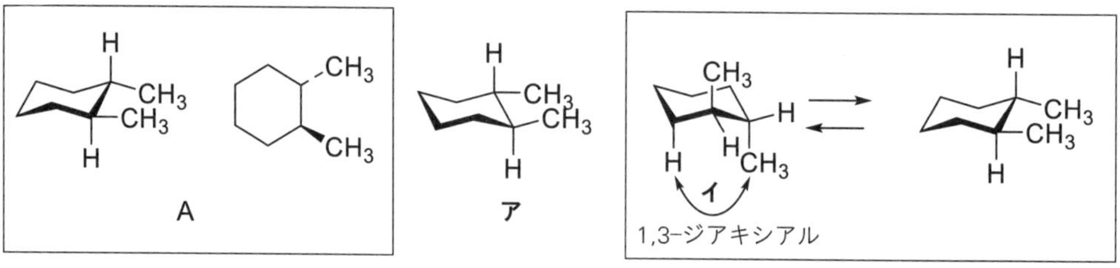

A   ア   1,3-ジアキシアル

Ans. 3、4

物理・化学・生物

衛生

薬理

薬剤

病態・薬物 治療

法規・制度・倫理

実務

問103　主生成物としてメソ体を与えるのはどれか。1つ選べ。

1　(CH₃, CH₃ cyclohexene構造)　Br₂, H₂O　→

2　(H, CH₃ / H₃C, H cis-alkene)　Br₂　→

3　(H, CH₃ / H₃C, H cis-alkene)　1) OsO₄　2) NaHSO₃, H₂O　→

4　(H₃C, H / H, H alkene)　HBr　→

5　(CH₃, CH₃ cyclohexene構造)　1) BH₃, THF　2) OH⁻, H₂O₂, H₂O　→

■Approach■　アルケンの付加反応に関する問題

■Explanation■

　各反応の生成物を下図に示す。

1　×　アルケンへの水中での臭素の付加反応である。トランス（アンチ）付加で進行し、アルケンの炭素にそれぞれ臭素とヒドロキシ基が結合する。

2　○　アルケンへの臭素の付加反応である。アンチ付加で進行し、アルケンのそれぞれの炭素に臭素が結合する。メソ体は不斉炭素を有するが、分子内に対称面をもつため、光学不活性になる化合物である。選択肢2はFischer投影式に書き換えるとメソ体であることがわかる。

3　×　アルケンの四酸化オスミウムによるジヒドロキシ化である。シン付加で進行し、アルケンのそれぞれの炭素にヒドロキシ基が結合する。

4　×　アルケンへの臭素水素の付加反応である。不斉炭素が一つのため、メソ体にはならない。

5　×　アルケンへのヒドロホウ素化−酸化反応である。非対称化合物が生成するのでメソ体にはならない。

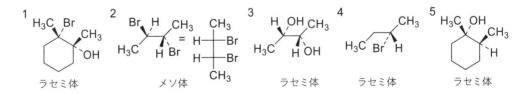

1　ラセミ体　　2　メソ体　　3　ラセミ体　　4　ラセミ体　　5　ラセミ体

Ans.　2

問104　次の反応のうち、主生成物の構造を正しく示しているのはどれか。1つ選べ。ただし、各反応はそれぞれ適切な溶媒を用いて行い、反応終了後、適切な後処理を施したものとする。

■Approach■　芳香族置換反応の配向性を問う問題

■Explanation■

1　×　アセトアミド基は窒素原子の非共有電子対を共鳴によりベンゼン環に供与できるため、オルト、パラ配向性を示す。メタ位に置換した生成物となっているため、誤りである。

2　×　メチル基は超共役による電子供与基であるためオルト−パラ配向性を示す。メタ位に置換した生成物となっているため、誤りである。

3　×　アセチル基はカルボニルとの共鳴による電子求引基であるためメタ配向性を示す。オルト位とパラ位に置換した生成物となっているため、誤りである。

4　×　ヒドロキシ基とメチル基では、ヒドロキシ基が共鳴により強い電子供与性を示すため、ヒドロキシ基に対するオルト−パラ配向性が優先する。ヒドロキシ基に対しメタ位に置換した生成物となっているため、誤りである。

5　○　ブロモ基は非共有電子対をもつため、カルボカチオン中間体を電子供与により安定化することができるため、オルト−パラ配向性を示す。

Ans.　5

問 105 日本薬局方に収載されている次の確認試験に関する記述のうち、誤っているのはどれか。1つ選べ。

「本品 1 mL にヨウ素試 2 mL 及び A 試液 2 mL を加えて振り混ぜるとき、淡黄色の沈殿を生じる。」

1 ヨウ素は求電子剤として働く。
2 イソプロパノールはこの確認試験で陽性となる。
3 化合物の構造に含まれるホルミル基の検出に用いられる。
4 A は水酸化ナトリウムである。
5 淡黄色の沈殿はヨードホルムである。

▌Approach▌　ヨードホルム反応に関する問題

▌Explanation▌

1 ○　ヨウ素の共有結合は弱く、不均等開裂すると、ヨウ化物イオン(I^-)とヨードニウムイオン(I^+)を生じることになる。ヨードニウムイオンが求電子剤として働く。

2 ○　本確認試験はヨードホルム反応であり、メチルケトン$-COCH_3$をもつ化合物で起こるイソプロパノール$(CH_3CH(OH)CH_3)$の構造の一部である。メチルカルビノール$-CH(OH)CH_3$は、ヨウ素によって酸化され、メチルケトンとなりヨードホルム反応を示すことになる。

3 ×　メチルケトンをもつ化合物で起こる。

4 ○　ヨードホルム反応は$-COCH_3$を$-COCH_2^-$にする必要があるために強塩基を必要とする。

5 ○　淡黄色沈殿は、ヨードホルムである。$-COCH_3 \rightarrow -COCl_3 \rightarrow -CO_2^- + HCl_3$

Ans. 3

問 106 ボルテゾミブは、プロテアソームの $\beta5$ サブユニットの N 末端トレオニン残基と結合し複合体を形成することにより、プロテアソームの働きを阻害する。以下の記述のうち、正しいのはどれか。2 つ選べ。

ボルテゾミブ　　　　　　　　　　　　ボルテゾミブ－$\beta5$ サブユニット複合体

1 アで示した複素環はピリミジン環である。
2 イで示した不斉中心の立体配置は S 配置である。
3 ウで示したホウ素はルイス酸として働く。
4 エで示したホウ素の形式電荷は＋1 である。
5 エで示したホウ素は sp^3 混成である。

▌Approach▌　ボルテゾミブの作用機序に関する問題

■ Explanation ■

1　×　ピラジン環である。

2　×　不斉炭素に結合した原子の原子番号は、N＞C＞B＞Hの順である。省略されているHは破線であるので後ろに存在する。したがってR体である。

3　○　ホウ素は空軌道をもつため、ルイス酸として働き、複合体では、ヒドロキシ基の電子対を受け入れ配位結合を形成している。

4　×　配位結合により電子対を受け取っているため、形式的に共有結合よりも電子1つ多く受け取っていることになる。したがって、形式電荷は－1である。

5　○　4つの原子がσ結合で結合しているためsp³混成である。

Ans.　3、5

問 107　次の抗悪性腫瘍薬のうち、DNAの塩基部分をアルキル化するのはどれか。1つ選べ。

1

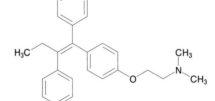

2

3

4

5

及び鏡像異性体

■ Approach ■　アルキル化剤の構造の特徴を問う問題

■ Explanation ■

1　×　イマチニブ：Bcr－Abl キナーゼ阻害薬

2　○　マイトマイシンC：DNAのアルキル化剤、アルキル化剤の特徴は含窒素3員環（アジリジン）を形成する点である。

3　×　タモキシフェン：エストロゲン受容体拮抗薬

4　×　テガフール：5-FUのプロドラッグ、チミジル酸合成酵素阻害薬

5　×　リュープロレリン：ゴナドレリン（性腺刺激ホルモン放出ホルモン）拮抗薬

Ans.　2

> **問 108** 日本薬局方収載センナに関する記述のうち、<u>誤っている</u>のはどれか。1 つ選べ。
> 1 マメ科植物 *Cassia angustifolia* Vahl または *Cassia acutifolia* Delile の小葉を基原とする生薬である。
> 2 確認試験としてマグネシウム−塩酸反応が用いられる。
> 3 純度試験として残留農薬（総 BHC 及び総 DDT）の量が規定されている。
> 4 瀉下作用を示す活性本体は、腸内細菌により生成したアントロン類である。
> 5 妊婦や妊娠している可能性のある女性に使用する場合には流早産の危険性があるため注意を要する。

▌Approach▐ 生薬センナに関する問題

▌Explanation▐

1 ○ マメ科植物の特徴である羽状複葉の植物の葉の小葉の部分が生薬として用いられる。

2 × 生薬センナの主要成分はセンノシドAやセンノシドBであり、これらの確認試験としてはアントラキノン系化合物のアルカリによる呈色反応が用いられる。マグネシウム−塩酸反応は生薬キジツや生薬チンピの主要成分であるフラボノイドの確認試験に用いられる。

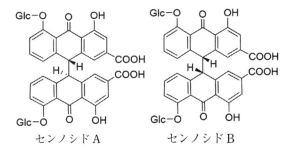

センノシドA　　　センノシドB

3 ○ 天然物である生薬にはBHCやDDTなどの残留農薬の量が規定されている。生薬の純度試験として、総BHCの量、総DDTの量の他に、異物、重金属、ヒ素、偽和物に対する試験が規定されている。

4 ○ 生薬センナの成分のジアントロン配糖体のセンノシドAとセンノシドBも瀉下作用を示すが、さらに腸内細菌によって分解されて生じるアントロン類であるレインアントロンはより強力な瀉下作用を示す。

5 ○ 一般に瀉下作用を有する生薬は、妊婦や妊娠している可能性のある女性には注意が必要であるため、できる限り避けたほうがよい。さらに、駆瘀血作用を有する生薬に対しても同様の注意が必要である。

Ans. 2

問 109 天然物由来成分の化学構造を基に開発された、血液凝固抑制作用を有するクマリン誘導体はどれか。1 つ選べ。

■ Approach ■ 天然生物活性物質を基にした医薬品に関する問題

■ Explanation ■

1 × セリ科のパセリや生薬ビャクシの成分のキサントトキシンである。キサントトキシンは白斑病治療薬として用いられる。

2 × メギ科のナンテンの成分のナンテノシドをリード化合物として開発された抗アレルギー薬のトラニラストである。

ナンテノシド　　　　　　　　　トラニラスト

3 × マメ科のダイズや生薬のカッコンの成分のゲニステインをリード化合物として開発された骨粗鬆症治療薬のイプリフラボンである。

ゲニステイン　　　　　　　　　イプリフラボン

4 ○ 抗ビタミン K 作用を有する天然化合物のジクマロールをリード化合物として開発された血液凝固阻害薬のワルファリンカリウムである。

ジクマロール　　　　　　　ワルファリンカリウム

5　×　血管拡張作用や鎮痙作用を有する天然化合物のケリンをリード化合物として開発された抗アレルギー薬のクロモグリク酸ナトリウムである。

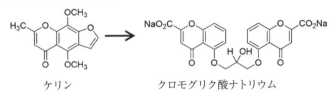

ケリン　　　　　　　　　クロモグリク酸ナトリウム

Ans.　4

問110　図は、洞房結節細胞の自発性活動電位に対する自律神経の影響を示したものである。以下の記述のうち、正しいのはどれか。2つ選べ。

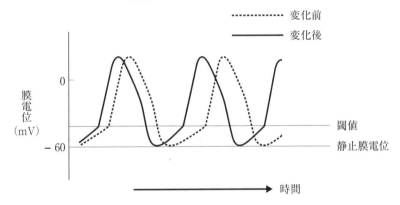

1　点線から実線への変化は、主にノルアドレナリンのアドレナリンβ_1受容体刺激によるものである。
2　点線から実線への変化は、主にアセチルコリンのアセチルコリンM_2受容体刺激によるものである。
3　点線から実線への変化は、心拍数の減少を表している。
4　閾値からの急速な脱分極（第0相）は、主に細胞内へCa^{2+}流入によるものである。
5　閾値からの急速な脱分極（第0相）は、主に細胞外へのNa^+流出によるものである。

▌Approach▐　心筋刺激伝導系の活動電位に対する神経制御に関する問題
▌Explanation▐
1　○　洞房結節に対する交感神経β_1受容体のノルアドレナリン刺激の効果は主に陽性変時作用であり、図の点線から実線への変化が前電位（歩調取り電位）の立ち上がりの加速による心拍数の増加であることを示す。
2　×　洞房結節に対するアセチルコリン（副交感神経）のアセチルコリンM_2受容体刺激の効果は主に陰性変時作用であり、心拍数の減少をもたらす。
3　×　解説1参照。点線から実線への変化は主に前電位（歩調取り電位）が閾値に達するまでの時間が短縮していることを表すので、心拍数の増加が認められることになる。
4　○　洞房結節では、前電位（歩調取り電位）が閾値に達すると、急激にL型電位依存性カルシウムチャネルが開口し、Ca^{2+}イオン流入による0相スパイクが出現する。
5　×　心筋の活動電位は主にイオンチャネルによって形成される。イオンチャネルによるイオン移

動は濃度勾配に従うので、0相では細胞内のNa⁺イオン濃度は細胞外液よりも低く、イオンチャネルが開口したとしてもNa⁺イオンの「流出」は起きない。

Ans. 1、4

問111 図は、アンジオテンシンⅡの生成経路とアンジオテンシンⅡによる血圧調節の概要を示したものである。この図の内容に関する記述のうち、正しいのはどれか。1つ選べ。

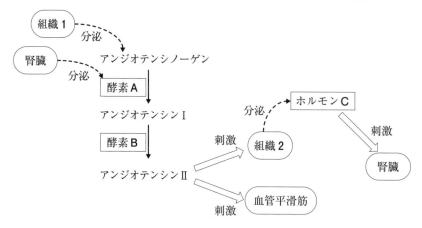

1 アンジオテンシノーゲンを分泌する組織1は、心臓である。

2 アンジオテンシノーゲンを限定分解する酵素Aは、腎臓の糸球体を流れる血液量が上昇した時に分泌量が増加する。

3 アンジオテンシンⅠを限定分解する酵素Bは、肺の毛細血管などに多く存在する。

4 アンジオテンシンⅡが作用する組織2は、副腎皮質網状層である。

5 ホルモンCは、腎臓の遠位尿細管でのNa⁺の再吸収を抑える。

▌Approach▌ レニン–アンジオテンシン系全般の活性化および作用に関する問題

▌Explanation▌

1 × アンジオテンシノーゲンは主に肝臓で、そのほか脂肪細胞で産生されるため、内臓脂肪の増加に伴い産生・分泌がともに増大し、血中濃度が増加する。

2 × 酵素Aはレニンである。レニンの主たる分泌組織は腎臓の傍糸球体装置であり、主な分泌刺激は腎臓灌流圧（糸球体血液流量）の低下、交感神経の興奮、血液中Na⁺濃度の低下である。

3 ○ アンジオテンシンⅠを限定分解してアンジオテンシンⅡに変換する酵素は、アンジオテンシン変換酵素（ACE）である。ACEは、生体内では広範に分布しているが、特に肺などの呼吸器系の血管内皮細胞に多く存在する。

4 × アンジオテンシンⅡは、副腎皮質球状層に多く分布するAT₁受容体を介して、ミネラルコルチコイド：アルドステロンの分泌を促進する。

5 × ホルモンC（アルドステロン）は、腎尿細管のアルドステロン感受性Na⁺–K⁺交換系を賦活し、Na⁺と水の再吸収を促進する。

Ans. 3

問 112　血小板に関わる分子についての記述のうち、正しいのはどれか。**2つ選べ**。
1　セロトニンは、血管の損傷部位で活性化された血小板から放出される。
2　セロトニンは、血小板のホスホジエステラーゼを活性化して、血小板凝集を抑制する。
3　アデノシン二リン酸（ADP）は、血小板内のイノシトール三リン酸（IP_3）量を増加させ、血小板凝集を促進する。
4　トロンボキサン A_2 は、血小板内の Ca^{2+} 濃度を上昇させ、血小板凝集を促進する。
5　プロスタグランジン I_2 は、血小板内のサイクリック AMP（cAMP）量を減少させ、血小板凝集を促進する。

▌Approach▌　血小板凝集に関わる生理活性物質に関する問題
▌Explanation▌
1　○　血小板は、血管損傷部位におけるコラーゲンなどの内皮下組織との接触刺激により血小板濃染顆粒からセロトニンを放出する。
2　×　セロトニンは、血小板膜表面に存在する 5-HT_{2A} 受容体に結合し、血小板凝集を促進する。5-HT_{2A} 受容体刺激により Gq タンパク質を介して細胞内ホスホリパーゼ C の活性化に続くイノシトール三リン酸による細胞質 Ca^{2+} 濃度上昇、濃染顆粒の脱顆粒の促進など一連の反応が惹起され、血小板凝集が促進される。
3　×　ADP は、主に G タンパク質共役型のプリン受容体である P2Y_{12} 受容体を介して血小板凝集を引き起こす。P2Y_{12} 受容体は Gi タンパク質と共役しており、ADP 刺激によってアデニル酸シクラーゼを抑制し、細胞質 Ca^{2+} 濃度を上昇させ、血小板凝集を促進する。
4　○　トロンボキサン A_2（TXA_2）は血小板膜リン脂質からアラキドン酸カスケード-TXA_2 合成酵素の反応で生合成され、細胞質では Ca^{2+} を含む濃染顆粒膜を刺激して細胞質 Ca^{2+} 濃度を上昇させ、脱顆粒を促進して血小板凝集を促進する。また、血小板外に放出された TXA_2 は別の血小板のトロンボキサン受容体（TP）に結合し、Gq タンパク質を介したシグナルにより血小板活性化を誘導する。
5　×　プロスタグランジン I_2（PGI_2）の膜受容体は、Gs タンパク質共役型受容体であり、血小板細胞質の cAMP 濃度上昇を介して濃染顆粒の脱顆粒を抑制し、血小板凝集を抑制する。

Ans.　1、4

問 113　糖新生に関する記述のうち、正しいのはどれか。**2つ選べ**。
1　乳酸、脂肪酸、ロイシン、グルタミン酸などからグルコースを生合成する代謝経路である。
2　主に骨格筋で起こる反応である。
3　律速酵素であるホスホエノールピルビン酸カルボキシキナーゼ（PEPCK）は、ピルビン酸からホスホエノールピルビン酸を生成する。
4　糖新生の中間体であるホスホエノールピルビン酸の生成には、GTP が必要である。
5　グルカゴン刺激により、*PEPCK* 遺伝子の発現が亢進する。

▌Approach▌　糖新生の機構に関する問題
▌Explanation▌
1　×　糖新生の進行に不可欠な物質は、オキザロ酢酸、ピルビン酸であり、C3 骨格をもった物質、あるいはオキザロ酢酸やピルビン酸に変換可能なアミノ酸が原料として用いられることが多い。

脂肪酸は多くは β 酸化により C2 単位で切断されるため糖原として利用されにくい。またグルタミン酸はオキサロ酢酸には変換できない。同様にロイシンもピルビン酸には変換できない。

2　×　糖新生の主要器官は肝臓である。また、わずかに腎臓でも行われる。筋はグルコース 6 リン酸をグルコースに変換する酵素グルコース–6–ホスファターゼを欠き、糖新生を完成できない。

3　×　PEPCK は、細胞質においてオキサロ酢酸をホスホエノールピルビン酸に変換する。

4　○　糖新生におけるピルビン酸からホスホエノールピルビン酸への変化は、4 段階の迂回路を辿る。その最終段階が上記 PEPCK の反応であり、GTP を要する。

オキサロ酢酸 + GTP → ホスホエノールピルビン酸 + GDP + CO_2

5　○　肝臓 *PEPCK* 遺伝子の転写は食事因子で厳密に調節され、グルカゴンは cAMP を通して転写を促進し、インスリンは転写を抑制する。

Ans.　4、5

問 114　薬物 A に感受性のある培養細胞を用いて、その細胞内の代謝調節タンパク質 B について調べることにした。

操作の流れを図 1 に示す。培地に薬物 A を添加して細胞を 1 時間培養した後、培地を除去してから細胞を回収した。細胞を破砕し、低速度の遠心操作で核画分を分離回収した。さらに高速度の遠心操作で、核を除いた細胞の膜画分を分離回収した。また、対照として、培地に薬物 A を添加しなかった細胞についても同様の操作を行った。

ドデシル硫酸ナトリウムを用いたポリアクリルアミド電気泳動（SDS–PAGE）にて、核画分及び膜画分中のタンパク質を分離し、タンパク質 B に対するポリクローナル抗体を用いてウエスタンブロットを行った。SDS–PAGE は、還元剤（2–メルカプトエタノール）を添加した条件と添加しない条件の 2 通りの方法で行ったところ、図 2 に示す結果を得た。

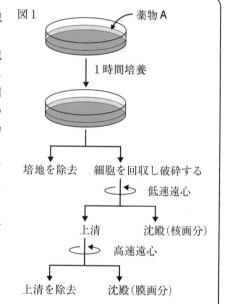

図 1

図 2

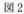

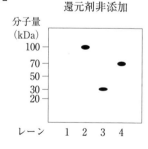

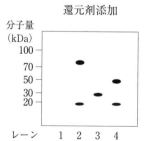

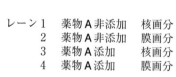

レーン 1	薬物 A 非添加	核画分
2	薬物 A 非添加	膜画分
3	薬物 A 添加	核画分
4	薬物 A 添加	膜画分

以上の実験とその結果から推測される記述のうち、正しいのはどれか。2 つ選べ。

1　タンパク質 B は、核膜に局在するタンパク質である。
2　タンパク質 B は、分子間ジスルフィド結合を持つ。
3　タンパク質 B から生じた約 30 kDa のタンパク質は、核内に移行する。
4　タンパク質 B は、薬物 A で刺激された細胞内で 3 つに切断される。
5　タンパク質 B の分子量は、約 50 kDa である。

██Approach██　培養細胞が産生したタンパク質を SDS-PAGE およびウエスタンブロット法により解析した実験に関する問題

██Explanation██

1　×　図2の還元剤非添加例において、薬物Aの非添加時（レーン1、2）には膜画分（レーン2）にバンドがみられることから、タンパク質Bは通常、膜画分に存在している。また、薬物Aの添加（レーン3、4）により、核画分（レーン3）と膜画分（レーン4）にバンドがみられることから、薬物Aの刺激により、タンパク質Bが2つに切断され、一部が核内に移行したと考えられる。したがって、タンパク質Bは、核膜に局在するタンパク質ではない。

2　○　図2の還元剤添加例のレーン2と4では、いずれのレーンもバンドが2つに分かれていることから、ジスルフィド結合が還元的に切断されたものと考えられる。

3　○　図2の還元剤非添加例において、レーン1と3を比較すると、薬物Aの添加により核画分（レーン3）に約30 kDa のバンドがみられるようになったことから、記述は正しい。解説1も参照。

4　×　薬物Aを添加した還元剤非添加のレーン3と4にバンドが1つずつみられることから、タンパク質Bは約70 kDa と約30 kDa の2つに切断されたと考えられる。

5　×　還元剤非添加のレーン2より、タンパク質Bの分子量は、約100 kDa である。

Ans.　2、3

問 115　テロメアに関する記述のうち、正しいのはどれか。2つ選べ。
1　テロメアは、染色体の末端に存在し、特定の DNA 塩基配列の繰り返し構造を含む。
2　テロメアを開始点として DNA が複製される。
3　生殖細胞系列の分裂時には、テロメアは短縮する。
4　多くのがん細胞で、テロメアを伸長させるテロメラーゼが発現している。
5　テロメア伸長の鋳型として、tRNA が利用される。

██Approach██　テロメアに関する問題

██Explanation██

1　○　ヒトのテロメアは、TTAGGG が1万塩基ぐらい繰り返され、ループ構造をしている。

2　×　ゲノムサイズの大きいヒトなど真核生物がS期に DNA の合成を終えるためには、複数の複製開始点が必要である。

3　×　体細胞では、細胞分裂のたびにテロメアが短縮していくが、幹細胞や生殖細胞系列の分裂では、短縮しない。

4　○　テロメラーゼは、テロメアの配列の鋳型となる RNA および逆転写酵素をもつ複合体で、テロメアを伸長することができる。

5　×　解説4参照。

Ans.　1、4

問 116　図は、単量体で作用する酵素のヒト遺伝子構造を示したものである。5つのエキソンを順に数字で表し、矢印A、Bは、頻度が高い2種類の遺伝子多型A、Bのそれぞれの位置を示す。多型Aはプロモーター領域に、多型Bは翻訳領域に存在する。この遺伝子は常染色体上に存在し、多型Aのヘテロ接合体では、野生型ホモ接合体と比べて、この酵素の活性がほぼ半分になる。多型Bのヘテロ接合体では、酵素活性が野生型ホモ接合体の約3/4になる。

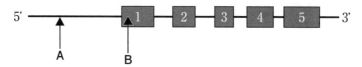

　　この多型に関する記述のうち、正しいのはどれか。**2つ**選べ。
1　多型Aは、この酵素のmRNA量に影響する。
2　多型Bは、サイレント変異である。
3　多型Aヘテロ接合体と多型Bヘテロ接合体の夫婦からは、多型Aと多型Bを両方もつ子が生まれる可能性がある。
4　多型Bの遺伝子産物のアミノ酸配列は、野生型と同一である。
5　多型Bは、逆転写酵素を用い、第2エクソン内の配列に対するRT-PCRで判定できる。

■Approach■　ヒト遺伝子多型に関する問題

■Explanation■
1　○　多型Aの存在するプロモーター領域は、転写を調節する領域の1つであり、ここにmRNAを合成するRNAポリメラーゼが結合する。
2　×　酵素活性が野生型と比較して約3/4になっていることから、多型Bではアミノ酸置換が起きていると推察でき、アミノ酸置換までいたらないサイレント変異とは考えにくい。
3　○　メンデルの遺伝の法則から、野生型ホモ接合体：多型Aのみをもつ：多型Bのみをもつ：多型Aと多型Bの両方をもつ＝1：1：1：1で出現する。
4　×　解説2参照。
5　×　多型Bは第1エクソンに変異があるので、第2エクソンの配列を調べても判定できない。

Ans.　1、3

問 117　ヒトの免疫系の組織と細胞に関する記述のうち、正しいのはどれか。**2つ**選べ。
1　骨髄では、造血幹細胞が分裂している。
2　胸腺では、B細胞が正の選択と負の選択を受け、形質細胞へと分化する。
3　リンパ節では、高内皮細静脈から移行したT細胞が、樹状細胞に対して抗原提示をする。
4　肝臓では、老化した赤血球が除去される一方で、血液中の抗原に対する免疫応答が行われる。
5　小腸のパイエル板では、上皮層のM細胞を介して取り込まれた抗原に対する免疫応答が行われる。

■Approach■　免疫担当組織・細胞とその役割に関する問題

■Explanation■
1　○　骨髄では、造血幹細胞の自己複製的増殖並びに骨髄系、リンパ系への分化・増殖が盛んに行われている。

2 × 胸腺は、正の選択・負の選択によるT細胞の選別および教育の場である。

3 × リンパ節副皮質にはT細胞の多い領域が存在する。ここでのT細胞の挙動はホーミングといわれ、血流に乗って移動してきたT細胞は高内皮細静脈（HEV）上で停止し、血管内皮細胞間を通り抜けてリンパ節内に入り、抗原提示細胞から自分の抗原受容体が認識する特異抗原を受け取り、二次シグナルによって活性化され、再度循環血中に戻る。すなわちここで免疫応答が行われるわけではない。

4 × 肝臓には細網内皮系があるため、副次的に血球の処理・破壊等の機能はあるが、免疫応答の場としての機能はない。

5 ○ パイエル板は集合リンパ小節であり、B細胞が集積したリンパ濾胞は濾胞関連上皮（FAE）で覆われる。濾胞の周囲は高内皮細静脈が通りT細胞領域を形成する。FAEと濾胞の間には、樹状細胞やマクロファージが多く集まる。Microfold細胞（M細胞）はFAEにある特異な形状の細胞であり、非自己抗原を取り込み、分解せずに経上皮輸送によって内部に送り込む。すなわちパイエル版ではM細胞の選別能力によって、非自己抗原のみを抽出し、活発な免疫応答が可能となっている。

Ans. 1、5

問118 図は、ヒト免疫グロブリンG（IgG）の構造を模式的に示したものである。領域A〜領域Eで示したIgGの部分構造に関する記述のうち、正しいのはどれか。2つ選べ。

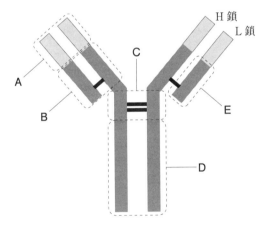

1 領域Aは、個体ごとに決められた一定のアミノ酸配列を示す。

2 領域Bで、N-結合型の糖鎖修飾がなされている。

3 領域Cでは、2本のH鎖がシステイン残基間で共有結合している。

4 領域Dは、マクロファージの細胞膜上の受容体に結合する。

5 領域Eにより、IgGのサブクラスが決定される。

▐ Approach ▐ 抗体（免疫グロブリン）の基本構造と機能に関する問題

▐ Explanation ▐

1 × 免疫グロブリン（Ig）の先端部（図中領域A）は可変領域（V領域）といわれ、抗原と結合する領域である。多様な抗原に対応するため、この領域のアミノ酸配列は多彩な変化を示す。

2 × 糖タンパク質であるIgでは、Fc領域（図中領域C）のAsn297に1対の2本鎖糖鎖が結合（N-結合）しており、かつこの糖鎖は分子内部に埋もれた状態で存在していることから、広範なペプ

チド鎖との相互作用が認められる。特に立体構造の維持やこれに関連する Fc 受容体との結合性、補体活性化能等に影響を与えていると考えられている。

3　○　Ig の H 鎖は Fab 領域と Fc 領域の 2 つのパーツから成り立っており、この 2 つのパーツがヒンジ部でつながれている。さらに左右の H 鎖はこのヒンジ部システイン残基間で S − S 結合（ジスルフィド結合）が 2 本生成し、左右の結合が図られている。

4　○　図中領域 D は Fc 領域であり、IgG の場合は、ここに補体と結合して補体を活性化できる領域、また、各種のエフェクター細胞（マクロファージ、好中球など）の Fc 受容体と結合できる領域がある。

5　×　IgG クラスには 4 種のサブクラス（IgG1 ～ IgG4）が存在することが知られている。サブクラスの差異は H 鎖のアミノ酸配列や構成のわずかな違いに由来するとされ（＝図中領域 E は L 鎖である）、ジスルフィド結合の数や胎盤通過力、補体活性化能、Fc 部結合能などの機能に多少の違いがみられる。また、1 つの個体に異なる IgG サブクラスが共存することも稀ではない。

Ans.　3、4

問 119　細菌の細胞表面構造に関する記述のうち、正しいのはどれか。2 つ選べ。
1　グラム陽性細菌には、タイコ酸やリポタイコ酸が結合した厚いペプチドグリカン層が、細胞膜の内側に存在する。
2　グラム陰性細菌には、細胞膜（内膜）の外側に薄いペプチドグリカン層があり、さらにその外側には内毒素であるリポ多糖を含む外膜が存在する。
3　淋菌などナイセリア属菌には、ミコール酸と呼ばれる長鎖脂肪酸を多量に含んだ厚い脂質層が存在する。
4　マイコプラズマには、ペプチドグリカンや細胞膜が存在しない。
5　肺炎球菌には、多糖を主成分とする莢膜が存在する。

■ Approach ■　細菌の細胞表面構造に関する問題
■ Explanation ■

1　×　ペプチドグリカン層は細胞膜の外側にあり、細菌固有の形態を保持し、細胞を保護する働きがある。

2　○

3　×　ミコール酸は、マイコバクテリウム属の結核菌などにより産生される。結核菌は、ミコール酸によりマクロファージに貪食されても、生存が可能である。

4　×　マイコプラズマは、人工培地で発育可能な最も小さい微生物であり、ペプチドグリカンを含む細胞壁をもたないが細胞膜は存在する。

5　○　莢膜を有する細菌は、顕微鏡により菌体表面に外周の境界が明瞭な厚い膜構造（透明像）が観察される。

Ans.　2、5

一般問題（薬学理論問題）【衛生】

問 120　下表は、2020 年 10 月 1 日現在の年齢区分別人口割合を示したものである。この表に基づく
人口指標に関する記述のうち、正しいのはどれか。2 つ選べ。

年齢区分	人口割合（％）
15 歳未満	12
15 〜 64 歳	59
65 〜 74 歳	14
75 歳以上	15

1　老年化指数は 250 を超えている。
2　老年人口指数は 50 を超えている。
3　年少人口指数は 20 を超えている。
4　従属人口指数は 80 を超えている。
5　老年人口割合は 25％を超えている。

■Approach■　人口静態統計の年齢 3 区分別人口に関する問題

■Explanation■

　　老年人口は前期高齢者（65 〜 74 歳人口）と後期高齢者（75 歳以上）の和、年少人口は 15 歳未満
人口、生産年齢人口は 15 〜 64 歳人口、従属人口は老年人口と年少人口の和である。

1　×　老年化指数は、〔老年人口（または老年人口割合）÷ 年少人口（または年少人口割合）〕×
100 である。よって、老年化指数は〔(14 + 15) ÷ 12〕× 100 = 241.7 であり、250 を超えて
いない。

2　×　老年人口指数は、〔老年人口（または老年人口割合）÷ 生産年齢人口（または生産年齢人口
割合）〕× 100 であり、生産年齢人口 100 人が何人の老年人口を扶養しなければならないかを
示す指標である。老年人口指数は〔(14 + 15) ÷ 59〕× 100 = 49.1 であり、50 を超えていない。

3　○　年少人口指数は、〔年少人口（または年少口割合）÷ 生産年齢人口（または生産年齢人口割合）〕
× 100 であり、生産年齢人口 100 人が何人の年少人口を扶養しなければならないかを示す指標
である。年少人口指数は〔12 ÷ 59〕× 100 = 20.3 であり、20 を超えている。

4　×　従属人口指数は〔従属人口（または従属人口割合）÷ 生産年齢人口（または生産年齢人口割合）〕
× 100 であり、生産年齢人口 100 人が何人の従属人口を扶養しなければならないかを示す指標
である。従属人口指数は〔(12 + 14 + 15) ÷ 59〕× 100 = 69.5 であり、80 を超えていない。

5　○　老年人口割合 (= 65 歳以上の人口割合) は、通常、老年人口（65 歳以上の人口）÷ 総人口×
100 で算出し、総人口における老年人口の割合を百分率（％）で表したものである。

　　しかし、この設問では表中で与えられている 65 〜 74 歳の人口割合と 75 歳以上の人口割合の
和で算出すればよい。設問の表より、老年人口割合（= 65 歳以上の人口割合）= 14％（65 〜
74 歳の人口割合）+ 15％（75 歳以上の人口割合）= 29％であり、25％を超えている。

Ans.　3、5

問 121　疫学調査の結果に基づいて因果関係を判定する際の基準に関する記述のうち、正しいのはどれか。2 つ選べ。
1　関連の一致性とは、対象とする要因と疾病に関して、調査の時期、場所、対象集団などを変えても同様の結果が得られることである。
2　関連の強固性とは、疫学以外の実験的な研究で得られた知見や理論と疫学調査の結果が矛盾しないことである。
3　関連の特異性とは、要因の曝露があると相対危険度やオッズ比が統計学的に有意に高くなることである。
4　関連の時間性とは、疾病の発生以前に要因の曝露があることである。
5　関連の整合性とは、要因の曝露があれば必ず疾病の発生があり、曝露がなければ疾病の発生がないことである。

■Approach ■　疫学調査結果の判定基準に関する問題
■Explanation ■

　　分析疫学（症例対照研究やコホート研究）の調査結果に基づいて、要因と疾病発症との因果関係を最終的に推定・判断する場合の 5 つの判定基準（クライテリア）が提唱されており、一般的に用いられている。

判定条件	判定基準
関連の一致性	同一の曝露要因と疾病に関し、対象集団、時期、場所の異なる他の疫学研究（異なる研究者や研究方法）でも同様の結果が得られる（再現性がある）。
関連の強固性	要因と疾病の間に用量－反応関係があり、曝露要因があると相対危険度やオッズ比が高く、統計学的な有意性が高いこと。
関連の特異性	曝露要因のあるところに疾病があり、曝露要因がなければ疾病がないこと。
関連の時間性	疾病発生の前に曝露要因のあるということ。
関連の整合性	疫学以外の実験的な研究結果・知見や理論と、疫学研究結果が矛盾しないこと。

Ans.　1、4

問 122　検疫に関する記述のうち、誤っているのはどれか。1 つ選べ。
1　検疫法は、国内に常在しない感染症の病原体が船舶又は航空機を介して国内に侵入することの防止を目的としている。
2　検疫感染症の患者は、入国停止、隔離、停留あるいは消毒等の措置がとられる。
3　新興感染症は、すべて検疫感染症に含まれる。
4　検疫感染症には、感染症法*に定める一類感染症が含まれる。
5　検疫感染症には、感染症法*に定める新型インフルエンザ等感染症が含まれる。
　　*感染症法：感染症の予防及び感染症の患者に対する医療に関する法律

■Approach ■　検疫と検疫感染症に関する問題
■Explanation ■

　　検疫とは、国内に存在しない感染症を引き起こす病原体の国内への侵入およびまん延を防止する

ため、海港や空港において、人、貨物などの検査を行い、入国停止、隔離、停留、消毒等の必要な措置をとることである。

　検疫感染症に指定されているのは、感染症法の一類感染症の全7疾患、二類感染症の鳥インフルエンザ H5N1 および H7N9、中東呼吸器症候群（MERS）の3疾患、四類感染症のマラリア、デング熱、チクングニア熱、ジカウイルス感染症の4疾患、新型インフルエンザ等感染症である。なお、2022年3月1日現在の新型インフルエンザ等感染症には、新型インフルエンザ、再興型インフルエンザ、新型コロナウイルス感染症、再興型コロナウイルス感染症が該当する。

Ans.　3

問 123　性感染症に関する記述のうち、<u>誤っている</u>のはどれか。1つ選べ。
1　コンドームの使用や不特定多数との性交渉を避けることによって、感染リスクを低減することができる。
2　梅毒は、感染症法*で五類感染症に分類され、全数把握が必要である。
3　我が国における後天性免疫不全症候群の患者数は、異性間よりも同性間の性的接触によるものが多い。
4　尖圭コンジローマは、ヒト単純ヘルペスウイルスを原因とする。
5　性器クラミジア感染症は、母子感染により発症することがある。
　　*感染症法：感染症の予防及び感染症の患者に対する医療に関する法律

▐ Approach ▐　性感染症と感染症法に関する問題
▐ Explanation ▐
1　○　性感染症は精液、膣分泌液、血液などの体液中に含まれる病原体が粘膜の直接的な接触により伝播することから、性交時のコンドーム使用やパートナーの制限などの性生活上での注意によって感染リスクを下げることができる。したがって、性教育や啓蒙が必要である。
2　○　性感染症は五類感染症に分類されており、これらのうち、全数把握対象は、梅毒、後天性免疫不全症候群（AIDS）、B型肝炎、アメーバ赤痢である。また定点把握対象は、性器クラミジア感染症、淋菌感染症、性器ヘルペス感染症、尖圭コンジローマである。
3　○　我が国におけるヒト免疫不全ウイルス（HIV）感染者数および後天性免疫不全症候群（AIDS）患者数は、いずれも異性間よりも同性間の性的接触によるものが多い。これらを日本国籍者と外国国籍者に分けると、日本国籍者の場合は、いずれも同性間の性的接触によるものが多いが、外国国籍者の場合は、逆に異性間の性的接触によるものが多い。
4　×　尖圭コンジローマは、ヒトパピローマウイルスの感染が原因である。
5　○　性器クラミジア感染症は、現在感染報告数が最も多い性感染症である。母子感染もあり、主な感染経路は経産道感染である。

Ans.　4

問 124　図は、我が国のリスク要因別の関連死亡者数を示したものである。リスク要因 a 〜 c の組合せとして、正しいのはどれか。1 つ選べ。

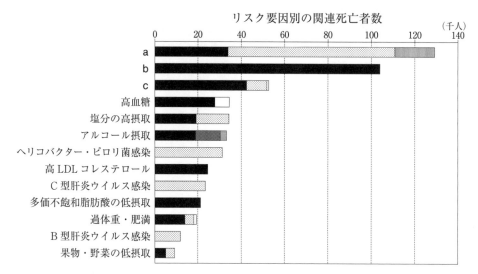

リスク要因別の関連死亡者数

令和 2 年版　厚生労働白書より引用

	a	b	c
1	運動不足	高血圧	喫煙
2	喫煙	運動不足	高血圧
3	喫煙	高血圧	運動不足
4	高血圧	喫煙	運動不足
5	高血圧	運動不足	喫煙

■Approach■　疾病と疾病リスク要因との関連性に関する問題

■Explanation■

　　喫煙（能動喫煙）は肺がんなど 16 部位のがんのリスク要因であり、COPD（慢性閉塞性呼吸器疾患）のリスク要因でもある。また、受動喫煙は肺がんと乳がんのリスク要因となることが知られている。運動不足は大腸がんのリスク要因であるとともに、肥満、脂質異常症、糖尿病、高血圧との関連もある。また、脂質異常症、糖尿病、高血圧はアテローム性動脈硬化による心筋梗塞などの循環器疾患へ進展させるリスク要因である。

　　a がリスク要因となる疾病のうち、最も死亡数の多いのが悪性新生物、次いで循環器疾患、呼吸器疾患の順となっているため、a は喫煙であると考えられる。

　　b がリスク要因となる疾病による死亡数のほとんどが循環器疾患（心筋梗塞などによる死亡）であるため、b は高血圧であると考えられる。

　　c がリスク要因となる疾病のうち、最も死亡数の多いのが循環器疾患（心筋梗塞などによる死亡）、次いで悪性新生物（大腸がんなどによる死亡）の順となっているため、c は運動不足であると考えられる。

Ans.　3

問125　図は、1950年代から2010年代における心疾患及び脳血管疾患の死亡率の年次推移を示したものである。疾患ア～エは、心不全、虚血性心疾患、脳梗塞、脳内出血のいずれかである。次の記述のうち、<u>誤っている</u>のはどれか。1つ選べ。

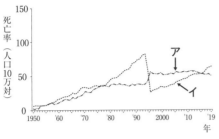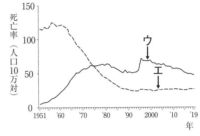

（注）1994年及び1995年の大きな変化は、死亡診断書の注意書きの周知あるいは
国際ルール（ICD-10）適用の影響による。
国民衛生の動向 2020/2021 より引用

1　疾患アによる死亡率には、狭心症や心筋梗塞による死亡が含まれる。
2　1995年以降の疾患イの死亡率の上昇には、老年人口の割合の増加が関係している。
3　疾患ウは、脳内出血である。
4　1960年以降、疾患エの死亡率が低下した原因として、食塩摂取量の低下やタンパク質摂取量の増加がある。
5　寒冷刺激は、疾患エのリスクファクターとなる。

■Approach■　心疾患と脳血管疾患による死亡率の年次推移に関する問題
■Explanation■
1　○　疾患アは虚血性心疾患である。虚血性心疾患は冠動脈の狭窄（狭心症）や閉塞（心筋梗塞）によるものに大別される。
2　○　疾患イは心不全である。心不全は心筋の収縮力低下による末梢循環器障害（心臓のポンプ機能障害）であり、人口の高齢化により年々増加しており、最近心疾患による死亡率第1位となっている。
3　×　疾患ウは脳梗塞である。
4　○　疾患エは脳内出血である。脳内出血の主なリスク要因に高血圧がある。1960年代の家庭用冷蔵庫の普及などにより、日本人の食生活が保存のいい高塩食から肉などのタンパク食に変わってきたことにより食塩摂取量が低下してきたことが一つの要因と考えられている。また、医薬品による高血圧の調整が可能となったことも要因である。しかしながら、日本人の食塩摂取量は食事摂取基準（男性 7.5 g/ 日未満、女性 6.5 g/ 日未満）よりも高いといわれている。
5　○　脳内出血の主要因である高血圧以外のリスク要因として、家族歴、加齢、冬季寒冷、肉体労働、低コレステロール値、高度飲酒などが挙げられる。

Ans.　3

問 126 職業性疾病と有害要因に関する記述のうち、誤っているのはどれか。1つ選べ。
1 精神障害やメンタルヘルス不調は、強い不安やストレスを感じる心理社会的要因により発症する。
2 レイノー病は、電離放射線の曝露による物理的要因により発症する。
3 けい肺や石綿肺は、粉じんの曝露による化学的要因により発症する。
4 細菌感染症やウイルス感染症は、病原体との接触による生物的要因により発症する。
5 頸肩腕症候群は、VDT（visual display terminal）作業による作業態様要因により発症する。

■Approach■ 職業性疾病の要因に関する問題
■Explanation■

1 ○ 職業性の精神障害やメンタルヘルス不調は業務による強い不安やストレスなどの心理的負担が要因となって発症する。また、職場における嫌がらせ、いじめ等のハラスメントによる精神障害が近年増加している。

2 × レイノー病では、チェーンソー、削岩機などの手腕系振動工具を職業的に長時間使用することにより発生する手指や前腕の冷え、しびれ、疼痛、知覚過敏、手指の血管収縮による発作性白色化が起こる。

3 ○ 粒径が10μm以下の粉じんは肺の深部まで到達して肺に沈着することによって生じる線維増殖性変化を主体とする疾病がじん肺症である。二酸化ケイ素はけい肺症、アスベスト（石綿）は石綿肺、悪性中皮腫、肺がんなどの発症要因となる。

4 ○ 医療従事者は感染者との接触機会が多いため、結核など感染が拡大することがある（院内感染）。また、使用済み注射針の針刺し事故等によるウイルス性肝炎などの感染例もある。

5 ○ パソコン等のVDT作業者やキーパンチャー等において、同一作業の反復により、頸部、肩、上腕部等に痛みが発生する手指前腕の障害や頸肩腕症候群などが生じる。

Ans. 2

問 127 食物繊維に関する記述のうち、正しいのはどれか。2つ選べ。
1 水溶性のものと不溶性のものがある。
2 ヒトの消化酵素で消化されず、腸内細菌によっても分解されない。
3 セルロースとリグニンは、どちらも多糖である。
4 天然の食物繊維は植物性食品由来であり、動物性食品由来のものはない。
5 「日本人の食事摂取基準（2020年版）」において、食物繊維には目標量が設定されている。

■Approach■ 食物繊維の機能と食事摂取基準に関する問題
■Explanation■

1 ○ 食物繊維は、野菜、果物、穀物などの食品に含まれるヒトの消化酵素で消化されない難消化性食物成分の総称である。その多くは植物や海藻の細胞壁を構成する多糖類である。食物繊維は、水溶性食物繊維（水溶性ペクチン、グルコマンナン、アルギン酸など）と不溶性食物繊維（不溶性ペクチン、マンナン、セルロース、キチンなど）に分類され、1：2の量比での摂取が理想的とされている。

2 × ヒトの体内で消化されないために吸収されずエネルギー源としては利用されないが、腸内細菌によって一部は分解され利用される場合もある。

3 × セルロースは植物の細胞壁を構成する構造多糖で、D-グルコースがβ1,4グリコシド結合し

た直鎖状分子である。リグニンは植物細胞壁の不溶性の非糖成分で、セロリなどの木質成分のある野菜などに含まれる。

4　×　動物性食品由来の食物繊維として、エビやカニなどの甲殻類の殻に成分であるキチンがある。

5　○　「日本人の食事摂取基準（2020年版）」において、食物繊維の目標量（男性20〜21 g/日以上、女性17〜18 g/日以上）が設定されている。

Ans.　1、5

問128　未使用のコーン油とオリーブ油について、油脂の変質に対する温度の影響を調べる実験を行った。実験では、60℃の一定温度で7週間保存し、1週間ごとに過酸化物価（meq/kg）と酸価（mg/g）の測定を行った。結果は以下のグラフに示すとおりである。なお、実験に用いたコーン油とオリーブ油の実験開始前（開封直後）におけるヨウ素価（g/100 g）は、コーン油が124、オリーブ油が75であった。コーン油はリノール酸を、オリーブ油はオレイン酸を最も多く含む。コーン油とオリーブ油の変質試験に関する記述のうち、正しいのはどれか。2つ選べ。

コーン油

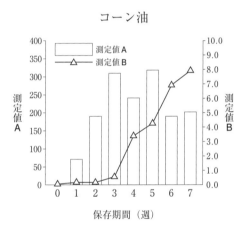

オリーブ油

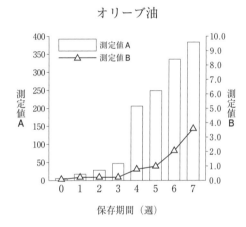

1　測定値Aは過酸化物価、測定値Bは酸価である。
2　コーン油は、オリーブ油よりも開封直後のヨウ素価が大きいことから、飽和脂肪酸を多く含むことがわかる。
3　コーン油は、オリーブ油よりも早い時期に測定値Aの値が上昇していることから、オリーブ油よりも酸化しやすいことがわかる。
4　コーン油とオリーブ油は、いずれも測定値Bが4週目から上昇していることから、酸化のされやすさは同じであることがわかる。
5　未使用のコーン油とオリーブ油を低温・暗所で保存した場合では、測定値Aと測定値Bの値の上昇の程度は、この実験結果よりも増加すると予想される。

■Approach■　油脂の自動酸化（変敗）および脂質変質試験に関する問題
■Explanation■

過酸化物価（meq/kg）はヒドロペルオキシドなどの過酸化物（一次生成物）の量を油脂1 kgによってヨウ化カリウム（KI）から遊離されるヨウ素（I_2）のミリ当量数で表した値である。過酸化物（一次生成物）は不安定であるため分解しやすい。そのため、油脂の変質（変敗）がさらに進行すると、過酸化物（一次生成物）が低分子のアルデヒドやケトンなどの二次生成物となるため、過酸化物価は減少する。

酸価（mg/g）は油脂中の遊離脂肪酸の量を表す値であり、油脂の変質（変敗）に伴って増加する。

ヨウ素価は油脂 100 g に付加反応で吸収されるハロゲンの g 数をヨウ素に換算にして表した値である。油脂中の不飽和結合（炭素－炭素二重結合）の量と相関するので油脂の不飽和度が高い（炭素－炭素二重結合が多い）ほうが、ヨウ素価は高い値を示す。

1　○　コーン油およびオリーブ油のいずれにおいても測定値Bは保存期間（週）依存的に増加しているので酸価である。一方、コーン油の測定値Aは保存 3 ～ 5 週で一旦増加し、その後、減少しているので過酸化物価である。

2　×　コーン油はオリーブ油よりもヨウ素価が大きいことから、オリーブ油よりも不飽和脂肪酸を多く含む。

3　○　油脂の自動酸化は二重結合に挟まれた反応性の高いメチレン（活性メチレン）の水素の引き抜きによって脂肪酸アルキルラジカルとなり反応が開始される。二重結合が一つのオレイン酸（一価不飽和脂肪酸）には活性メチレンがないため、多価不飽和脂肪酸よりも酸化を受けにくい。

4　×　解説 3 参照。

5　×　油脂の自動酸化を起こす要因は空気中の酸素であり、光、温度、ラジカル、金属イオンなどが自動酸化に関与する因子である。したがって、油脂を低温・暗所で保存することは自動酸化を抑制し、過酸化物価や酸価の増加を抑えると予想される。

Ans.　1、3

問 129　食品成分の変化に関する記述のうち、正しいのはどれか。2 つ選べ。
1　メイラード反応とは、還元糖とアミノ酸が酵素的に反応し、シッフ塩基及び α-カルボニル化合物を形成する反応である。
2　チラミンは、アミノ酸脱炭酸酵素によりチロシンから生成され血圧上昇作用を示す。
3　魚の腐敗臭の原因となるトリメチルアミンは、トリメチルアミン N-オキシドが酸化されることにより生じる。
4　トリプトファンは、脱アミノ反応及び脱炭酸反応によって腐敗臭を有する硫化水素を生じる。
5　糖質が微生物により分解されて、アルコールや有機酸などの有用な化合物が生成することを発酵という。

■Approach■　食品成分（炭水化物およびタンパク質）の変質に関する問題
■Explanation■

1　×　メイラード反応は、酵素的反応ではなく非酵素的反応である。還元糖のカルボニル基とアミノ酸のアミノ基が非酵素的に反応し生成するシッフ塩基がアマドリ転位してケトアミンとなり、α-ジカルボニル化合物などが生成した後、酸化や重合などの反応を経て高分子のメラノイジンなどの褐色物質が生成する反応である。

2　○　チラミンはチロシンの脱炭酸反応により生成し、チーズやしょう油に含まれ、血圧上昇作用を示す。チラミンはモノアミンオキシダーゼ（MAO）によって代謝されるため、パーキンソン病治療薬セレギリンなどの MAO 阻害作用をもつ医薬品を服用している場合に、チラミンを多く含む食品（チーズなど）を過剰摂取すると、顔面紅潮、頭痛、血圧上昇などの症状が現れるので注意を要する。

3　×　トリメチルアミンはトリメチルアミン N-オキシドが腐敗菌によって還元されて生成する。

4　×　トリプトファンは、脱アミノ反応および脱炭酸反応により、スカトールやインドールなどの悪臭物質を生じる。

5 ○ 微生物の作用により、食品中の糖質やタンパク質からアルコールや有機酸などの有用な物質が産生される現象を発酵といい、醸造酒、乳製品（チーズ、ヨーグルトなど）、大豆製品（納豆、味噌、しょう油など）の生産に利用されている。

Ans. 2、5

問 130 食品の加熱により、アミノ酸が関与する反応で生じる発がん物質はどれか。<u>2つ選べ。</u>

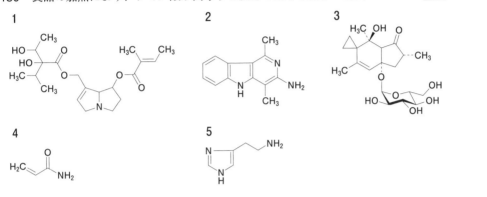

1

2

3

4

5

■Approach■ 食品の加熱調理により生成するアミノ酸由来の発がん物質に関する問題

■Explanation■

1 × コンフリー（ヒレハリソウ）に含まれるシンフィチンである。

2 ○ Trp-P-1 である。魚などのタンパク質食品の加熱調理中に約 20 種類の複素環アミン（ヘテロサイクリックアミン）構造をもつ変異原物質（発がん性物質）が見つかっている。

3 × ワラビに含まれるプタキロシドである。

4 ○ アスパラギンを多く含むジャガイモからポテトチップを作る過程で生成されるアクリルアミドである。

5 × ヒスチジンの脱炭酸反応により生成されるヒスタミンである。

Ans. 2、4

問 131 活性酸素に対する生体内の防御因子に関する記述のうち、正しいのはどれか。<u>2つ選べ。</u>

1 スーパーオキシドジスムターゼ（SOD）は、スーパーオキシドアニオンを水に変換する。

2 銅（Cu）と亜鉛（Zn）を含む Cu/Zn-SOD は、ミトコンドリアに局在する。

3 カタラーゼは、過酸化水素を酸素と水に変換する酵素で、活性中心にヘム鉄をもつ。

4 グルタチオンペルオキシダーゼは、グルタチオン存在下で過酸化水素を水に還元する反応を触媒する。

5 グルタチオンレダクターゼは、スーパーオキシドアニオンを過酸化水素と酸素に変換する。

■Approach■ 活性酸素の防御因子に関する問題

■Explanation■

1 × SOD はスーパーオキシドアニオンを酸素と過酸化水素に変換する。

2 × 哺乳類の細胞内には、ミトコンドリアに局在する Mn-SOD と細胞質に局在する Cu/Zn-SOD の 2 種類の SOD が存在する。

3 ○ カタラーゼはヘムタンパク質で、過酸化水素を酸素と水に変換する酵素である。ヘムは補欠分子族としてだけでなく、活性中心として働いている。

4 ○ グルタチオンペルオキシダーゼは、還元型グルタチオン存在下で過酸化水素を水に還元するセレン含有酵素である。反応により還元型グルタチオンは酸化型となる。

5 × グルタチオンレダクターゼは、NADPH 依存的に酸化型グルタチオンを還元型グルタチオンに還元するフラビン酵素である。

Ans.　3、4

問 132 農薬に関する記述のうち、正しいのはどれか。<u>2 つ</u>選べ。

1 フェニトロチオンは、シトクロム P450 による酸化的脱硫反応により代謝的活性化を受けてアセチルコリンエステラーゼを阻害する。

2 メソミルは、アセチルコリンエステラーゼの活性中心を可逆的にカルバモイル化する。

3 パラコートは、神経の電位依存性 Na^+ チャネルに作用する。

4 アセタミプリドは、1 電子還元されてラジカルを生成し、スーパーオキシドアニオンを生じる。

5 フェノトリンは、ニコチン性アセチルコリン受容体に結合し、神経を興奮させる。

■Approach■ 農薬に関する問題

■Explanation■

1 ○ 有機リン系殺虫剤のフェニトロチオンは、シトクロム P450 による酸化的脱硫化反応によりフェニトロオクソンとなり、アセチルコリンエステラーゼの活性中心に存在するセリン残基をアルキルリン酸化する。

2 ○ カルバメート系殺虫剤のメソミルは、アセチルコリンエステラーゼの活性中心にあるセリン残基をカルバモイル化して酵素活性を阻害する。

3 × 除草剤のパラコートは、肺に発現するポリアミントランスポーターに認識されて肺に集積する。その後、キサンチンオキシダーゼやシトクロム P450 レダクターゼなどによる一電子還元を受けてパラコートラジカルとなり、酸素と共役しながらスーパーオキシドアニオンなどの活性酸素を持続的に産生し、肺線維芽細胞の増殖を促し肺線維症を引き起こす。

4 × ネオニコチノイド系殺虫剤のアセタミプリドは、ニコチン性アセチルコリン受容体リガンドとして神経を興奮させ殺虫効果を表す。

5 × ピレスロイド系殺虫剤のフェノトリンは、神経の電位依存性 Na^+ チャネルに作用し、チャネル開口を持続させて神経伝達を麻痺させる。

Ans.　1、2

一般問題（薬学理論問題）【物理・化学・生物／法規・制度・倫理／衛生】

問 133-135　自宅の寝室で倒れている男性が救急搬送された。簡易検査の結果をもとに、直ちに対応する解毒薬が投与された。一方、寝室にはコップの中に大量の錠剤が沈んだ飲料水が残されていた。

問 133（物理・化学・生物）

　錠剤の成分が何かを調べるため、コップの中に残された薬剤に適切な処理をしたのち、^{1}H NMR スペクトル（CDCl$_3$ 溶媒中）を測定した。得られたスペクトルをデータベースと照合したところ、図に示したチャートとシグナル及び積分値が一致した。錠剤の成分として推定される医薬品 A の構造はどれか。1 つ選べ。ただし、図は TMS を基準（0 ppm）とし、シグナルを積分曲線と共に示したもので、×は重溶媒中に微量に含まれる CHCl$_3$ のシグナルである。

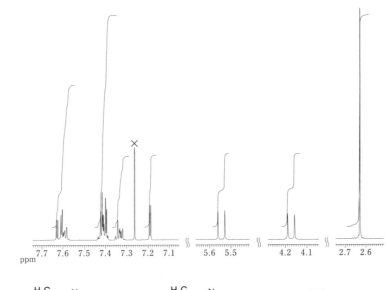

■Approach■ ベンゾジアゼピン系医薬品の NMR に関する問題

■Explanation■

　　2.3 ppm 付近に一重線 3H 分のシグナルを含むのでメチル基が存在する。また 4.18 ppm および 5.54 ppm に各 1H 分のシグナルがあり、かつ分裂幅が広いのでメチレンのジェミナルカップリングである。これらから選択肢 4、5 が排除できる。芳香環部分の水素の数は積分曲線から 7.19 ppm 1H、7.34 ppm 1H、7.4 ppm 付近 3H、7.6 ppm 付近 2H で計 7 個である。選択肢から、1 は 7 個、2、3 は 8 個の芳香環に直結する水素をもつので、1（トリアゾラム）が錠剤の成分であると考えられる。なお、4.18 ppm および 5.54 ppm に各 1H 分のシグナルは、図に示すようにジアゼピン骨格に結合した 2-クロロフェニル基が、立体障害により平面構造を取れないため 2 つに分かれている。塩素に対し、近い水素と遠い水素のように環境が異なるためであると考えられる。

Ans.　1

問 134（法規・制度・倫理）

　　法令上、この医薬品 A が該当するのはどれか。1 つ選べ。

1　麻薬
2　向精神薬
3　覚醒剤
4　指定薬物
5　要指導医薬品

■Approach■ 医薬品の規制区分に関する問題

■Explanation■

　　医薬品 A はトリアゾラムであり、麻薬及び向精神薬取締法に規定される第 3 種向精神薬である。なお、トリアゾラムは、添付文書※上、他に「処方箋医薬品」（医薬品医療機器等法第 49 条第 1 項）、習慣性医薬品（医薬品医療機器法第 50 条第 11 号）としての規制区分に該当する。

※最新の情報を提供するため医療用医薬品の紙媒体の添付文書が廃止され、2021 年 8 月以降は医薬品の入っている箱につけられた QR コード等を介し電子的な方法で入手する。この電子化された添付文書を「注意事項等情報」（同法第 68 条の 2 第 2 項）という。

1　×　麻薬（麻薬及び向精神薬取締法第 2 条第 1 号）：トリアゾラムは同法上で向精神薬にカテゴライズされている。

2　○　向精神薬は麻薬及び向精神薬取締法により、第 1 種向精神薬（メチルフェニデート等）、第 2 種向精神薬（フルニトラゼパム、ペンタゾシン等）及び第 3 種向精神薬（トリアゾラム、ブロチゾラムなど）の 3 種類に分類されている。

3　×　覚醒剤（覚醒剤取締法第 2 条第 1 項第 1～3 号）。トリアゾラムは、定義上覚醒剤には該当しない。

4　×　指定薬物（医薬品医療機器等法第 2 条第 15 項）：同法の規制下で正規に流通している「医薬品」ではないので、同法で「処方箋医薬品」とされるトリアゾラムは該当しない。

5　×　要指導医薬品（医薬品医療機器等法第4条第5項第3号）：医療用から一般用に転用された医薬品で、厳密な薬剤師管理の下で購入可能なものである。トリアゾラムは「処方箋医薬品」であるから該当しない。

Ans.　2

問 135（衛生）

この患者に投与された解毒薬として、適切なのはどれか。1つ選べ。

1　ネオスチグミン
2　ナロキソン
3　フルマゼニル
4　ヨウ化プラリドキシム
5　ジメルカプロール

▌Approach▐　薬物中毒の解毒薬に関する問題

▌Explanation▐

1　×　ネオスチグミンはアセチルコリンエステラーゼの阻害作用をもち、末梢においてアトロピンと拮抗する作用をもつ。
2　×　ナロキソンはオピオイドμ受容体のアンタゴニストで、モルヒネの急性中毒時に用いられる。
3　○　フルマゼニルはベンゾジアゼピン受容体の拮抗薬であり、ベンゾジアゼピン中毒の際に用いられる。
4　×　ヨウ化プラリドキシムは、有機リン系殺虫剤中毒の特異的解毒薬として用いられる。
5　×　ジメルカプロールは、ヒ素、水銀、鉛、金、銅などの中毒時に解毒薬として用いられる。

Ans.　3

生物・物理・化学・

衛生

薬理

薬剤

病態・薬物治療

法規・制度・倫理

実務

一般問題（薬学理論問題）【衛生】

問 136　ある食品汚染物質の耐容一日摂取量（TDI）は、下図に示した動物試験の結果から得られた無毒性量（NOAEL）に、不確実係数 100 を適用して定められている。この食品汚染物質の TDI（μg/kg 体重 / 日）として、適切な値はどれか。1 つ選べ。

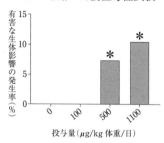

マウスを用いた慢性毒性試験

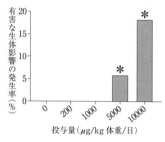

ラットを用いた慢性毒性試験

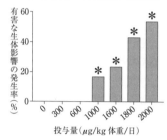

ウサギを用いた発生毒性試験

＊は、それぞれの対照群（投与量 0 μg/kg 体重 / 日）と比較して、統計的に有意な影響であることを示している。

1　1
2　3
3　5
4　6
5　10

▌Approach▌ 耐容一日摂取量（TDI）の計算に関する問題
▌Explanation▌

　　提示された 3 種の毒性試験のうち、マウスを用いた慢性毒性試験において最も高い感受性が認められた。したがって、TDI を求めるための無毒性量（NOAEL）には、マウスを用いた慢性毒性試験で毒性が認められなかった投与量、すなわち 100（μg/kg 体重 / 日）を用いる。

　　TDI = NOAEL ÷ 100（不確実係数）= 100（μg/kg 体重 / 日）÷ 100 = 1（μg/kg 体重 / 日）

Ans.　1

問 137　*In vitro* 遺伝毒性試験に関する記述のうち、正しいのはどれか。**2 つ選べ。**
1　不定期 DNA 合成（UDS）試験は、哺乳類細胞を用いて化学物質による突然変異を評価する方法である。
2　マウスリンフォーマ TK 試験は、哺乳類細胞を用いて化学物質による生殖細胞遺伝毒性を評価する方法である。
3　Ames 試験は、細菌を用いて化学物質による復帰突然変異を評価する方法である。
4　コメットアッセイは、哺乳類細胞を用いて化学物質による DNA 鎖の切断を評価する方法である。
5　小核試験は、細菌を用いて化学物質の染色体異常誘発性を評価する方法である。

▌Approach▌ *In vitro* 遺伝毒性試験に関する問題

■Explanation■

1 × *In vitro* UDS 試験は、哺乳類細胞を用いて DNA 修復能を評価する試験である。

2 × マウスリンフォーマ TK 試験は、マウスリンパ腫細胞のチミジンキナーゼ（TK）遺伝子の変異を指標とする遺伝子突然変異試験である。

3 ○ Ames 試験は、変異型ネズミチフス菌が遺伝子変異により野生型の表現型に復帰することを指標とする遺伝子突然変異試験である。

4 ○ コメットアッセイは、アガロース薄層に固定化した哺乳類細胞をアルカリ条件下で電気泳動することにより DNA 鎖の切断を検出し DNA 損傷を評価する試験である。

5 × 小核試験は、染色体異常の結果、哺乳類細胞に生じる小核を検出する試験である。

Ans. 3、4

問 138　天然及び人工放射性核種に関する記述のうち、正しいのはどれか。**2 つ**選べ。

1 食品から摂取される天然放射性核種の中で、最も量が多いのは ^{40}K である。

2 ^{40}K は、α 線を放出して崩壊する。

3 体内に取り込まれた人工放射性核種 ^{137}Cs は、生体内で筋肉（全身）に集積する。

4 物理学的半減期が 28.8 年である ^{90}Sr の生物学的半減期を 50 年とすると、実効半減期は 31.2 年となる。

5 ^{226}Ra などの天然放射性核種から放出される α 線は、β^- 線及び γ 線と比較して、体内被曝による生体損傷が小さい。

■Approach■　電離放射線の生体影響に関する問題

■Explanation■

1 ○

2 × ^{40}K の約 89%は β^- 壊変により ^{40}Ca に、約 11%は軌道電子捕獲により ^{40}Ar に変化する。

3 ○ ^{137}Cs は体内でカリウムと似た挙動を示すため全身に集積する。

4 × 実効半減期、物理学的半減期、生物学的半減期は以下の関係にある。

$$\frac{1}{\text{実効半減期}} = \frac{1}{\text{物理学的半減期}} + \frac{1}{\text{生物学的半減期}}$$

実効半減期：生物学的半減期と物理学的半減期の両方を考慮した半減期

（生体内に摂取された放射性物質の生体内での放射能の半減期）

物理学的半減期：壊変により放射能が半分になるまでの時間

生物学的半減期：体内の放射性核種が代謝、排泄によって半分になるまでの時間

^{90}Sr は、物理学的半減期が 28.8 年、生物学的半減期が 50 年であることから、上記の計算式により実効半減期は約 18.3 年となる。なお実効半減期は、物理学的半減期、生物学的半減期より短くなるため、選択肢 4 は計算をしなくても正誤を判別できる。

5 × α 線は、β^- 線および γ 線と比較して、体内被曝による生体損傷が大きい。

Ans. 1、3

物理・化学・生物

衛生

薬理

薬剤

病態・薬物治療

法規・制度・倫理

実務

問 139　上水道における浄水処理に関する記述のうち、正しいのはどれか。<u>2つ選べ</u>。
1　凝集沈殿とろ過処理の間に行う塩素処理を前塩素処理という。
2　水中のアンモニウムイオンは、塩素消費量増加の原因となる。
3　不連続点塩素処理の目的は、トリハロメタンの生成を抑制することである。
4　オゾンによる高度浄水処理では、臭気物質などが酸化分解により除去される。
5　水中のアルカリ分と硫酸アルミニウムが反応して、水酸化アルミニウムゲルが生成し、沈降性のフロックが形成される。

▌Approach▌　水の浄水法、塩素処理に関する問題
▌Explanation▌
1　×　凝集沈殿とろ過処理の間に行う塩素処理を中間塩素処理という。
2　×　水中にアンモニウムイオンが存在する場合、結合残留塩素が生成されるため塩素消費量は変わらないが、遊離残留塩素を生成させるためにより多くの塩素注入量が必要となる。つまり塩素要求量増加の原因となる。

アンモニウムイオンが存在する場合の塩素注入量と
検出される総残留塩素濃度との関係

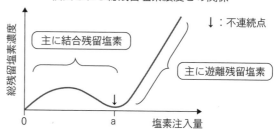

図の場合、塩素消費量は 0、塩素要求量は a である。

3　×　不連続点塩素処理の目的は、遊離残留塩素を確実に残留させることである。
4　○　オゾンの強い酸化力により、水中にある種々の有機物（カビ臭物質、着色の原因となる物質、農薬類など）が分解される。
5　○

Ans.　4、5

問 140　大気中の窒素酸化物に関する記述のうち、正しいのはどれか。<u>2つ選べ</u>。
1　大気中の窒素酸化物は水分と反応して、酸性雨の原因となる。
2　サーマル NOx は、化石燃料中の窒素化合物の燃焼に由来する。
3　大気中の窒素酸化物は、非メタン炭化水素と反応して、光化学オキシダントの原因となる。
4　大気中へ排出される窒素酸化物は、大気汚染防止法により施設単位の排出基準に基づく規制（K 値規制）が行われている。
5　2010 年度以降における二酸化窒素の大気環境基準の達成率は、一般環境大気測定局（一般局）、自動車排出ガス測定局（自排局）のいずれにおいても約 80％で推移している。

▌Approach▌　大気汚染物質の推移、発生源、規制に関する問題

▌Explanation▐
1 ○ 窒素酸化物および硫黄酸化物が酸性雨の原因となる。
2 × サーマル NOx は大気中の窒素の燃焼に由来する。フューエル NOx は、化石燃料中の窒素化
合物に由来する。
3 ○
4 × 大気中に放出される硫黄酸化物が、K 値規制の対象となる。
5 × 2010 年以降、二酸化窒素の大気環境基準の達成率は 95％以上の高いレベルである。

Ans. 1、3

問 141 室内環境と健康に関する記述のうち、正しいのはどれか。2 つ選べ。
1 ヒョウダニの死骸や排泄物は、気管支ぜん息や鼻炎などのアレルギー性疾患の原因となる。
2 暖房器具の不完全燃焼で生成する一酸化炭素は、一酸化窒素よりもヘモグロビンに対する親和
性が高い。
3 レジオネラ属菌が混入したエアロゾルを吸入すると、日和見感染症として肺炎を引き起こすこ
とがある。
4 総揮発性有機化合物（TVOC）の暫定目標値は、室内空気汚染物質の毒性を基に定められている。
5 化学物質の室内濃度指針値は、それぞれの化学物質がシックハウス症候群を引き起こす閾値に
不確実係数を適用して定められている。

▌Approach▐ 室内環境と健康との関係に関する問題
▌Explanation▐
1 ○
2 × 一酸化炭素は、ヘモグロビンに対して酸素の 200 ～ 300 倍高い親和性を示す。一方、一酸化
窒素のヘモグロビンへの親和性は、酸素の数十万倍強い。いずれも血液の酸素運搬能力を低下
させる。
3 ○
4 × 総揮発性有機化合物（TVOC：Total Volatile Organic Compounds）暫定目標値は、国内にお
ける室内 VOC 濃度の実態調査の結果を用いて、合理的に達成できる低い値となっている。毒
性学的知見から決定したものではなく、個別の VOC 指針値とは独立して扱うべきものである。
5 × 化学物質の室内濃度指針値は、現状において入手可能な科学的知見に基づき、人がその化学
物質の示された濃度以下の曝露を一生涯受けたとしても、健康への有害な影響を受けないであ
ろうとの判断により設定された値である。シックハウス症候群を引き起こす閾値との関係はな
い。

Ans. 1、3

一般問題（薬学理論問題）【法規・制度・倫理】

> **問 142** 薬剤師法に規定されている薬剤師の業務に関する記述のうち、正しいのはどれか。**2つ選べ。**
> 1 調剤に従事する薬剤師は、調剤の求めがあった場合には、正当な理由がなければ、調剤を断ってはならない。
> 2 処方箋中の疑わしい点について、処方医と連絡がとれない場合には、照会せずに調剤することができる。
> 3 薬局以外の場所では、いかなる場合も、販売又は授与の目的で調剤することはできない。
> 4 医師などの処方箋によらなければ、販売又は授与の目的で調剤することはできない。
> 5 調剤に従事する薬剤師は、薬剤師免許を携帯しなければ調剤できない。

■ Approach ■　薬剤師の業務に関する薬剤師法の規定とその意義に関する問題

■ Explanation ■

1 ○　薬剤師法第21条の規定。薬剤師一般ではなく「調剤に従事する薬剤師」といった薬剤師の専門性に係る義務と心得ること。

2 ×　同法第24条の規定。処方箋中に疑義があるときは、当該処方箋を交付した医師・歯科医師・獣医師（処方箋を交付した医師等本人であること）に照会して、疑義を確かめた後でなければ、その処方箋によって調剤してはならない。

3 ×　同法第22条の規定。受療者の居宅等において厚生労働省令で定める範囲の調剤業務を行うことができる。また、医薬品医療機器等法第2条第12項によれば病院・診療所の調剤所は厳密には薬局ではないが、薬剤師が調剤業務を行う場所である。

4 ○　同法第23条の規定。薬剤師は、医師、歯科医師又は獣医師の処方せんによらなければ、販売又は授与の目的で調剤してはならない。

5 ×　薬剤師法上、業務に際しての免許証携帯義務は課されていない。

Ans.　1、4

> **問 143** 医薬品の開発における臨床試験に関する記述のうち、正しいのはどれか。**1つ選べ。**
> 1 第Ⅰ相試験の主な目的は、用法・用量を決定することである。
> 2 前期第Ⅱ相試験の主な目的は、薬物動態試験の実施である。
> 3 後期第Ⅱ相試験の主な目的は、臨床薬理試験の実施である。
> 4 第Ⅲ相試験の主な目的は、検証的試験の実施である。
> 5 第Ⅳ相試験の主な目的は、効能・効果を追加することである。

■ Approach ■　医薬品の臨床開発および市販後の臨床試験に関する問題

■ Explanation ■

　　医薬品の開発過程で実施される臨床試験を治験といい、「医薬品、医療機器及び再生医療等製品の製造販売承認を受けるために提出すべき資料のうち臨床試験の試験成績に関する資料の収集を目的とする試験」（医薬品医療機器等法第2条第17項）と定義される。通常、第Ⅰ相試験、第Ⅱ相試験、第Ⅲ相試験と順次実施され、その実施の際にはGCP省令の遵守が必要である。また、第Ⅳ相試験は医薬品の承認後に実施される試験〔市販後（製造販売後）臨床試験〕で、治験ではない。

1 ×　第Ⅰ相試験の主な試験は臨床薬理試験であり、忍容性の評価、薬物動態、薬力学的検討等を目的とする。通常は健康成人（男性）を被験者とするが、毒性の高い被験薬（抗悪性腫瘍薬等の候補物質）では、患者を被験者とする。

2　×　第Ⅱ相試験の代表的な試験は探索的試験であり、目標効能に対する探索的使用、次の試験のための用法用量の推測、検証的試験のデザイン、エンドポイント（評価項目）、方法論の根拠を得ることが目的とされる。端的にいえば、第Ⅲ相試験における適切な用法・用量の探索が目的である。通常は、前期と後期に分けて実施される。

3　×　後期第Ⅱ相試験は第Ⅲ相試験での推奨用法・用量の探索と関連情報を得ることを目的とし、前期第Ⅱ相試験で得られた情報（少数被験者データ）に基づく用量範囲、比較的多数の被験者に対して用量反応試験が行われる。

4　○　第Ⅲ相試験の目的は、後期第Ⅱ相試験で探索した推奨用法・用量での被験薬の治療上の利益の検証であり、「検証試験」ともよばれる。治療上の利益の検証には、①有効性の証明／確認、②安全性プロフィールの確立、③承認取得を支持するリスク・ベネフィット関係評価のための十分な根拠を得ること、等が含まれる。通常は比較的大人数の被験者を対象としてランダム化二重盲検比較試験（Randomized Clinical Trial；RCT）を実施する。

5　×　第Ⅳ相試験（製造販売後臨床試験）の目的は、承認された医薬品の効能・効果に関連した一般的な患者又は特殊な患者集団及び（又は）環境によるリスク・ベネフィットの関係について理解をより確実にすること、より出現頻度の低い副作用の検出等である。治験ではなく、承認後に製造販売業者により実施され、その実施には GCP 省令及び GPSP 省令の遵守が必要である。

〈参考資料〉「臨床試験の一般指針」（平成 10 年 4 月 21 日医薬審第 380 号）

Ans.　4

問 144　医薬品リスク管理計画に関する説明のうち、正しいのはどれか。**2 つ選べ。**
1　GCP 省令に基づき、医薬品の製造販売後のリスクとベネフィットを評価する。
2　安全性検討事項として、重要なリスクを特定し、それに対して安全性監視計画とリスク最小化計画を策定・実施する。
3　安全性検討事項には、特定されたリスクに加え、潜在的なものや不足情報も含まれる。
4　安全性監視計画には、添付文書の作成や改訂が含まれる。
5　リスク最小化計画には、副作用・感染症報告制度に基づく副作用評価が含まれる。

▐ Approach ▐　医薬品のリスク管理計画（RMP）に関する問題

▐ Explanation ▐

　リスク管理計画（RMP）とは、「安全確保業務のうち、医薬品の製造販売業者が、安全性及び有効性に関し特に検討すべき事項（安全性検討事項）を有する医薬品について、その安全性及び有効性に係る情報収集、調査、試験（以上、安全性監視活動）、その他医薬品を使用することに伴うリスクの最小化を図るための活動（以上、リスク最小化活動）を実施するとともに、その結果に基づく評価及びこれに基づく必要な措置を講ずることにより、当該医薬品の安全性及び有効性に係る適切なリスク管理を行うもの」（GVP 省令第 2 条第 3 項）である。

　処方箋医薬品（新医薬品、バイオ後続品、後発医薬品のうち先発医薬品の RMP が公表されているもの）の承認条件として付される。また、製造販売後に安全性に関する新たな懸念が判明した場合にも RMP の作成が求められる。

〈参考〉RMP 全体のイメージ

　　　https://www.pmda.go.jp/safety/info-services/drugs/items-information/rmp/0002.html

1　×　医薬品製造販売業者が行う安全確保業務に属するものであるから GVP 省令に基づく。

2　○　RMP では、安全性監視計画とリスク最小化計画の策定・実施のため、安全性検討事項とし

て重要なリスクの特定を行う。

3　○　RMP の安全性検討事項には、「重要な特定されたリスク」の他に、「重要な潜在的リスク」および「重要な不足情報」がある。

4　×　添付文書の作成や改訂は患者向医薬品ガイドとともに、リスク最小化計画に含まれる。

5　×　副作用・感染症報告制度に基づく副作用評価は、安全性監視計画に含まれる。

Ans.　2、3

問 145　次の分類のうち、コンタクトレンズが該当するのはどれか。1 つ選べ。
1　高度管理医療機器
2　管理医療機器
3　一般医療機器
4　再生医療等製品
5　医薬部外品

■Approach■　医薬品医療機器等法の規制物の定義に関する問題
■Explanation■

1　○　高度管理医療機器の定義（医薬品医療機器等法第 2 条第 5 項）：医療機器であって、副作用又は機能の障害が生じた場合において人の生命及び健康に重大な影響を与えるおそれがあることからその適切な管理が必要なもの（厚生労働大臣が指定するもの）

該当品目例：コンタクトレンズ（カラーコンタクトレンズ）、人工骨、人工角膜、バルーンカテーテル、透析器など

2　×　管理医療機器の定義（医薬品医療機器等法第 2 条第 6 項）：高度管理医療機器以外の医療機器のうち、副作用又は機能の障害が生じた場合において人の生命及び健康に影響を与えるおそれがあることからその適切な管理が必要なもの（厚生労働大臣が指定するもの）

該当品目例：電子体温計、補聴器、手術用手袋、MR 装置、電子内視鏡、消化器用カテーテル、超音波診断装置など

3　×　一般医療機器の定義（医薬品医療機器等法第 2 条第 7 項）：高度管理医療機器及び管理医療機器以外の医療機器であって、副作用又は機能の障害が生じた場合においても、人の生命及び健康に影響を与えるおそれがほとんどないもの（厚生労働大臣が指定するもの）

該当品目例：メス、ピンセット、はさみ、ガーゼ、脱脂綿、ギプス、家庭用救急絆創膏、注射針、血圧計、聴診器、X 線フィルムなど

4　×　再生医療等製品の定義（医薬品医療機器等法第 2 条第 9 項）：次に掲げる物（医薬部外品及び化粧品を除く。）であって、政令で定めるものをいう。
　一　次に掲げる医療又は獣医療に使用されることが目的とされている物のうち、人又は動物の細胞に培養その他の加工を施したもの：
　　イ　人又は動物の身体の構造又は機能の再建、修復又は形成
　　ロ　人又は動物の疾病の治療又は予防
　二　人又は動物の疾病の治療に使用されることが目的とされている物のうち、人又は動物の細胞に導入され、これらの体内で発現する遺伝子を含有させたもの

5　×　医薬部外品の定義（医薬品医療機器等法第 2 条第 2 項）：次に掲げる物であって人体に対する作用が緩和なものをいう（機械器具等でないもの）。

一　次のイからハまでに掲げる目的のために使用される物
　　イ　吐きけその他の不快感又は口臭若しくは体臭の防止
　　ロ　あせも、ただれ等の防止
　　ハ　脱毛の防止、育毛又は除毛
二　人又は動物の保健のためにするねずみ、はえ、蚊、のみその他これらに類する生物の防除
　　の目的のために使用される物
三　人又は動物の疾病の診断、治療又は予防に使用されること、若しくは人又は動物の身体の
　　構造又は機能に影響を及ぼすことを目的として使用されるもののうち、厚生労働大臣が指定
　　するもの

Ans.　1

問 146　医薬品である覚醒剤原料について、薬局における法令に基づく取扱いとして、正しいのは
どれか。**2つ選べ。**
1　かぎをかけて薬品庫に保管する。
2　麻薬と一緒に保管できる。
3　薬局で調剤するためには、覚醒剤施用機関としての指定を受ける必要がある。
4　処方箋に基づき調剤し、患者に譲渡することができる。
5　使用期限が切れた調剤前のものを廃棄した場合、30日以内に都道府県知事に届け出る。

▊Approach▊　薬局における医薬品である覚醒剤原料の取扱いに関する問題

▊Explanation▊

1　○　覚醒剤原料は、保管場所として届け出た場所又はそれぞれの業務が行われる場所で、かつか
　　　ぎをかけた場所（薬品庫等）に保管する。（覚醒剤取締法第30条の12）
2　×　麻薬と一緒に保管できるのは「覚醒剤」である。医薬品である覚醒剤原料は、一般的な医薬
　　　品に該当するので、麻薬と一緒に保管することはできない。
3　×　薬局は、医薬品である覚醒剤原料については覚醒剤原料取扱者等の指定を受けることなく、
　　　所持・譲渡・譲受、及び取り扱い（所属する薬剤師に調剤させる、保管する）が可能である。（同
　　　法第30条の11）
　　　　ただし、薬局が覚醒剤原料を用いて製造、製造販売を行う場合は覚醒剤原料取扱者等の指定
　　　を受けなければならない。なお、覚醒剤施用機関とは、都道府県知事の指定を受けて覚醒剤の
　　　施用を行う病院又は診療所である。（同法第2条第3項）
4　○　解説3参照。
5　×　使用期限に関係なく調剤前の医薬品である覚醒剤原料、誤調剤した医薬品である覚醒剤原料
　　　等については、あらかじめ所在地の都道府県知事に「覚醒剤原料廃棄届出書」を届け出て、所
　　　管の都職員等の立会いの下で廃棄する。（同法第30条の13）
　　　　一方、患者等から返却された交付・調剤済の医薬品である覚醒剤原料を廃棄する場合は、管
　　　理薬剤師等の複数の職員の立ち合いの下で行い、廃棄後30日以内に「交付又は調剤済みの医
　　　薬品である覚醒剤原料廃棄届出書」を届け出る。（同法第30条の14）
　　　　なお、覚醒剤原料（再使用不可）を譲受した場合は、廃棄前に速やかに「交付又は調剤済み
　　　の医薬品である覚醒剤原料譲受届出書」を届け出なければならない。（同法第30条の9）

Ans.　1、4

問147　個人情報の保護に関する法律（個人情報保護法）に関する記述のうち、正しいのはどれか。**2つ選べ。**
1　個人情報の取り扱いが5,000件未満の薬局は、個人情報取扱事業者に該当しない。
2　健康保険法に基づく保険者番号及び被保険者等記号・番号は、個人情報に該当しない。
3　「匿名加工情報」とは、本人の人種、信条、社会的身分、病歴等の特に配慮を要する個人情報をいう。
4　個人情報取扱事業者は、偽りその他不正の手段により個人情報を取得してはならない。
5　個人情報取扱事業者は、原則、あらかじめ本人の同意を得ないで、個人データを第三者に提供してはならない。

▌Approach▌　薬剤師の個人情報保護のありかたに関する問題
▌Explanation▌
1　×　個人情報の保護に関する法律（個人情報保護法）第2条第5項：「個人情報取扱事業者とは、個人情報データベース等を事業の用に供している者をいう。」とされ、除外要件は①国の機関、②地方公共団体、③独立行政法人等、④地方独立行政法人であることのみであり、情報取扱件数による除外は規定されていない。
2　×　同法第2条第1項：個人情報とは生存する個人に関する情報であり、①氏名、生年月日その他の記述等により特定の個人を識別することができるもの。②個人識別符号が含まれるもののいずれかに該当するものとされ、保険者番号や、被保険者等記号・番号は個人識別符号に該当する。
3　×　同法第2条第9項：「匿名加工情報」とは、個人情報の区分に応じて定められた措置を講じて特定の個人を識別することができないように個人情報を加工して得られる個人に関する情報であって、当該個人情報を復元することができないようにしたものをいう。問題文の記述は「要配慮個人情報」（同法第2条第3項）についてのものである。
4　○　同法第17条。個人情報取扱事業者の適正情報取得義務を定める。
5　○　同法第23条。個人情報取扱事業者における第三者提供の制限。

Ans.　4、5

問148　医療法に関する記述のうち、正しいのはどれか。**2つ選べ。**
1　診療所は、専任薬剤師を置かなければならない。
2　病院は、20人以上の患者を入院させるための施設を有する。
3　地域医療支援病院の承認要件には、救急医療を提供する能力が含まれる。
4　特定機能病院の承認要件には、特定臨床研究に関する計画を立案し、実施する能力が含まれる。
5　臨床研究中核病院の承認要件には、高度の医療を提供する能力が含まれる。

▌Approach▌　医療法に規定される医療提供施設の種類と定義に関する問題
▌Explanation▌
1　×　医療法施行規則第6条の6：病院又は医師が常時3人以上勤務する診療所に専属の薬剤師を置くこととされ、薬剤師設置義務は診療所全般に係るものではない。また、薬剤師設置義務は医療法第18条但し書き部分に「病院又は診療所所在地の都道府県知事の許可を受けた場合は、この限りでない。」と解除要件が定められている。

2　○　医療法第1条の5：病院とは、医師又は歯科医師が、公衆又は特定多数人のため医業又は歯科医業を行う場所であって、20人以上の患者を入院させるための施設を有するもの。

3　○　医療法第4条第1項各号：地域医療支援病院の承認要件。なお、地域医療支援病院の承認は管轄する都道府県知事が都道府県医療審議会の諮問に基づき行う。

4　×　特定臨床研究の計画立案・実施能力は、臨床研究中核病院の承認要件（医療法第4条の3第1項第1号）。なお、臨床研究中核病院の承認は社会保障審議会の諮問に基づき厚生労働大臣が行う。

5　×　高度医療提供能力は特定機能病院の承認要件（医療法第4条の2第1項第1号）。なお、特定機能病院の承認は社会保障審議会の諮問に基づき厚生労働大臣が行う。

Ans.　2、3

問 149　介護保険制度に関する記述のうち、正しいのはどれか。**2つ**選べ。
1　高齢者の介護を社会全体で支え合う仕組みとして導入された。
2　財源は税金と40歳以上の国民が負担する保険料である。
3　薬剤師は、実務経験無しで、介護支援専門員の資格を取得できる。
4　ケアプランは、かかりつけの医師が作成する。
5　介護サービスを受けるために支給される金額は、年齢によって限度額が決まっている。

Approach　介護保険制度のしくみに関する問題

Explanation
1　○　介護保険法第1条（目的）：国民の共同連帯の理念に基づき介護保険制度を設ける。

2　○　介護保険制度は市町村・特別区を保険者とする社会保険方式で運用され、被保険者（当該市区町村に住民登録している40歳以上の者）の支払う保険料と国および都道府県の援助（税金）並びに市区町村の特別会計（税金）を主たる財源とする。

3　×　介護保険法第69条の2：省令で定める実務経験が必要である。現況では保健医療福祉分野での実務経験が5年以上である者。

4　×　介護保険法第7条第5項：要介護者等のニーズと支給額に照らしてケアプランを作成するのは介護支援専門員の専門性に合致する。

5　×　保険者である市区町村が行う認定審査を受け、認定された区分によって支給額が決定される。
〈参考資料〉介護保険制度の概要（厚生労働省老健局、令和3年5月）
https://www.mhlw.go.jp/content/000801559.pdf

Ans.　1、2

> **問 150**　新規感染症予防のために新しいワクチンが開発された。臨床試験ではワクチン接種群では 2 万人のうち 10 人が発症、プラセボ接種群では 2 万人のうち 200 人が発症し、ワクチンの有効率は 95％であった。この新しいワクチンの接種費用は 1 人当たり 1 万円で、その他の費用は考慮しない場合、このワクチンの増分費用効果比（1 人の発症を防ぐための費用）として、最も近い値はどれか。1 つ選べ。
>
> 1　1 万円 / 人
> 2　10 万円 / 人
> 3　20 万円 / 人
> 4　100 万円 / 人
> 5　200 万円 / 人

■ Approach ■　医薬品の費用対効果に関する問題

■ Explanation ■

　費用効果分析では、新たな医療技術や医薬品について、既存のもの（比較対照）に対して、費用と健康上のアウトカムを比較して検討する。アウトカム 1 単位当たりの増分費用を求め、この増分費用を増分効果で割ったものが増分費用効果比（incremental cost-effectiveness ratio：ICER）で、ICER の値が小さいほど、費用対効果に優れることになる。

$$ICER = \frac{新しい治療法のコスト - 従来の治療法（対照）のコスト}{新しい治療法のアウトカム - 従来の治療法（対照）のアウトカム}$$

　本問での ICER は「1 人の発症を防ぐための費用」であるため、ここでのアウトカムの指標は発症しなかった人数（ワクチンの発症予防効果）である。

　ワクチン接種群（2 万人）およびプラセボ接種群（対照群、2 万人）の費用はそれぞれ 2 億円（2 万人×1 万円）および 0 円（ワクチン接種費用以外の費用は考慮しないとされているため）である。また、ワクチンによる発症予防効果は、ワクチン接種群とプラセボ接種群（対照群）のそれぞれで発症しなかった人数（それぞれ 19,990 人および 19,800 人）の差である。この差の 190 人がワクチンにより発症が予防された人数（予防効果）である。このため、以下の式のとおり、約 105 万円となる。

　（2 億円 － 0 円）/ 190 人 ＝ 1,052,631.6 円 / 1 人

Ans.　4

【薬理、薬剤、病態・薬物治療】

◎指示があるまで開いてはいけません。

注 意 事 項

1 試験問題の数は、**問１５１から問１９５までの４５問**。
１５時５０分から１７時４５分までの１１５分以内で解答すること。

2 解答方法は次のとおりである。

(1) 一般問題（薬学理論問題）の各問題の正答数は、**問題文中に指示されている**。
問題の選択肢の中から答えを選び、次の例にならって答案用紙に記入すること。
なお、問題文中に指示された正答数と**異なる数を解答すると、誤りになる**から
注意すること。

（例）**問500** 次の物質中、常温かつ常圧下で液体のものはどれか。**2つ**選べ。

1 塩化ナトリウム 2 プロパン 3 ベンゼン
4 エタノール 5 炭酸カルシウム

正しい答えは「**3**」と「**4**」であるから、答案用紙の

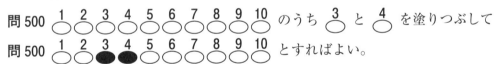

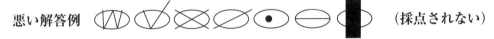とすればよい。

(2) 解答は、◯の中全体をＨＢの鉛筆で濃く塗りつぶすこと。塗りつぶしが薄い
場合は、解答したことにならないから注意すること。

悪い解答例 ⊘ ⊘ ⊗ ⊘ ⊙ ⊖ ▮ （採点されない）

(3) 解答を修正する場合は、必ず「消しゴム」で跡が残らないように完全に消すこと。
鉛筆の跡が残ったり、「 ⬭ 」のような消し方などをした場合は、修正又は解
答したことにならないから注意すること。

(4) 答案用紙は、折り曲げたり汚したりしないよう、特に注意すること。

3 設問中の科学用語そのものやその外国語表示（化合物名、人名、学名など）には
誤りはないものとして解答すること。ただし、設問が科学用語そのもの又は外国語
の意味の正誤の判断を求めている場合を除く。

4 問題の内容については質問しないこと。

一般問題（薬学理論問題）【薬理】

問 151　細胞内情報伝達系に関する記述のうち、正しいのはどれか。<u>2つ</u>選べ。

1　ヒスタミン H_1 受容体が刺激されると、Gs タンパク質を介してアデニル酸シクラーゼが活性化される。

2　インスリン受容体が刺激されると、インスリン受容体 β サブユニットの自己リン酸化が起こる。

3　インターフェロン α（IFN-α）受容体が刺激されると、JAK（ヤヌスキナーゼ）のチロシンキナーゼが活性化される。

4　オピオイド μ 受容体が刺激されると、Gq タンパク質を介してホスホリパーゼ C が活性化される。

5　心房性ナトリウム利尿ペプチド（ANP）受容体が刺激されると、可溶性グアニル酸シクラーゼが活性化される。

▌Approach▐　受容体と細胞内情報伝達に関する問題

▌Explanation▐

1　×　Gs タンパク質を介してアデニル酸シクラーゼを活性化させるのは、アドレナリン β 受容体やヒスタミン H_2 受容体などである。ヒスタミン H_1 受容体は Gq タンパク質共役型で、刺激されると、ホスホリパーゼ C が活性化してホスファチジルイノシトール代謝回転が亢進する。その結果、イノシトール三リン酸が産生されて細胞内 Ca^{2+} を増加させるとともに、ジアシルグリセロールが産生されてプロテインキナーゼ C を活性化させる。

2　○　インスリン受容体は、インスリン結合部位を有する α サブユニットと、細胞膜を貫通し、細胞質にチロシンキナーゼを内蔵する β サブユニットが、ジスルフィド結合で結ばれたヘテロ四量体である。インスリン受容体が刺激されると、β サブユニットのチロシンキナーゼが活性化され、自己リン酸化が起こる。

3　○　インターフェロン（IFN）は、IFN-α、IFN-β などの I 型と、IFN-γ の II 型に大別される。IFN-α が I 型受容体を刺激すると、JAK（ヤヌスキナーゼ）のチロシンキナーゼが活性化して STAT のリン酸化を引き起こす。その結果、IFN 誘導遺伝子を発現させ、抗ウイルス作用や免疫調整作用を発揮する。

4　×　Gq タンパク質を介してホスホリパーゼ C を活性化するのは、ヒスタミン H_1 受容体などである（解説 1 参照）。オピオイド μ 受容体は Gi タンパク質共役型で、刺激されると、アデニル酸シクラーゼが抑制されて細胞内サイクリック AMP が減少する。

5　×　可溶性グアニル酸シクラーゼを直接活性化する薬物にはリオシグアトがある。心房性ナトリウム利尿ペプチド(ANP)受容体が刺激されると、膜結合型グアニル酸シクラーゼが活性化される。

Ans.　2、3

問 152　薬物依存及びその治療薬に関する記述のうち、正しいのはどれか。<u>2つ</u>選べ。

1　身体依存は、薬物の反復使用により、その効果が減弱し目的の効果を得るために増量しなければならなくなった状態である。

2　コカインの長期連用は、精神依存を起こすが、身体依存を起こしにくい。

3　慢性疼痛下のがん患者に適正に使用されたモルヒネは、精神依存を起こしにくい。

4　依存性薬物は、脳内報酬系におけるドパミン作動性神経を抑制する。

5　ジスルフィラムは、グルタミン酸 NMDA 受容体を遮断して飲酒欲求を抑制する。

▌Approach▌　薬物依存とその治療薬に関する問題

▌Explanation▌

1　×　耐性についての記述である。休薬すると、退薬症状を発現する状態のことを身体依存と呼ぶ。連用によって、ある薬物の有する特定の薬理作用が長時間にわたって発現し続けた場合、生体はその状態に適応した状態となり、その作用が消失または減弱すると、様々な病的症候（退薬症状）が現れる。

2　○　コカインは、アドレナリン作動性神経終末におけるノルアドレナリン（NA）再取り込みを阻害してシナプス間隙の NA 量を増加させることで、中枢興奮作用を示す。一般に、中枢神経系を抑制することで精神に影響を及ぼす薬物は、精神依存と身体依存の両方を形成するが、コカインなどの中枢神経興奮薬は、身体依存を形成しにくいとされる。

3　○　慢性的な疼痛にさらされているがん患者では、モルヒネによる依存が形成しにくいことが明らかとなっており、がん疼痛治療には積極的にモルヒネなどのオピオイド系鎮痛薬を使用することが推奨されている。慢性的な痛み刺激により、薬物嫌悪性に関わる κ オピオイド神経系が活性化され、モルヒネによる依存が形成しにくくなっていると考えられている。

4　×　依存性薬物は、脳内報酬系におけるドパミン作動性神経を活性化し、多幸感を発現することで、薬物依存を起こす。

5　×　アルコール依存症の患者脳内で亢進したグルタミン酸 NMDA 受容体を遮断することで、飲酒欲求を抑制するのは、アカンプロサートである。ジスルフィラムは、アルデヒド脱水素酵素を阻害してアセトアルデヒドを体内に蓄積し、飲酒時の不快な症状（悪心・嘔吐、頭痛、動悸など）を生じさせ、嫌酒効果を示す。

Ans.　2、3

問 153　自律神経系に作用する薬物に関する記述のうち、正しいのはどれか。2 つ選べ。

1　メチルエフェドリンは、交感神経終末からのノルアドレナリンの遊離を抑制することで、血管平滑筋の収縮を抑制する。

2　ナフトピジルは、アドレナリン β₂ 受容体を刺激することで、子宮平滑筋を弛緩させる。

3　イプラトロピウムは、アセチルコリン M₁ 受容体を刺激することで、気管支平滑筋を弛緩させる。

4　メペンゾラートは、アセチルコリン M₃ 受容体を遮断することで、下部消化管平滑筋の痙れん性収縮を抑制する。

5　アコチアミドは、アセチルコリンエステラーゼを阻害することで、低下した消化管運動を改善する。

▌Approach▌　自律神経系に作用する薬物に関する問題

▌Explanation▌

1　×　メチルエフェドリンは、交感神経終末からノルアドレナリンを遊離させることで、アドレナリン α 受容体および β 受容体を間接的に刺激するほか、アドレナリン受容体（主に β 受容体）を直接刺激する作用を有する。

2　×　ナフトピジルは、選択的にアドレナリン α₁D 受容体を遮断することで、尿道平滑筋を弛緩させ、排尿困難を改善する。アドレナリン β₂ 受容体を刺激することで、子宮平滑筋を弛緩させるのは、リトドリンなどである。

3　×　イプラトロピウムは、気道平滑筋のアセチルコリン M₃ 受容体を遮断することで、副交感神

経の緊張亢進による気管支収縮を抑制する。

4　○　メペンゾラートは、下部消化管に対して比較的選択的に作用する。下部消化管平滑筋のアセチルコリン M_3 受容体を遮断することで、副交感神経の緊張亢進による腸管収縮を抑制する。

5　○　アコチアミドは、アセチルコリン（ACh）エステラーゼを阻害することで、ACh 分解を抑制する。これにより増加した ACh は、胃平滑筋のアセチルコリン M_3 受容体を刺激して胃運動を亢進させることで、機能性ディスペプシアで低下した胃運動および胃排出能を改善する。

Ans.　4、5

問 154　中枢性及び末梢性筋弛緩薬に関する記述のうち、正しいのはどれか。<u>2 つ選べ</u>。

1　エペリゾンは、γ-アミノ酪酸 $GABA_B$ 受容体を遮断して、脊髄における多シナプス反射を抑制する。

2　チザニジンは、アドレナリン α_2 受容体を刺激して、脊髄反射を抑制する。

3　ダントロレンは、神経筋接合部のアセチルコリン N_M 受容体を刺激して、持続的な脱分極を引き起こす。

4　ロクロニウムは、神経筋接合部のアセチルコリン N_M 受容体を競合的に遮断する。

5　A 型ボツリヌス毒素は、筋小胞体のリアノジン受容体に作用して、Ca^{2+} 遊離を抑制する。

▌Approach▌　中枢性および末梢性筋弛緩薬の作用機序に関する問題

▌Explanation▌

1　×　エペリゾンは中枢性筋弛緩薬で、脊髄の単シナプス反射と多シナプス反射を抑制するとともに、γ-運動ニューロンを抑制して筋紡錘の感度を下げることで、骨格筋を弛緩させる。$GABA_B$ 受容体を刺激することで、脊髄の単シナプス反射と多シナプス反射を抑制するとともに、γ-運動ニューロンの活性を低下させるのは、バクロフェンである。

2　○　チザニジンは、中枢性アドレナリン α_2 受容体を刺激して脊髄におけるノルアドレナリン遊離を抑制し、脊髄反射（主に多シナプス反射）を抑制することで、骨格筋の緊張を低下させる。

3　×　ダントロレンは、筋小胞体のリアノジン受容体を遮断して Ca^{2+} 遊離を抑制する。神経筋接合部に存在するアセチルコリン N_M 受容体を刺激して、持続的脱分極を起こすのは、スキサメトニウムである。

4　○　ロクロニウムは、神経筋接合部のアセチルコリン N_M 受容体を競合的に遮断することで、アセチルコリン（ACh）による骨格筋収縮を抑制する。

5　×　ダントロレンの機序（解説 3 参照）である。A 型ボツリヌス毒素は、運動神経終末からの ACh の放出を抑制することで、骨格筋を弛緩させる。

Ans.　2、4

物理・化学・生物

衛生

薬理

薬剤

病態・薬物 治療

法規・制度・倫理

実務

問 155 全身麻酔薬及び催眠薬に関する記述のうち、正しいのはどれか。2つ選べ。

1 ゾピクロンは、メラトニン MT_1 受容体を刺激して、概日リズムを整える。
2 ミダゾラムは、γ－アミノ酪酸 $GABA_A$ 受容体の活性化を増強して、鎮静作用を示す。
3 デクスメデトミジンは、オレキシン受容体を遮断して、睡眠・覚醒サイクルを正常化する。
4 ケタミンは、グルタミン酸 NMDA 受容体を遮断して、鎮痛作用を示す。
5 チオペンタールは、オピオイド μ 受容体を刺激して、短時間の麻酔作用を示す。

▌Approach▌ 全身麻酔薬および催眠薬の作用機序に関する問題

▌Explanation▌

1 × ゾピクロンは非ジアゼピン系薬物で、ベンゾジアゼピン系薬物と同様にγ－アミノ酪酸 $GABA_A$ 受容体のベンゾジアゼピン結合部位に作用して、GABA の $GABA_A$ 受容体への結合を促進する。視交叉上核のメラトニン MT_1 および MT_2 受容体を刺激することで、概日リズムを整え、睡眠と覚醒のリズムを正常化するのは、ラメルテオンである。

2 ○ ミダゾラムはベンゾジアゼピン系薬物で、$GABA_A$ 受容体のベンゾジアゼピン結合部位に作用して、$GABA_A$ 受容体の活性化を増強する。その結果、鎮静・催眠作用がもたらされる。

3 × デクスメデトミジンは青斑核のノルアドレナリン作動性神経終末に存在するアドレナリン α_{2A} 受容体を刺激してノルアドレナリン放出を抑制することで、鎮静作用を示す。オレキシン OX_1 および OX_2 受容体を遮断し、オレキシン作動性神経の支配を受けている覚醒神経核を抑制することで、催眠を誘導するのは、スボレキサントである。

4 ○ ケタミンは、非競合的にグルタミン NMDA 受容体を遮断することで、興奮性神経伝達を抑制する。大脳に存在する NMDA 受容体の遮断が麻酔作用に、脊髄後角に存在する二次痛覚ニューロンの NMDA 受容体遮断が鎮痛作用に関わると考えられている。

5 × チオペンタールは超短時間作用型のバルビツレート系薬物で、脳幹網様体賦活系を抑制し、催眠作用を発揮するので、全身麻酔の導入などに用いられる。オピオイド μ 受容体を刺激することで鎮痛作用を発揮し、麻酔の導入・維持に用いられるのは、フェンタニルである。

Ans. 2、4

一般問題（薬学理論問題）【薬理／病態・薬物治療】

問 156-157 22歳女性。近医を受診し、以下の経過を訴えたところ、精神科を紹介された。
「仕事が多忙で残業が続いていたある日、通勤時に電車内で突然動悸が始まり、呼吸困難となり、今にも心臓が止まりそうになり、やっとの思いで次の駅で降りて救急車で病院へ運ばれたが、病院に着く頃には症状はだいぶ落ちついていた。念のため、診察を受けたが身体的には異常はなく、心電図や血液検査でも異常は認められなかった。1週間後、外出した時に、乗っていた電車の中で同じような動悸が始まり、一緒にいた友人に手を握ってもらって何とか我慢して家までたどり着いた。それ以来、発作が怖くて電車に乗れなくなった。電車通勤はやめて親に送り迎えをしてもらい、どうにか仕事には行くことができている。」

問 156（病態・薬物治療）
この疾患の病態と治療に関する記述のうち、正しいのはどれか。**2つ**選べ。
1 薬物治療は原則として一生涯続ける。
2 発作と判断するには、それが起こる状況の特定が必要である。
3 予期不安を合併する場合が多い。
4 恐怖の対象となっている場所や状況に対する曝露療法が有効である。
5 呼吸困難に対して、酸素の投与が必要である。

▮Approach▮ 代表的な神経症であるパニック障害の病態に関する問題
▮Explanation▮

突然の激しい動悸、呼吸困難、発作的な不安、通常20～30分で終息、はパニック発作の典型的症状で、これが繰り返され、予期不安（発作が怖い）や広場恐怖（電車に乗れない）もみられること、検査で特に異常はなかったこと、などから、この女性はパニック障害を発症していると考えられる。

1 × パニック障害は神経症の1つであり、薬物療法が効果を発揮しやすい疾患だが、薬物治療で発作を抑えられるようになったら、精神的アプローチによって不安に向き合う力を強め、薬物に頼りきらない状態を醸し出すことが可能である。

2 × 発作は突然起こるので、特定は困難である。

3 ○ パニック発作を繰り返すことで、「また発作が起こるのではないか」、「発作のせいでコントロールを失ってしまうのではないか」という不安を予期不安といい、パニック障害の症状の1つである。

4 ○ 周到な準備をしたうえで、あえてパニック発作を体験させる曝露療法やグループ内での認知行動療法は、パニック障害に対して薬物療法と同程度の治療効果があることが報告されている。

5 × パニック障害における呼吸困難は過呼吸状態なので、できる限り安心させてゆっくり呼吸するように指示する。紙袋を口にあてて血液中の炭酸ガス濃度を上昇させる方法（ペーパーバッグ法）もあるが、低酸素状態に要注意である。

Ans. 3、4

問 157（薬理）

　この患者の治療に用いられる可能性のある薬物に関する記述のうち、正しいのはどれか。2つ選べ。

1 ロラゼパムは、γ-アミノ酪酸 GABA_A 受容体複合体のベンゾジアゼピン結合部位に結合して、抗不安作用を示す。
2 セルトラリンは、アドレナリン β₁ 受容体を遮断して、発作時の自律神経症状を改善する。
3 エチゾラムは、中枢のヒスタミン H₁ 受容体を選択的に遮断して、静穏作用を示す。
4 アルプラゾラムは、セロトニン 5-HT_{1A} 受容体を刺激して、不安、焦燥、睡眠障害を改善する。
5 パロキセチンは、セロトニンの再取り込みを選択的に阻害して、抑うつ状態を改善する。

Approach 神経症治療薬の作用機序と薬理作用に関する問題

Explanation

1 ○ ロラゼパムは中時間作用型（半減期；12 〜 24 時間）ベンゾジアゼピン（BZD）系薬である。
2 × セルトラリンは選択的セロトニン再取込み阻害薬(SSRI)で、うつ病・うつ状態のほか、パニック障害や外傷後ストレス障害に用いる。
3 × エチゾラムは短時間作用型（半減期；≦ 6 時間）チエノジアゼピン系薬で、作用機序はロラゼパムと同じである。中枢の H₁ 受容体を遮断することで、静穏作用を発揮するのは、ジフェンヒドラミンやヒドロキシジンなどである。
4 × アルプラゾラムは中時間型 BZD 系薬で、作用機序はロラゼパムと同じである。5-HT_{1A} 受容体を刺激して抗不安作用を示すのは、タンドスピロンである。
5 ○ パロキセチンは SSRI で、うつ病・うつ状態のほか、パニック障害、強迫性障害、社会不安障害、外傷後ストレス障害に用いる。

Ans. 1、5

一般問題（薬学理論問題）【薬理】

問 158　アレルギー性疾患の治療に用いられる薬物に関する記述のうち、正しいのはどれか。2つ選べ。

1　オザグレルは、Th2サイトカインの産生を抑制して、鎮痒効果を示す。

2　トラニラストは、ヒスタミン H_1 受容体を遮断して、アレルギー性鼻炎を改善する。

3　プランルカストは、ロイコトリエン受容体を遮断して、気管支ぜん息の発作を予防する。

4　セラトロダストは、トロンボキサン A_2（プロスタノイド TP）受容体を遮断して、気道過敏症の亢進を抑制する。

5　スプラタストは、トロンボキサン合成酵素を阻害して、じん麻疹を改善する。

▌Approach▐　アレルギー性疾患治療薬の作用機序に関する問題

▌Explanation▐

1　×　オザグレルは、トロンボキサン合成酵素を阻害してトロンボキサン A_2（TXA_2）の産生を抑えることで、気道収縮や気道過敏性の亢進を抑制する。2型ヘルパー T（Th2）細胞におけるインターロイキン-4 およびインターロイキン-5（Th2サイトカイン）の産生を抑制し、IgE 抗体の産生や好酸球の浸潤を抑制するのは、スプラタストである。

2　×　トラニラストは、肥満細胞からのケミカルメディエーター（ヒスタミンやロイコトリエン類など）の遊離を抑制することで、抗アレルギー作用を示す。ヒスタミン H_1 受容体を遮断する作用を有するのは、ケトチフェンなどである。

3　○　プランルカストは、ロイコトリエン受容体のうち、$CysLT_1$ 受容体を選択的に遮断することで、気管支ぜん息やアレルギー性鼻炎に用いられる。

4　○　セラトロダストは、TXA_2 のプロスタノイド TP 受容体への結合を競合的に遮断することで、気道収縮や気道過敏性の亢進を抑制する。

5　×　スプラタストの作用機序については、解説1参照。トロンボキサン合成酵素を阻害するオザグレルは、発疹やじん麻疹などの副作用を起こすと報告されている。

Ans.　3、4

一般問題（薬学理論問題）【薬理／病態・薬物治療】

問 159-160　60歳男性。基礎疾患を指摘されたことはない。1週間前から1日に数回めまいを感じるようになった。今朝、強いめまいとふらつきを覚え、救急外来を受診した。来院時の血圧は118/84 mmHg、脈拍数 32 回/分であった。心電図ではP波とQRS波が全く無関係に出現し、PP間隔とRR間隔がそれぞれ一定で、PR間隔は不規則であった。また、P波よりQRS波の出現頻度が少なかった。

問 159（病態・薬物治療）

この患者の初期治療に適切な薬物はどれか。2つ選べ。

1　アミオダロン
2　ニトログリセリン
3　ランジオロール
4　アトロピン
5　イソプレナリン

▌Approach▐　徐脈性不整脈の治療に関する問題

▌Explanation▐

脈拍数が 32 回/分と徐脈であること、心電図でP波とQRS波が無関係、PP・RR間隔一定、P波＜QRS波、などから3度房室ブロック（完全房室ブロック）である可能性が高い。

1　×　アミオダロンは、Vaughan–Williams（VW）分類Ⅲ群（K^+チャネル遮断薬）の頻脈性不整脈治療薬である。
2　×　ニトログリセリンは虚血性心疾患治療薬で、不整脈に適応はない。
3　×　ランジオロールは、VW分類Ⅱ群（β遮断薬）の頻脈性不整脈薬で、同群のエスモロールとともに注射剤である。
4　○　アトロピンは、抗コリン作用を有する徐脈性不整脈治療薬である。
5　○　イソプレナリンは、β受容体を刺激して陽性変時作用（β_1刺激）を有する徐脈性不整脈治療薬である。

Ans.　4、5

問 160（薬理）

抗不整脈薬に関する記述のうち、正しいのはどれか。2つ選べ。

1　ニフェカラントは、K^+チャネルを遮断して、心筋の活動電位の持続時間を延長する。
2　ピルシカイニドは、アドレナリンβ_1受容体を遮断して、不応期を延長する。
3　ベラパミルは、Ca^{2+}チャネルを遮断して、房室伝導速度を低下させる。
4　プロカインアミドは、Na^+チャネル及びK^+チャネルを遮断して、心電図のQT間隔を短縮する。
5　ジルチアゼムは、Na^+チャネルを遮断して、心筋の活動電位の立ち上がり（第0相）を抑制する。

▌Approach▐　抗不整脈薬の作用機序と薬理作用に関する問題

■Explanation■

1　○　ニフェカラントは、VW分類Ⅲ群に分類され、K$^+$チャネルを遮断して心筋細胞の再分極を遅らせることで、活動電位持続時間を延長させる。

2　×　ピルシカイニドは、VW分類Ⅰc群（Na$^+$チャネル遮断薬）に分類され、選択的にNa$^+$チャネルを遮断する。β_1受容体を遮断して心抑制を起こすことで、不応期を延長させるのは、アテノロールなどである。

3　○　ベラパミルは、VW分類Ⅳ群（電位依存型L型Ca^{2+}チャネル遮断薬）に分類され、心臓の刺激伝導系細胞の電位依存性L型Ca^{2+}チャネルを遮断することで、房室伝導速度を低下させる。

4　×　プロカインアミドは、VW分類Ⅰa群（Na$^+$チャネル・K$^+$チャネル遮断薬）に分類される。K$^+$チャネル遮断作用により、心筋の活動電位持続時間が延長し、心電図のQT間隔延長が生じる。

5　×　ジルチアゼムは、ベラパミルと同じVW分類Ⅳ群に分類される。心筋の活動電位の立ち上がりを抑制するのは、ピルシカイニドやプロカインアミドなどである。

Ans.　1、3

一般問題（薬学理論問題）【薬理】

問 161　泌尿器に作用する薬物に関する記述のうち、正しいのはどれか。**2つ**選べ。
1　ソリフェナシンは、アドレナリン α_{1A} 受容体を遮断して、前立腺平滑筋を弛緩させる。
2　ジスチグミンは、コリンエステラーゼを阻害して、アセチルコリンによる膀胱排尿筋の収縮を増強する。
3　シロドシンは、アセチルコリン M_3 受容体を遮断して、膀胱括約筋を収縮させる。
4　タダラフィルは、ホスホジエステラーゼⅤを活性化して、前立腺平滑筋を弛緩させる。
5　ミラベグロンは、アドレナリン β_3 受容体を刺激して、膀胱排尿筋を弛緩させる。

▌Approach▐　泌尿器に作用する薬物の作用機序に関する問題

▌Explanation▐
1　×　ソリフェナシンは、膀胱平滑筋においてアセチルコリン M_3 受容体を遮断して膀胱の過緊張状態を抑制することで、過活動膀胱における尿意切迫感、頻尿および切迫性尿失禁を改善する。前立腺平滑筋に多く存在するアドレナリン α_{1A} 受容体を遮断することで、前立腺肥大症に伴う排尿障害を改善するのは、シロドシンである。
2　○　ジスチグミンは、可逆的にコリンエステラーゼを阻害することで、アセチルコリンの分解を抑制する。その結果、膀胱排尿筋のアセチルコリン M_3 受容体を刺激し、排尿困難を改善する。
3　×　解説1参照。
4　×　タダラフィルは、cGMP の分解酵素であるホスホジエステラーゼⅤを阻害して細胞内 cGMP を増大させ、前立腺平滑筋を弛緩させることで、前立腺肥大症に伴う排尿障害を改善する。
5　○　ミラベグロンは、選択的にアドレナリン β_3 受容体を刺激して膀胱排尿筋を弛緩させることで、膀胱の蓄尿量を増大し、過活動膀胱における尿意切迫感、頻尿および切迫性尿失禁を改善する。

Ans.　2、5

問 162　胃・十二指腸潰瘍治療薬に関する記述のうち、正しいのはどれか。**2つ**選べ。
1　ファモチジンは、胃の壁細胞に存在するヒスタミン H_2 受容体を遮断することで、胃運動促進作用を示す。
2　ボノプラザンは、K^+ と競合して H^+,K^+-ATPase を可逆的に阻害することで、胃酸分泌抑制作用を示す。
3　レバミピドは、ドパミン D_2 受容体を遮断することで、胃運動促進作用を示す。
4　ミソプロストールは、プロスタノイド EP 受容体を刺激することで、胃酸分泌抑制作用と胃粘液分泌促進作用を示す。
5　ピレンゼピンは、ペプシンに結合することで、その活性を抑制する。

▌Approach▐　胃・十二指腸潰瘍治療薬の作用機序に関する問題

▌Explanation▐
1　×　ファモチジンは、胃粘膜の壁細胞に存在するヒスタミン H_2 受容体を遮断して胃酸分泌を抑制する。胃運動を促進することで胃粘膜を保護するのは、スルピリドなどである。
2　○　ボノプラザンは塩基性が強く、酸性条件下でも安定なため、壁細胞の分泌細管に高濃度集積

して長時間作用するとともに、従来のプロトンポンプ阻害薬（ランソプラゾールなど）と比べ、酸による活性化を必要としないので、速やかに作用を発現するなどの特徴をもつ。

3　×　レバミピドは、胃粘膜におけるプロスタグランジン（PG）E$_2$やPGI$_2$の産生を増大することで、胃粘液分泌や胃粘膜の血流を増加させるとともに、活性酸素を消去することで細胞保護効果を示す。ドパミンD$_2$受容体を遮断してアセチルコリン遊離を促進し、胃運動を亢進するのは、スルピリドなどである。

4　○　ミソプロストールはPGE$_1$の誘導体で、プロスタノイドEP受容体を刺激することにより、胃酸分泌抑制、胃粘膜の血流増大などの作用を示す。ミソプロストールの胃酸分泌抑制作用は、EP受容体の中で、EP3受容体（Gi共役型）を刺激して、アデニル酸シクラーゼの活性を抑制し、cAMP増加を抑えるためであると考えられている。

5　×　ピレンゼピンは、副交感神経節やECL細胞のアセチルコリンM$_1$受容体を遮断することで、胃酸分泌を抑制する。ペプシンと結合し、その活性を抑制することで胃粘膜保護作用を示すのは、スクラルファートなどである。

Ans.　2、4

問163　2型糖尿病の治療に使用される薬物に関する記述のうち、正しいのはどれか。2つ選べ。

1　ミチグリニドは、スルホニル尿素受容体に結合してATP感受性K$^+$チャネルを遮断することで、膵β細胞の細胞膜を脱分極させる。

2　ピオグリタゾンは、ペルオキシソーム増殖剤応答性受容体γ（PPARγ）を活性化することで、脂肪細胞の分化を促進する。

3　イプラグリフロジンは、ナトリウム−グルコース共輸送体2（SGLT2）を阻害することで、小腸でのグルコースの吸収を選択的に抑制する。

4　リナグリプチンは、グルカゴン様ペプチド−1（GLP−1）受容体を活性化することで、グルコース濃度依存的にインスリン分泌を促進する。

5　メトホルミンは、AMP活性化プロテインキナーゼ（AMPK）を阻害することで、骨格筋でのグルコーストランスポーター4（GLUT4）の細胞膜への移行を促進する。

■Approach■　2型糖尿病治療薬の作用機序に関する問題
■Explanation■

1　○　ミチグリニドはスルホニル尿素（SU）構造をもたないが、SU薬と同様に膵β細胞のSU受容体に結合してATP感受性K$^+$チャネルを遮断し、細胞を脱分極させる。その結果、電位依存性Ca^{2+}チャネルが開口して、インスリン分泌が促進する。

2　○　ピオグリタゾンは、脂肪細胞の分化に関わる核内転写因子であるPPARγを活性化することで、小型脂肪細胞への分化を促進し、アディポネクチンの分泌を増加させるとともに、大型脂肪細胞への分化を抑制することで、インスリン抵抗性誘発因子であるTNF-αの産生を抑制するなどして、インスリン抵抗性を改善する。

3　×　イプラグリフロジンはSGLT2を可逆的に阻害することで、近位尿細管におけるグルコースの再吸収を抑制し、尿中へのグルコース排泄を促進する。

4　×　リナグリプチンはジペプチジルペプチダーゼ-4（DPP-4）を競合的かつ可逆的に阻害することで、GLP-1などの内因性インクレチン量を増大させ、インスリン分泌を促進させる。膵β細胞上のGLP-1受容体を活性化することで、グルコース濃度依存的にインスリンを分泌させる薬物には、リラグルチドなどがある。

5 × メトホルミンはAMPKを活性化することで、肝臓における糖産生を抑制するとともに、骨格筋におけるGLUT4を介した糖取込みを促進する。

Ans. 1、2

問164 性ホルモン関連薬に関する記述のうち、正しいのはどれか。2つ選べ。
1 フルタミドは、前立腺細胞のアンドロゲン受容体を遮断して、前立腺がんの増大を抑制する。
2 メテノロンは、エストロゲン受容体を刺激して、再生不良性貧血を改善する。
3 エキセメスタンは、子宮内膜のエストロゲン受容体を遮断して、子宮内膜がんの増大を抑制する。
4 デガレリクスは、視床下部のエストロゲン受容体を遮断して、排卵を誘発する。
5 レトロゾールは、アロマターゼを阻害して、エストロゲン合成を阻害する。

▌Approach▐ 性ホルモン関連薬の作用機序に関する問題
▌Explanation▐

1 ○ フルタミドは生体内で速やかに代謝されて、OH-フルタミドとなった後、アンドロゲン受容体に結合する。その結果、アンドロゲンとアンドロゲン受容体との結合が抑制され、前立腺がんの増殖が抑えられる。

2 × メテノロンは、男性ホルモンの有する男性化作用を弱め、タンパク質同化作用を強めたステロイド製剤であり、アンドロゲン受容体を活性化することで、タンパク同化作用を発揮し、再生不良性貧血を改善する。エストロゲン受容体を刺激するのは、エストラジオールなどである。

3 × エストロゲンは、閉経後女性においても、乳がん組織や末梢脂肪細胞において、アンドロゲンを材料にして産生される。エキセメスタンは、エストロゲン産生の律速酵素であるアロマターゼを非可逆的に不活性化することで、エストロゲン依存性の乳がん細胞増殖を抑制する。

4 × デガレリクスは、下垂体前葉に存在する性腺刺激ホルモン放出ホルモン（GnRH）受容体と可逆的に結合することで、GnRHとGnRH受容体との結合を抑制する。GnRH受容体遮断により、下垂体前葉からの黄体形成ホルモン（LH）および卵胞刺激ホルモン（FSH）の分泌抑制がもたらされ、精巣からのテストステロン分泌が抑制されるとともに、卵巣からのエストロゲンやプロゲステロン分泌の抑制が起こる。なお、視床下部のエストロゲン受容体を遮断することで、内因性エストロゲンと拮抗し、ネガティブフィードバックを抑制する結果、下垂体前葉からのゴナドトロピン（FSH、LH）分泌を促進して排卵を誘発するのは、クロミフェンなどである。

5 ○ アロマターゼを阻害して、エストロゲン合成を阻害する薬物には、アナストロゾール、レトロゾール（選択肢5）、エキセメスタン（選択肢3）があるが、レトロゾールおよびアナストロゾールは可逆的阻害薬であるのに対し、エキセメスタンは不可逆的な阻害薬である。

Ans. 1、5

一般問題（薬学理論問題）【薬理／病態・薬物治療】

問 165-166　60歳男性。仕事が忙しく睡眠不足が続いていた。ある日、右側胸部にかゆみを伴った皮疹が現れ、強い痛みも生じたため受診し、帯状疱疹と診断された。

問 165（病態・薬物治療）

　この患者に関する記述のうち、適切なのはどれか。<u>2つ</u>選べ。
1　疲労やストレスが発症の要因となった可能性が高い。
2　皮疹は血管に沿って全身に拡がっていく。
3　病原体は麻しんと同じである。
4　皮疹出現の約2週間前に感染したと考えられる。
5　副腎皮質ステロイド薬を用いる場合、抗ウイルス薬を併用する。

▮Approach▮　帯状疱疹の病態と治療に関する問題

▮Explanation▮

1　○　水痘・帯状疱疹ウイルス（VZV：HHV-3）初感染は水痘（水ぼうそう）として発症し、ウイルスは後根神経節細胞に潜伏感染を続け、疲労やストレス、悪性腫瘍、HIV感染症、化学療法や放射線療法、ステロイド長期投与など、免疫機能低下時に帯状疱疹として回帰発症する。

2　×　皮疹は体幹や顔面に現れることが多い。末梢神経に沿って一定方向に現れる。

3　×　麻しんは、パラミクソウイルス科の麻しんウイルスによる感染症である。一般的に「はしか」と呼ばれる。

4　×　解説1参照。

5　○　急性期の疼痛除去に副腎皮質ステロイド薬の全身投与を行うことがあるが、原則的には抗ウイルス薬の全身投与が基本である。初感染や中等症の場合はアシクロビル、バラシクロビル、ファムシクロビルなどを内服、重症例や免疫不全者ではアシクロビル、ビダラビンを点滴静注する。

Ans.　1、5

問 166（薬理）

　抗ウイルス薬に関する記述のうち、正しいのはどれか。**2つ選べ。**

1　アメナメビルは、帯状疱疹ウイルスのヘリカーゼ・プライマーゼ複合体の DNA 依存性 ATPase 活性を阻害して、mRNA の合成を阻害する。

2　ガンシクロビルは、サイトメガロウイルスのチミジンキナーゼにより一リン酸化された後、宿主細胞キナーゼで三リン酸化体まで変換されて、ウイルスの RNA ポリメラーゼを阻害する。

3　オセルタミビルは、インフルエンザウイルスが宿主細胞から遊離する際に働くノイラミニダーゼを阻害して、インフルエンザウイルスの増殖を抑制する。

4　ホスカルネットは、サイトメガロウイルスの RNA ポリメラーゼのピロリン酸結合部位に結合して、RNA の合成を阻害する。

5　アシクロビルは、三リン酸化体に変換されて、帯状疱疹ウイルスに感染した宿主細胞内でデオキシグアノシン三リン酸（dGTP）と競合して、ウイルスの DNA ポリメラーゼを阻害する。

▊Approach▊　抗ウイルス薬の作用機序に関する問題

▊Explanation▊

1　×　アメナメビルは、ヘルペスウイルスのヘリカーゼ・プライマーゼ複合体の DNA 依存性 ATPase 活性、ヘリカーゼ活性およびプライマーゼ活性を阻害することにより、ヘルペスウイルスの DNA 複製を阻害する。

2　×　ガンシクロビルは、サイトメガロウイルス感染細胞内においてウイルス由来プロテインキナーゼでリン酸化されてガンシクロビル一リン酸になり、さらにウイルス感染細胞内のプロテインキナーゼにリン酸化されて活性型のガンシクロビル三リン酸になってウイルスの DNA ポリメラーゼを阻害する。

3　○　オセルタミビルは、ウイルス自身が感染細胞から外へ出て行く際に、シアル酸を切り離してウイルスを細胞から遊離させるノイラミニダーゼを阻害し、ウイルス感染細胞から次の細胞への感染拡大を阻止する。

4　×　ホスカルネットは、他の抗ヘルペス薬とは異なり、投与後の代謝活性化が不要で、DNA ポリメラーゼのピロリン酸結合部位に直接作用して、DNA ポリメラーゼを阻害する。

5　○　アシクロビルは、感染細胞内に入るとウイルス性チミジンキナーゼにより一リン酸化された後、細胞性キナーゼによりリン酸化されてアシクロビル三リン酸（ACV-TP）となり、dGTP と競合してウイルスの DNA ポリメラーゼを阻害する。

Ans.　3、5

一般問題（薬学理論問題）【薬理】

問167 急性白血病治療薬に関する記述のうち、正しいのはどれか。**2つ**選べ。
1 シクロホスファミドは、活性酸素を発生させて、DNA を切断する。
2 ビンクリスチンは、チュブリンの重合を促進して、微小管を安定化させる。
3 シタラビンは、細胞内で三リン酸化されて、DNA ポリメラーゼを阻害する。
4 ダウノルビシンは、RNA ポリメラーゼを特異的に阻害する。
5 イマチニブは、Bcr-Abl チロシンキナーゼを阻害する。

▮Approach▮ 急性白血病治療薬の作用機序に関する問題

▮Explanation▮

1 × シクロホスファミドは生体内で活性化された後、DNA と共有結合して DNA 間で架橋を形成することで、DNA の複製を阻害する。

2 × ビンクリスチンは、チュブリンと結合して、チュブリンの重合や脱重合を阻害することで、微小管の形成を抑制し、細胞分裂を抑える。なお、チュブリンの重合を促進し、微小管を安定化することで、チュブリンの脱重合を抑制して細胞分裂を抑えるのは、パクリタキセルなどである。

3 ○ シタラビンは、シトシンにアラビノースが結合したヌクレオシドで、シトシンアラビノシド（Ara-C）とも呼ばれる。Ara-C は、シチジンやデオキシシチジンと構造が類似しており、生体内でリン酸化を受けて、活性型のシトシンアラビノシド三リン酸（Ara-CTP）となった後、ピリミジン塩基であるデオキシシチジン三リン酸（dCTP）などと競合して、DNA ポリメラーゼを阻害することで、DNA 合成を抑制する。

4 × ダウノルビシンは、DNA 塩基対の間に入り込み、DNA と安定な複合体を形成して、DNA ポリメラーゼ、RNA ポリメラーゼ、トポイソメラーゼⅡを阻害することで、DNA や RNA 合成を阻害する。DNA と安定した複合体を形成して RNA ポリメラーゼを阻害することで、細胞増殖を阻害するのは、アクチノマイシン D である。

5 ○ 慢性骨髄性白血病や一部の急性白血病では、フィラデルフィア染色体と呼ばれる異常な染色体が認められ、9 番目染色体上の *abl* 遺伝子と 22 番目染色体上の *bcr* 遺伝子が繋がって *bcr-abl* の遺伝子領域が出現する。この遺伝子領域から産生された Bcr-Abl チロシンキナーゼは異常な細胞増殖を誘導するため、慢性骨髄性白血病などの原因となると考えられている。イマチニブは Bcr-Abl チロシキナーゼを阻害することで、細胞増殖シグナルを抑制する。

Ans. 3、5

問 168　図のように薬物Aは酵素アに作用する。薬物A及び酵素アに関する記述のうち、正しいのはどれか。**2つ選べ**。

薬物A

↓ 作用

酵素ア

1　薬物Aは、酵素アによって、ドパミンに異化される。
2　薬物Aは、酵素アを阻害して、末梢でのレボドパからドパミンへの異化を抑制する。
3　薬物Aは、酵素アを阻害して、脳内ドパミンの酸化を抑制する。
4　エンタカポンは、酵素アを阻害して、末梢でのレボドパから 3-O-メチルドパへの異化を抑制する。
5　ドロキシドパは、酵素アによってノルアドレナリンに異化される。

▌Approach▐　パーキンソン病治療薬の作用機序に関する問題
▌Explanation▐

　チロシンのベンゼン環にヒドロキシ基が付加された化合物が L-ドパであり、L-ドパが脱炭酸されると、ドパミンが産生される。芳香族 L-アミノ酸脱炭酸酵素は、この L-ドパ → ドパミンの反応を触媒する。薬物Aはドパ誘導体であるカルビドパで、芳香族 L-アミノ酸脱炭酸酵素を阻害して、L-ドパの分解を抑制する。

1　×　薬物A (カルビドパ) は、酵素ア (芳香族 L-アミノ酸脱炭酸酵素) を阻害することで、L-ドパの脱炭酸 (すなわち、ドパミンの産生) を抑制する。

2　○

3　×　ドパミンは、モノアミン酸化酵素 B (MAO$_B$) によって酸化されて、3,4-ジヒドロキシフェニル酢酸へと代謝される。MAO$_B$ を阻害してドパミン分解を抑え、ドパミンを増加させるのは、セレギリンなどである。

4　×　エンタカポンは、COMT (カテコール-O-メチル転移酵素) を阻害することで、L-ドパが 3-O-メチルドパへ分解されるのを抑制する。

5　○　ドロキシドパはノルアドレナリンの前駆体で、脳内で酵素ア (芳香族 L-アミノ酸脱炭酸酵素) の作用でノルアドレナリンへと分解されて、ドパ抵抗性の無動やすくみ足などを改善する。

Ans.　2、5

一般問題（薬学理論問題）【薬剤】

問169　線形薬物動態を示す薬物 A 10 mg を静脈内投与あるいは経口投与した後の血中濃度時間曲線下面積（AUC）は、それぞれ 500 ng・h/mL、150 ng・h/mL であった。経口投与後の薬物 A の消化管上皮細胞への移行率と肝抽出率を算出したところ、それぞれ 90％と 45％であった。また、胆汁中及び尿中に未変化体薬物は検出されなかった。薬物 A が消化管上皮細胞での代謝を免れる率として、最も近いのはどれか。1 つ選べ。

1　10％

2　20％

3　30％

4　60％

5　75％

■Approach■　生物学的利用能（バイオアベイラビリティ）に関する計算問題

■Explanation■

　バイオアベイラビリティ（F）は投与量が同じ場合、静脈内投与および経口投与後の血中濃度時間曲線下面積（$AUC_{i.v.}$、$AUC_{p.o.}$）より、

$F = \dfrac{AUC_{p.o.}}{AUC_{i.v.}}$　の式で求まる。

　薬物 A のバイオアベイラビリティは、$F = \dfrac{AUC_{p.o.}}{AUC_{i.v.}} = \dfrac{150\ (ng \cdot h/mL)}{500\ (ng \cdot h/mL)} = 0.3$ である。

　薬物 A の消化管上皮細胞への移行率を F_a、消化管上皮細胞での代謝を免れる率を F_g、肝臓での代謝を免れる率を F_h とすると、薬物 A のバイオアベイラビリティは、

$F = F_a \times F_g \times F_h$ の式で表される。

　また、肝抽出率を E_h とすると、$F_h = 1 - E_h$ で表される。

　消化管上皮細胞での代謝を免れる率は、

$$F_g = \frac{F}{F_a \times F_h} = \frac{F}{F_a \times (1 - E_h)} = \frac{0.3}{0.9 \times (1 - 0.45)} = \frac{0.3}{0.9 \times 0.55} = \frac{0.3}{0.495} \fallingdotseq 0.6\ \text{となる。}$$

Ans.　4

問170 ある薬物のアルブミンへの結合に関する両逆数プロットを実線で表し、また、この薬物の
アルブミンへの結合が別の薬物の共存により競合的に阻害された場合を点線で表すとき、正しい
図はどれか。1つ選べ。

ただし、図中 r はアルブミン1分子あたりに結合している薬物の分子数を、$[D_f]$ は非結合
形薬物濃度を示す。

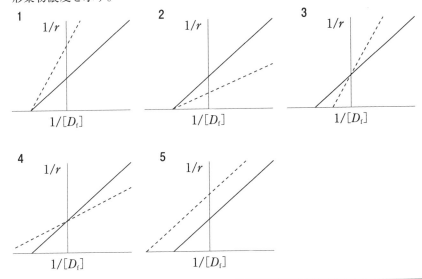

┃Approach┃　薬物のタンパク結合の阻害様式に関する問題

┃Explanation┃

1　×　非競合的阻害様式の図である。

2　×　この図のような阻害様式はない。

3　○　競合的阻害様式の図である。

4　×　この図のような阻害様式はない。

5　×　不競合的阻害様式の図である。阻害薬物がタンパク質−薬物複合体に結合する阻害様式。タ
ンパク結合の阻害様式としては重要ではない。

Ans. 3

問 171 プラバスタチンの体内動態に関する記述のうち、正しいのはどれか。**2つ**選べ。
1 プラバスタチンは、シトクロム P450 による代謝を受けやすい。
2 プラバスタチンは、胆管側膜に存在する Multidrug Resistance-associated Protein 2（MRP2）により胆汁中に分泌される。
3 プラバスタチンは、キニジンとの併用により中枢移行量が増える。
4 プラバスタチンの血中濃度は、シクロスポリンとの併用により上昇する。
5 プラバスタチンは、有機カチオントランスポーター OCT1 を介して肝細胞内に取り込まれる。

▌Approach▐ プラバスタチンの体内動態に関する問題
▌Explanation▐
1 × シトクロム P450 による代謝を受けず、未変化体のまま胆汁中に排泄される。
2 ○
3 × プラバスタチンはキニジンの併用で中枢移行量が増えるという相互作用はない。
4 ○ プラバスタチンの肝細胞内への取り込みに関与する有機アニオントランスポーター OATP をシクロスポリンが阻害するために、プラバスタチンの血中濃度が上昇する。
5 × プラバスタチンを肝細胞内へ取り込むトランスポーターは有機アニオントランスポーター OATP である。

Ans. 2、4

問 172 細切した肝臓をホモジナイザーで破砕し遠心分離を繰り返すと細胞内小器官を大まかに分けることができる。主に薬物代謝に関わるシトクロム P450 が存在する画分として、最も適切なのはどれか。1 つ選べ。

肝臓の
ホモジネート
　　│
遠心分離（600 × g, 10 分）
　├── 沈殿 ［a］画分
　└── 上清
　　　　│
　　　遠心分離（9,000 × g, 20 分）
　　　├── 沈殿 ［b］画分
　　　└── 上清
　　　　　　│
　　　　　超遠心分離（105,000 × g, 60 分）
　　　　　├── 沈殿 ［c］画分
　　　　　└── 上清 ［d］画分

1 a
2 b
3 c
4 d
5 a から d のすべて

▌Approach▐ シトクロム P450 が存在する細胞画分に関する問題
▌Explanation▐
1 × 核や不破壊細胞を含む分画で、薬物代謝酵素は含まれない。
2 × ミトコンドリアやリソゾームを含む画分。アルデヒド脱水素酵素、モノアミン酸化酵素が局在する。

3　○　小胞体を含むミクロソーム画分。シトクロム P450 やグルクロン酸転移酵素が局在する。

4　×　細胞質可溶性画分。アルコール脱水素酵素、グルタチオン S-転移酵素、メチル転移酵素が局在する。

5　×　シトクロム P450 はミクロソーム画分に主に存在する。

Ans.　3

問 173　薬物の腸肝循環に関する記述のうち、正しいのはどれか。**2つ選べ。**
1　胆管閉塞で血中半減期が短縮する。
2　抗菌薬の内服による影響を受けることがある。
3　静脈内投与された薬物では起こらない。
4　腸内細菌の β-グルクロニダーゼが阻害されると血中半減期が延長する。
5　経口投与後の血中濃度において、ピークが二峰性を示すことがある。

■Approach■　薬物の腸肝循環に関する問題

■Explanation■

1　×　胆管閉塞が起こると胆汁酸を含む胆汁が腸管内に分泌されなくなるため、腸肝循環するような薬物の胆汁中排泄は低下し、薬物の血中半減期は延長するようになる。

2　○　腸内細菌が抗菌薬の経口投与により殺菌されるため、薬物の抱合代謝物の β-グルクロニダーゼによる脱抱合が起こらず、腸肝循環に影響が起こることがある。

3　×　薬物は循環血中に入った後に胆汁中排泄を受けるので、静脈内投与された薬物であっても腸肝循環は起こる。

4　×　β-グルクロニダーゼが阻害されると、薬物の脱抱合反応が起きないので、腸管での再吸収が阻害され、血中半減期は短縮する。

5　○　消化管吸収による血中濃度のピークのあとに、腸肝循環によって再吸収された薬物の血中濃度のピークが出現する。

Ans.　2、5

問174 薬物の血中濃度（C）の経時変化が下図のようになったため、体循環コンパートメントと末梢コンパートメントからなる線形2-コンパートメントモデルで解析し、次の式の形で表した。

$$C = A \cdot e^{-\alpha \cdot t} + B \cdot e^{-\beta \cdot t}$$

ただし、A、B、α、β は定数、t は時間であり、投与量を D とする。このときの薬物動態パラメータに関する記述のうち、正しいのはどれか。2つ選べ。

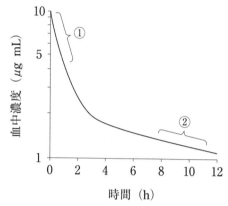

1 終末相（β相）における消失速度定数（β）は、図の②の部分の傾きから求められる。
2 分布相（α相）における消失速度定数（α）は、図の①の部分の傾きから求められる。
3 血中濃度時間曲線下面積は、$(A + B)/(\alpha + \beta)$ で表すことができる。
4 投与直後の薬物血中濃度は $A + B$ で表すことができる。
5 体循環コンパートメントの分布容積は D/A で表すことができる。

Approach 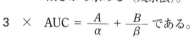 線形2-コンパートメントモデルに関する問題

Explanation

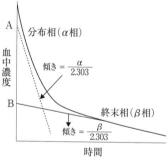

1 ○ 設問図の②の部分が終末相（β相）になるので、この部分の傾きから消失速度定数（β）を求める。

2 × 分布相（α相）は、α相の血中濃度の値からβ相の直線の値を差し引いて得られた値をプロットして得られた直線の傾きから求める（残余法）。

3 × $AUC = \dfrac{A}{\alpha} + \dfrac{B}{\beta}$ である。

4 ○ 投与直後なので $t = 0$ より $C = A \cdot e^{-\alpha \cdot 0} + B \cdot e^{-\beta \cdot 0} = A + B$ である。

5 × 体循環コンパートメントの分布容積は、投与直後の血中濃度と投与量から求まるので、$\dfrac{D}{A + B}$ である。

Ans. 1、4

> **問175** フェニトイン100 mg 錠を1回1錠、1日3回服用するところ、誤って1回1錠、1日2回しか服用していなかった。その時の患者のフェニトインの血中濃度は4 μg/mL であった。この患者が処方どおりに1日3回服用した場合のフェニトインの血中濃度（μg/mL）として、最も近い値はどれか。1つ選べ。
>
> ただし、フェニトインの血中濃度は定常状態における平均値であるものとし、フェニトインの体内からの消失は Michaelis–Menten 式で表され、Michaelis 定数を4 μg/mL、バイオアベイラビリティを100%とする。
>
> 1　6
> 2　12
> 3　16
> 4　20
> 5　24

Approach 非線形性薬物の繰り返し経口投与に関する計算問題

Explanation

体内からの消失が Michaelis–Menten 式に従う薬物の繰り返し経口投与では、

$$\frac{F \times D}{\tau} = \frac{V_{max} \times \overline{C_{ss}}}{K_m + \overline{C_{ss}}}$$ の式が成立する。

ただし、F：バイオアベイラビリティ、D：投与量、τ：投与間隔、$\overline{C_{ss}}$：定常状態の平均血中濃度、V_{max}：最大消失速度、K_m：Michaelis 定数とする。

フェニトイン100 mg 錠1錠を1日2回経口投与したときの定常状態の平均血中濃度が4 μg/mL から、フェニトインの V_{max} を求める。

$$\frac{1 \times 100\,(mg)}{12\,(h)} = \frac{V_{max} \times 4\,(\mu g/mL)}{4\,(\mu g/mL) + 4\,(\mu g/mL)}$$ より、$V_{max} = \frac{50}{3}\,(mg/h)$ となる。

投与間隔を1日3回に変更した場合の定常状態の平均血中濃度（$\overline{C'_{ss}}$）は、

$$\frac{1 \times 100\,(mg)}{8\,(h)} = \frac{\frac{50}{3}\,(mg/h) \times \overline{C'_{ss}}\,(\mu g/mL)}{4\,(\mu g/mL) + \overline{C'_{ss}}\,(\mu g/mL)}$$

$$\left(\frac{50}{3} \times 8 - 100\right)\overline{C'_{ss}} = 400\,(\mu g/mL)$$

$$\overline{C'_{ss}} = \frac{3 \times 400}{100}\,(\mu g/mL) = 12\,(\mu g/mL)$$

Ans.　2

問 176 図は、well-stirred model に基づいた肝臓からの薬物消失モデルを示したものである。この
モデルに関する記述のうち、正しいのはどれか。2つ選べ。

ただし、CL_{int} は肝固有クリアランス、f_u は血中タンパク非結合形分率、C_{in} は肝臓に流入する
部位における血中薬物濃度、C_{out} は肝臓から流出する部位における血中薬物濃度、Q_h は肝血流
量とする。

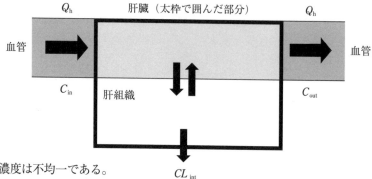

1 肝臓中の非結合形薬物濃度は不均一である。
2 肝組織中の非結合形薬物濃度は C_{in} に等しい。
3 肝臓からの見かけの薬物消失速度は、$CL_{int} \times f_u \times C_{out}$ と表される。
4 肝臓における薬物量の変化速度は、$Q_h \times C_{in} - Q_h \times C_{out} - CL_{int} \times f_u \times C_{out}$ と表される。
5 定常状態における CL_{int} は Q_h にほぼ等しい。

■ Approach ■ well-stirred model に基づいた肝臓からの薬物消失モデルに関する問題
■ Explanation ■

1 × 肝臓中はよく撹拌された状態にあるので、肝臓中の非結合形薬物濃度は均一である。
2 × 肝組織中の非結合形薬物濃度は、$f_u \times C_{out}$ に等しい。
3 ○ 肝臓からの見かけの薬物消失速度は、$CL_{int} \times f_u \times C_{out}$ となる。
4 ○ 肝臓における薬物量の変化速度＝肝臓内への流入速度－肝臓外への流出速度－見かけの薬物
消失速度、すなわち、$Q_h \times C_{in} - Q_h \times C_{out} - CL_{int} \times f_u \times C_{out}$ で表される。
5 × 定常状態では肝臓での薬物の出入りは等しくなるので、肝臓における薬物量の変化速度はゼロ
になる。$Q_h \times C_{in} - Q_h \times C_{out} - CL_{int} \times f_u \times C_{out} = 0$ より、

$$CL_{int} = \frac{(C_{in} - C_{out}) \times Q_h}{f_u \times C_{out}}$$ となる。

Ans. 3、4

問 177 粉体の性質に関する記述のうち、正しいのはどれか。2つ選べ。
1 顕微鏡法により得られた粒子の投影像を一定方向の2本の平行線で挟んだとき、平行線間の長
さに相当する粒子径をマーチン径という。
2 同一粉体において、質量基準による粒度分布の平均粒子径より、個数基準による粒度分布の平
均粒子径の方が小さい。
3 水溶性の結晶性粉体の臨界相対湿度は、水不溶性の結晶性粉体と混合することで低下する。
4 真密度 1.4 g/cm³、空隙率 0.5 の粉末 70 g の空隙体積が 2/5 になるまで圧縮した際のみかけの
密度は 1.0 g/cm³ である。
5 試料粉体の比表面積と平均粒子径が比例することから、比表面積を測定することで試料粉体の
平均粒子径を求めることができる。

▌Approach▌　粉体の性質に関する問題

▌Explanation▌

1　×　フェレー径（グリーン径ともいう）の記述である。マーチン径は、粒子の投影面積を二等分する線分の長さを粒子径とする。

2　○　フェレー径で個数基準の平均粒子径を考えると、粒子の向きにより最も幅の狭い幅を粒子径と読み取ることがあり平均的な粒子径が算出されるが、質量基準のふるい分け法で平均粒子径を考えると、ふるいの形状が正方形であることから最短径で読み取られることがない。このことからも個数基準の値は質量基準の値よりも小さくなる。

3　×　水不溶性の結晶性粉体は混合された水溶性結晶性粉体の臨界相対湿度に影響を及ぼさないため、臨界相対湿度が低下することはない。

4　○　圧縮前の空隙率が 0.5 であるため、圧縮前の見かけ密度は 0.7 g/cm³ である。圧縮により空隙体積が 2/5 に減ったということは、圧縮により全体の体積は粉体の体積 0.5 ＋ 空隙の体積 0.2、すなわち全体の体積が 70% に低下したことになる。したがって、見かけ密度は 0.7 g/cm³ ÷ 0.7 ＝ 1.0 g/cm³ になる。

5　×　比表面積（cm²/g）は、平均粒子径と反比例する。ガス吸着法で考えると、平均粒子径 d、比表面積 s、粉体密度 ρ とすると、$s = 6 \div \rho\, d$ として表される。

Ans.　2、4

問 178　固体薬物の溶解速度を回転円盤法を用いて温度一定の条件で測定したところ、図のような結果となった。試験液中の薬物濃度（C）が薬物の溶解度（Cs）の半分に達するまでの時間（min）に最も近いのはどれか。1 つ選べ。

　ただし、実験開始時の試験液中の薬物濃度は 0、円盤の有効表面積（1 cm²）は試験中に変化せず、溶解はシンク条件において拡散律速で進行するものとする。なお、ln2 = 0.69 とする。

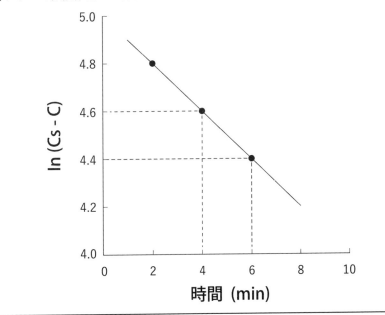

1　3.5
2　7.0
3　10.5
4　14.0
5　17.5

▌Approach▌　拡散律速における溶解速度式に関する計算問題

■ Explanation ■

設問に与えられたグラフの縦軸が ln (C$_s$ − C)、横軸が時間、右下がりの直線であることより、固体薬物の溶解は Noyes−Whitney 式に従うと判断できる。

したがって、溶解速度定数を K、円盤の有効表面積を S、時間を t、実験開始時の試験液中の薬物濃度 C_0 とすると、

ln (C$_s$ − C) = − KSt + ln (C$_s$ − C$_0$) …①

直線グラフの傾きはグラフ上の 2 点 (4, 4.6) と (6, 4.4) より算出することができる。

グラフの傾き = (4.4 − 4.6)/(6 − 4) = − 0.1

一方、− KS = グラフの傾き = − 0.1

S = 1 より、K = 0.1 と求まる。

C$_0$ = 0 なので、①式を変形した ln (C$_s$/(C$_s$ − C)) = KSt に C = 1/2C$_s$ を代入すると、

ln2 = KSt = 0.1 × 1 × t

したがって、t = 0.69 ÷ 0.1 = 6.9 ≒ 7

Ans. 2

問 179 図の装置を用いて、懸濁剤に分散している球状の粉末粒子の粒子径を測定した。本測定に関する記述のうち、正しいのはどれか。**2 つ選べ**。

ただし、分散媒、分散粒子の密度はそれぞれ 1.0 g/cm^3、2.0 g/cm^3 とする。

1 アンドレアゼンピペットを用いた沈降法による粒子径測定である。
2 ラングミュア式を利用して粒子径を算出する。
3 コロイド粒子の粒子径を測定することができる。
4 懸濁剤に分散している粒子径を 1/3 にすると、分散粒子の沈降速度は 1/3 になる。
5 増粘剤添加により分散媒の粘度を 1.6 倍、分散媒の密度を 1.2 g/cm^3 にすると、分散粒子の沈降時間は 2 倍になる。

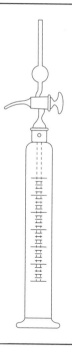

■ Approach ■ 粒子の沈降に関する問題
■ Explanation ■

1 ○

2 × 沈降法に基づき、Stokes 式から算出する。

3 × 静電的な影響など粒子間相互作用を受けやすいコロイド粒子の測定には適さない。粒子径の 2 乗に比例して沈降する粒子の測定に適している。

4 × 沈降速度は粒子径の 2 乗に比例するため、粒子径を 1/3 にすると、沈降速度は 1/9 になる。

5 ○ 沈降速度は分散媒の粘度に反比例し、分散媒と分散相の密度差に比例するため、沈降速度は (2.0 − 1.2) ÷ 1.6 = 0.5 倍になる。したがって、沈降時間は 2 倍になる。

Ans. 1、5

問180　図は、pH 7.4、37℃の緩衝液中におけるある弱酸性薬物の加水分解に対するシクロデキストリン添加の影響を示したものである。本実験条件において、この薬物とシクロデキストリンはモル比1：1で複合体を形成する。

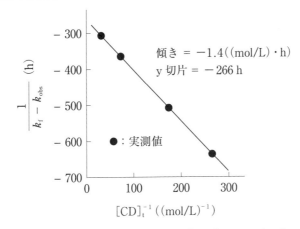

ここで、k_f は薬物自体の分解速度定数（2.26×10^{-3} h^{-1}）、k_{obs}（h^{-1}）は見かけの薬物分解速度定数（h^{-1}）、$K_{1:1}$ は複合体の安定度定数（(mol/L)$^{-1}$）、k_c は複合体中の薬物分解速度定数（h^{-1}）、$[CD]_t$ はシクロデキストリンの総濃度（mol/L）としたとき、次のような関係式が成立する。以下の記述のうち、正しいのはどれか。2つ選べ。

$$\frac{1}{k_f - k_{obs}} = \frac{1}{K_{1:1}(k_f - k_c)} \cdot \frac{1}{[CD]_t} + \frac{1}{k_f - k_c}$$

1　この薬物との複合体の安定度定数は 190 (mol/L)$^{-1}$ である。
2　複合体中の薬物の加水分解速度定数は 6.02×10^{-1} h^{-1} である。
3　シクロデキストリンの添加濃度の上昇にしたがい、この薬物の見かけの加水分解速度定数は増大する。
4　シクロデキストリンは、この薬物の加水分解に対して安定化効果を示す。
5　複合体形成によるこの薬物の安定化効果は pH によって変化しない。

■Approach■　複合体形成に伴う安定性に関する問題
■Explanation■
1　○　設問に示された式ならびにグラフに示された傾きと y 切片より、
　　　$1/(K_{1:1}(k_f - k_c)) = -1.4$, $1/(k_f - k_c) = -266$ である。両式より、$K_{1:1} = 266 \div 1.4 = 190$
2　×　$1/(k_f - k_c) = -266$, $k_f = 2.26 \times 10^{-3}$ より、$k_c = 6.02 \times 10^{-3}$ と求まる。
3　○
4　×　グラフの傾きから見て、シクロデキストリンの総濃度が増えることで、みかけの速度定数 k_{obs} が増大していることを意味する。
5　×　弱酸性薬物であることから pH が変わることでイオン形の比率が変わり、安定化効果は pH によって変化する。

Ans.　1、3

問181 皮膚に使用する製剤に関する記述のうち、正しいのはどれか。2つ選べ。
1 油脂性基剤である単軟膏や白色軟膏は、乾燥型及び湿潤型いずれの皮膚疾患にも使用できる。
2 水溶性基剤であるマクロゴールは、分子量が大きくなると水に不溶になる。
3 水溶性ゲル基剤は、損傷皮膚を含めた様々な状態の皮膚に安全に使用できる。
4 吸水クリームと親水クリームは、いずれもサラシミツロウを含んでいる。
5 マトリックス型のテープ剤は、日本薬局方の粘着力試験法により評価される。

■Approach■ 皮膚に適用する製剤の種類とその特性に関する問題
■Explanation■
1 ○ 単軟膏、白色軟膏などの油脂性基剤は、皮膚に対して低刺激、非浸透性であり、保護作用、肉芽形成作用がある。乾燥型および湿潤型皮膚疾患に適用され、水洗は困難である。
2 × マクロゴールなどの水溶性基剤は、非浸透性で皮膚に対する付着性は弱いが、分泌物を吸着することから湿潤性皮膚疾患に適用される。水に溶けやすく、水洗が可能である。マクロゴールはポリエチレングリコールともいい、エチレンオキシドと水との付加重合体である。平均分子量が1,000よりも小さいものは液体、1,000以上のものは固形であるが、水溶性は分子量に関わらず極めて高い。
3 × ヒドロゲル基剤（水溶性ゲル基剤）は吸湿性があり、皮膚からの分泌物を吸収するが、水分補給を必要とする乾燥型疾患には適していない。
4 × 吸水クリームおよび親水クリームは乳濁性基剤であり、吸水クリームは油中水型（w/o）基剤、親水クリームは水中油型（o/w）基剤である。サラシミツロウは油脂性基剤であり、吸水クリームには含まれているが、親水クリームには含まれていない。
5 ○ 日本薬局方では、貼付剤としてテープ剤及びパップ剤があり、貼付剤に関する試験法として、粘着力試験法、および皮膚に適用する製剤の放出試験法がある。粘着力試験法は貼付剤の粘着力を測定する方法であり、ピール粘着試験法、傾斜式ボールタック試験法、ローリングボールタック試験法およびプローブタック試験法がある。なお、経皮吸収型製剤は製剤均一性試験法にも適合することが定められている。

Ans. 1、5

問182 フルチカゾンプロピオン酸エステルを有効成分とする懸濁性点鼻液に含まれる添加物に関する記述のうち、正しいのはどれか。2つ選べ。
〔添加物〕カルボキシビニルポリマー、L-アルギニン、ベンザルコニウム塩化物、エデト酸ナトリウム水和物、ポリソルベート80、濃グリセリン、塩化ナトリウム、水酸化ナトリウム、精製水
1 ポリソルベート80は、懸濁化剤として添加されている。
2 ベンザルコニウム塩化物は、有効成分を可溶化するために添加されている。
3 塩化ナトリウムは、微生物の増殖を抑制するために添加されている。
4 カルボキシビニルポリマーは、有効成分の鼻腔内滞留性を高めるために添加されている。
5 エデト酸ナトリウム水和物は、無痛化剤として添加されている。

■Approach■ 製剤添加物の種類と性質に関する問題

▍Explanation▍

1　○

2　×　ベンザルコニウム塩化物は保存剤として添加されている。

3　×　塩化ナトリウムは等張化剤として添加されている。

4　○　カルボキシビニルポリマー（カルボマー）は増粘剤として添加されている。

5　×　エデト酸ナトリウム水和物は安定化剤として添加されている。

Ans.　1、4

問 183　薬物とターゲティング技術に関する記述として、正しいのはどれか。2つ選べ。

1　レボドパは、主に P-糖タンパク質により選択的に脳内に取り込まれる。

2　サラゾスルファピリジンは、腸内細菌により 5-アミノサリチル酸に変換される。

3　フルシトシンは、腫瘍細胞内の酵素により 5-フルオロウラシルに変換される。

4　アルプロスタジルは、乳酸・グリコール酸共重合体マイクロスフェアを担体として病変部位にターゲティングされる。

5　ガラクトシル人血清アルブミンジエチレントリアミン五酢酸テクネチウムは、肝細胞膜上のアシアロ糖タンパク質受容体に強く結合する。

▍Approach▍　薬物送達システムに関する問題

▍Explanation▍

1　×　レボドパは小腸からL-アミノ酸トランスポーターによる能動輸送により吸収され、脳内へ移行する。

2　○　サラゾスルファピリジンは大腸内で細菌によりアゾ基が還元的に開裂し、生成された 5-アミノサリチル酸が作用の本態であると考えられている。

3　×　フルシトシンは抗真菌薬であり、5-フルオロウラシルのプロドラッグである。真菌細胞膜のシトシン透過酵素を介して真菌内に選択的に取り込まれた後、脱アミノ化されて 5-フルオロウラシルとなり、核酸合成系等を阻害し、抗真菌作用を発揮する。

4　×　アルプロスタジルはリピッドマイクロスフェアを担体とした製剤である。リピッドマイクロスフェアは、水中で大豆油を、レシチンを用いて乳化させた o/w 型エマルションである。脂溶性薬物を大豆油相に包含できることから、脂溶性薬物のドラッグキャリアーとして利用されている。

5　○　ガラクトシル人血清アルブミンジエチレントリアミン五酢酸テクネチウム（^{99m}Tc）注射液は、肝細胞膜上に存在するアシアロ糖タンパク（ASGP）受容体をターゲットとした製剤である。ASGP 受容体量は肝疾患の病態によって減少することが知られており、^{99m}Tc のような放射性核種で標識した合成糖タンパク質を投与し、体内での肝集積の様相を評価することによって肝機能を診断することができる。

Ans.　2、5

一般問題（薬学理論問題）【病態・薬物治療】

問184 スティーブンス・ジョンソン症候群に関する記述のうち、正しいのはどれか。<u>2つ選べ</u>。
1 中毒性表皮壊死症とも呼ばれる。
2 内服薬よりも、皮膚外用薬によって発症するケースが多い。
3 視力低下をきたすことがある。
4 発熱や倦怠感などの全身症状を伴うことはまれである。
5 治療の基本は、副腎皮質ステロイド薬の全身投与である。

▋Approach▋ スティーブンス・ジョンソン症候群の病態と治療に関する問題

▋Explanation▋

1 × スティーブンス・ジョンソン症候群（SJS）は皮膚粘膜眼症候群とも呼ばれ、高熱や全身倦
怠感などの症状を伴って、口唇・口腔、眼、外陰部などを含む全身に紅斑、びらん、水疱が多
発し、表皮の壊死性障害を認める疾患である。原因として薬剤性が多いが、マイコプラズマ感
染や一部のウイルス感染に伴い発症することもある。中毒性表皮壊死（融解）症（TEN）はラ
イエル症候群と同義である。一般的には、変化を認める領域が体表面積の10％未満であれば
SJS、30％を超えればTENとなり、病変部が体表面積の15〜30％であればSJS/TENのオーバー
ラップとみなす（日本では10％以上でTEN）。

2 × 薬剤性SJSは、抗菌薬（抗生物質、ニューキノロン系、サルファ剤）、抗てんかん薬、解熱
鎮痛薬などの全身投与で起こりやすい。

3 ○ 眼症状が強い場合には、治療が遅れると視力の低下や失明などの後遺症が残ることがある。
結膜充血、眼脂（眼分泌物）、角膜びらん、偽膜形成などの眼症状は両眼にみられる。

4 × 解説1参照。

5 ○ 治療は副腎皮質ステロイド薬の全身投与を基本とするが、症状に応じて、ステロイドパルス
療法、また、ステロイド投与が効果不十分か無効であれば、免疫グロブリン大量静注療法、血
漿交換療法なども併用される。

Ans. 3、5

生物・化学・

衛生

薬理

薬剤

治療 病態・薬物

倫理 法規・制度・

実務

問185　ギラン・バレー症候群に関する記述のうち、正しいのはどれか。2つ選べ。
1　上気道感染症や消化器感染症の後に発症することが多い。
2　主に中枢神経の軸索や髄鞘が障害される。
3　原因病原体として最も多いのは真菌である。
4　下肢から上行する左右対称性の弛緩性運動麻痺がみられる。
5　副腎皮質ステロイド薬の単独療法により寛解が得られる。

▌Approach▐　ギラン・バレー症候群の病態と治療に関する問題
▌Explanation▐

1　○　約70％でカンピロバクター・ジェジュニ、サイトメガロウイルス、エプスタイン‐バーウイルス、マイコプラズマ等の先行感染がみられ、上気道炎や下痢などの症状を呈する。

2　×　末梢性脱髄性疾患であり、シュワン鞘が障害され脱髄が生じる病型や軸索が直接障害される病型がある。中枢性脱髄性疾患には多発性硬化症がある。

3　×　解説1参照。ギラン・バレー症候群では、神経細胞膜の主要構成成分であるガングリオシドに対する各種抗体が高率に陽性となるため、自己免疫学的機序が関与すると考えられている。

4　○　感染1〜3週間後に急性に発症し、下肢から上行する左右対称性の弛緩性運動麻痺で発症することが多い。通常は急性に進行し、発症数日から1〜2週間でピーク、数週〜数カ月以内に治癒する。

5　×　一般的には、免疫グロブリン静注療法や血液浄化療法が行われる。ステロイドの単独使用は無効である。通常、予後良好だが、呼吸不全の出現などで予後不良になることもあり、約20％で後遺症を残す。

Ans.　1、4

問186　貧血の病態に関する記述のうち、正しいのはどれか。2つ選べ。
1　鉄欠乏性貧血では、血清フェリチン値が上昇する。
2　巨赤芽球性貧血は、ビタミンB_{12}や葉酸の欠乏により起こる。
3　再生不良性貧血では、汎血球減少がみられる。
4　自己免疫性溶血性貧血は、大球性貧血に分類される。
5　腎性貧血では、エリスロポエチンの産生が亢進している。

▌Approach▐　各種貧血の病態に関する問題
▌Explanation▐

1　×　鉄欠乏性貧血では、ヘモグロビンの構成成分である鉄が、主に鉄排泄の増大によって不足するため、貯蔵鉄（血清フェリチン）や血清鉄（トランスフェリン結合鉄）は減少する。①小球性貧血、②血清フェリチン低下、の2点で確定診断がつく。

2　○　巨赤芽球性貧血は、ビタミンB_{12}または葉酸欠乏により、間接的に赤芽球核のDNA合成が阻害され、核の成熟障害から巨赤芽球や無効造血を特徴とする貧血である。

3　○　再生不良性貧血では、骨髄の多能性骨髄系幹細胞が障害され、汎血球減少と骨髄低形成が特徴である。

4　×　自己免疫性溶血性貧血は正球性貧血である。巨赤芽球性貧血が大球性貧血に分類される。小球性貧血に分類されるのは、鉄欠乏性貧血や鉄芽球性貧血などである。

5　×　腎性貧血の大きな原因は慢性腎臓病であり、腎不全によるエリスロポエチン（EPO）産生低下により発症する。

Ans.　2、3

問 187　ネフローゼ症候群で必ずみられるのはどれか。<u>2つ</u>選べ。
1　体重減少
2　血尿
3　タンパク尿
4　低アルブミン血症
5　低コレステロール血症

▌Approach▌　ネフローゼ症候群の確定診断に必要な必須項目に関する問題

▌Explanation▌

　　ネフローゼ症候群は、糸球体の障害により基底膜のタンパク透過性が上昇し、尿中にどんどんタンパク質が排泄され、血中のタンパク質が不足した病態である。①高度タンパク尿（3.5 g/ 日以上）、②低アルブミン血症（3.0 g/dL 以下）（血清総タンパク 6.0 g/dL 以下も参考）、③浮腫、④高コレステロール血症、が診断基準であり、①および②は本症の確定診断に必須である。その他、血液凝固能亢進などもみられる。

Ans.　3、4

問 188　42 歳女性。最近、疲れやすいと感じることが多くなり、また徐々に食欲が低下し、何をするにも億劫でやる気が起こらなくなった。月経周期が乱れたため受診し、検査の結果、橋本病と診断された。この患者の状態として、考えられるのはどれか。<u>2つ</u>選べ。
1　体重が著しく減少している。
2　頻脈が認められる。
3　高コレステロール血症が認められる。
4　血清 TSH（甲状腺刺激ホルモン）値が高い。
5　副甲状腺ホルモンの分泌が亢進している。

▌Approach▌　慢性甲状腺炎（橋本病）の病態に関する問題

▌Explanation▌

1　×　食欲は低下するが、エネルギー消費が著しく落ち込むため、結果的に体重は増加する。
2　×　甲状腺ホルモンは、β受容体を介して心拍数を増加させるので、機能低下症では徐脈を呈する。
3　○　甲状腺ホルモンは、肝 LDL 受容体を増加させて血中コレステロール濃度を低下させるので、機能低下症では高コレステロール血症（二次性脂質異常症）となる。
4　○　甲状腺ホルモンの分泌低下により、ネガティブフィードバックがはずれるため、血清 TRH・TSH は高値を示す。
5　×　橋本病と副甲状腺ホルモンは無関係である。

Ans.　3、4

問 189　緑内障に関する記述のうち、正しいのはどれか。2つ選べ。

1　緑内障は、眼圧を正常範囲内に維持すれば症状は現れない。
2　緑内障により低下した視力は、眼圧を低下させると速やかに回復する。
3　開放隅角緑内障では、虹彩と水晶体の間の房水の流れが妨げられている。
4　開放隅角緑内障では、視野欠損が徐々に進行する。
5　急性閉塞隅角緑内障では、急性の眼痛とともに頭痛、悪心・嘔吐を伴った視力低下が起こる。

▌Approach▐　開放隅角緑内障と閉塞隅角緑内障の病態に関する問題

▌Explanation▐

1　×　眼圧が正常範囲（10 〜 20 mmHg）であっても、視神経の脆弱性や循環障害などが原因で緑内障性視神経症をきたす正常眼圧緑内障がある。
2　×　緑内障は完治する疾患ではない。治療の目的は、眼圧を下げて進行を遅らせ、生涯にわたり視機能を保つことである。
3　×　開放隅角緑内障では、隅角に狭窄や閉塞所見がみられず、線維柱体以降の房水流出抵抗性などにより眼圧上昇をきたす。設問は閉塞隅角緑内障に関する記述である。
4　○　開放隅角緑内障は慢性的な経過をたどり、徐々に視神経障害が進行する。
5　○　急性閉塞隅角緑内障では、急激な眼圧上昇をきたし、自覚症状として激しい頭痛、眼痛、視力低下、悪心・嘔吐、虹輪視（虹視症；光をみたときに、光の周囲に虹のような輪がみえる現象）などを呈する急性緑内障発作と呼ばれる徴候を呈する。

Ans.　4、5

問 190　メニエール病の病態と治療に関する記述のうち、正しいのはどれか。2つ選べ。

1　ウイルス感染症である。
2　反復性回転性めまいと耳鳴、難聴や耳閉感を併発することが多い。
3　イソソルビドは、外リンパ圧低下作用によりめまいを抑制する。
4　ペルフェナジンは、悪心・嘔吐を抑制する。
5　ベタヒスチンメシル酸塩は、外耳の血液循環を改善することによりめまいを抑制する。

▌Approach▐　メニエール病の病態と治療に関する問題

▌Explanation▐

1　×　ストレスなどを契機に内リンパ水腫を生じることが原因と考えられている。
2　○　聴覚症状（耳鳴、難聴、耳閉塞感など）を伴い反復性回転性めまいを主症状とする末梢性内耳疾患である。
3　×　イソソルビドは体内でほとんど代謝されない糖の一種で、血液中の浸透圧を高め、内耳に貯留している水分を血液中に移動させ、内リンパ水腫を改善する。
4　○　ペルフェナジンはフェノチアジン系抗精神病薬で、ドパミン D_2 受容体遮断作用により制吐作用を示すため、メニエール症候群のめまい、耳鳴に用いられる。
5　×　ベタヒスチンは、内耳循環不全改善作用や脳内血流量改善作用によりめまいを抑制する。

Ans.　2、4

問 191　B 型インフルエンザに続発するライ（Reye）症候群に関する記述として、正しいのはどれか。1 つ選べ。
1　異常型プリオン蛋白が脳内に蓄積して発症する。
2　肝障害を伴う急性脳症である。
3　血糖値の上昇がみられる。
4　重度の黄疸がみられる。
5　小児の場合、アスピリンが治療に用いられる。

▌Approach▌　ウイルス感染後にみられるライ症候群の病態と治療に関する問題

▌Explanation▌
1　×　プリオン病（クロイツフェルト・ヤコブ病、伝達性海綿状脳症）に関する記述である。
2　○　ライ症候群は、肝臓や中枢神経系のミトコンドリアの変性による肝臓の脂肪変性、脳浮腫を特徴とする急性脳症である。
3　×　血糖値は低下するが、血中アンモニアは上昇する。
4　×　総ビリルビン値は正常であり、黄疸はきたさない。
5　×　アスピリン投与が誘因の 1 つとされており、インフルエンザや水痘感染時には原則投与禁忌である。ライ症候群に治療法はない。

Ans.　2

問 192　漢方薬に関する記述のうち、正しいのはどれか。2 つ選べ。
1　大建中湯は、不眠症に使用される。
2　五苓散は、浮腫に使用される。
3　小青竜湯は、アレルギー性鼻炎に使用される。
4　補中益気湯は、月経困難に使用される。
5　抑肝散は、気管支ぜん息に使用される。

▌Approach▌　代表的漢方処方の臨床適応に関する問題

▌Explanation▌
1　×　大建中湯は腸閉塞（イレウス）の予防に使用される。不眠症には、実証に対しては黄連解毒湯、柴胡加竜骨牡蛎湯、三黄瀉心湯、中間症から虚証に対しては加味帰脾湯、酸棗仁湯、抑肝散などが用いられる。
2　○　五苓散は、むくみや頭痛に用いられる。
3　○　小青竜湯は、アレルギー性鼻炎（水様鼻汁、くしゃみ）のほか、気管支炎、気管支喘息などに用いられる。
4　×　補中益気湯は、虚弱体質、疲労倦怠、病後・術後の衰弱などに使用される。月経困難には加味逍遙散、桂枝茯苓丸、当帰芍薬散などが用いられる。
5　×　抑肝散は、不眠症のほか、神経症、小児の夜泣き、更年期障害などに用いられる。気管支喘息には小青竜湯や葛根湯などの麻黄剤が使われる。

Ans.　2、3

問 193　幹細胞に関する記述のうち、正しいのはどれか。2つ選べ。
1　胚性幹細胞（ES 細胞）は、自己複製能を持つ。
2　胚性幹細胞は、多能性獲得に必要な遺伝子を導入して作製する。
3　人工多能性幹細胞（iPS 細胞）の作製には、受精卵が用いられる。
4　造血幹細胞は、あらゆる細胞に分化する能力を持つ。
5　造血幹細胞は、臍帯血にも存在する。

▌Approach▌　幹細胞（体性幹細胞、胚性幹細胞）の作製法および特徴に関する問題

▌Explanation▌
1　○　幹細胞とは、自己複製能（母細胞と同一の娘細胞を生成）と分化能をもつ特殊化していない細胞と定義され、ES 細胞はヒト体内に存在するあらゆる細胞タイプに分化する分化能をもつため、多能性幹細胞（PS 細胞）と呼ばれる。
2　×　ES 細胞は、受精卵から発生が少し進んだ胚盤胞の中の内部細胞塊の細胞を取り出して培養することにより作製される PS 細胞である。
3　×　iPS 細胞は、体細胞（線維芽細胞）に遺伝子操作を加えて培養した PS 細胞で、ES 細胞と異なり、受精卵を使用していないので、倫理的問題も回避できる。
4　×　造血幹細胞が分化して、赤血球、白血球、血小板などの血液細胞を作り出すが、体性幹細胞（組織幹細胞）の 1 つなので、分化できる細胞種には限りがある。
5　○　造血幹細胞は、基本的に骨髄に存在するが、臍帯血や末梢血（末梢血幹細胞）にも存在する。造血幹細胞移植に骨髄移植、末梢血幹細胞移植、臍帯血移植がある所以である。

Ans.　1、5

問 194　EBM の実践に関する記述のうち、正しいのはどれか。2つ選べ。
1　最初のプロセスは「問題解決のための情報収集」である。
2　情報を効率的に収集するために、一次資料の調査から開始する。
3　PICO 又は PECO とよばれる 4 つの要素（Patient、Intervention/Exposure、Comparison、Outcome）を用いて問題の定式化を行う。
4　論文等に示された研究成果の正確度や再現性を確認することを、内的妥当性の評価という。
5　割りつけられた治療を完遂できず脱落した者を除いた解析は ITT（intention-to-treat）解析という。

▌Approach▌　EBM の実践に関する問題

▌Explanation▌
1　×　最初のステップは、疑問の定式化である。選択肢 3 が最初のステップになる。
2　×　効率的に収集するには、二次資料となるデータベースを活用し、三次資料を優先的に活用することが望ましい。
3　○
4　○
5　×　脱落した者を除いた解析は、PP（per protocol）解析という。ITT 解析は、脱落したデータも含めて解析される。

Ans.　3、4

問195　試験期間が12ヶ月の臨床試験に参加した5名の被験者（A〜E）の経過が以下のようになった。

　　Aが2ヶ月後に死亡
　　Bが8ヶ月後に死亡
　　Cが12ヶ月後の試験終了時まで生存
　　Dが4ヶ月後に追跡不能となり打ち切り
　　Eが6ヶ月後に追跡不能となり打ち切り

カプランマイヤー法を用いて表した生存曲線として、正しいのはどれか。1つ選べ。

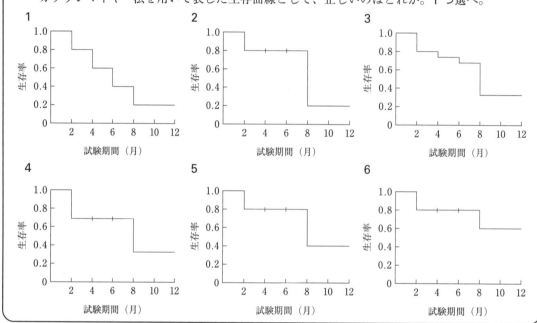

■Approach■　カプランマイヤー曲線の作成に関する問題
■Explanation■

　　生存期間、生存数（n）、その期間の死亡数（r）、その期間終了時点での生存数（n − r）、その期間での死亡率（r/n）、その期間での生存率（(1 − r)/n）およびその期間での累積生存率（$S_{(t)} = S_{(t-1)} \times (1 - r)/n$）を算出する。なお、追跡不能は表作成に含めない。

生存期間	生存数	その期間の死亡数	その期間終了時点での生存数	その期間での死亡率	その期間での生存率	その期間での累積生存率
2	5	1	4	0.2	0.8	0.8
8	2	1	1	0.5	0.5	0.4
12	1	0	1	0	1	0.4

上記より、
2カ月後にAの死亡で、生存率は0.8（5名中4名生存）
4カ月後と6カ月後はDとEの2名が打ち切りのため生存率はそのままで0.8
8カ月後にBが死亡で0.8（直前の生存率）× 0.5（BとCの2名のうち1名の死亡）＝ 0.4
12カ月後は死亡がないため、0.4 × 1 = 0.4 のままとなる。
したがって、これに該当するグラフは5となる。

Ans.　5

【物理・化学・生物、衛生／実務】

◎指示があるまで開いてはいけません。

注　意　事　項

1　試験問題の数は、**問196**から**問245**までの**50問**。
　9時30分から**11時35分**までの**125分以内**で解答すること。

2　解答方法は次のとおりである。

(1)　一般問題（薬学実践問題）の各問題の正答数は、問題文中に指示されている。
問題の選択肢の中から答えを選び、次の例にならって答案用紙に記入すること。
なお、問題文中に指示された正答数と異なる数を解答すると、誤りになるから
注意すること。

（例）**問500**　次の物質中、常温かつ常圧下で液体のものはどれか。**2つ**選べ。

　1　塩化ナトリウム　　2　プロパン　　　　3　ベンゼン
　4　エタノール　　　　5　炭酸カルシウム

正しい答えは「**3**」と「**4**」であるから、答案用紙の

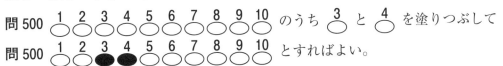

(2)　解答は、○の中全体をHBの鉛筆で濃く塗りつぶすこと。塗りつぶしが薄い
場合は、解答したことにならないから注意すること。

悪い解答例 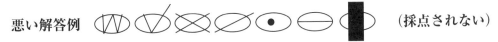　（採点されない）

(3)　解答を修正する場合は、必ず「消しゴム」で跡が残らないように完全に消すこと。
鉛筆の跡が残ったり、「●●●」のような消し方などをした場合は、修正又は解
答したことにならないから注意すること。

(4)　答案用紙は、折り曲げたり汚したりしないよう、特に注意すること。

3　設問中の科学用語そのものやその外国語表示（化合物名、人名、学名など）には
誤りはないものとして解答すること。ただし、設問が科学用語そのもの又は外国語
の意味の正誤の判断を求めている場合を除く。

4　問題の内容については質問しないこと。

一般問題（薬学実践問題）【物理・化学・生物、衛生／実務】■■■■■■

> **問 196-197** 17歳男性。身長 175 cm、体重 72 kg。悪性軟部肉腫に対し、以下の処方で初期治療を行うことになった。
>
> （処方）
>
> | | |
> |---|---|
> | ドキソルビシン塩酸塩注射用 | 120 mg |
> | 生理食塩液 50 mL | 1 本 |
> | 　　30分かけて点滴静注 | |

> **問 196（実務）**
>
> 　この処方を調製する際には、難溶性の凝集体が生成することがある。確実に溶解させるための操作として、適切なのはどれか。2つ選べ。なお、処方にない溶解液を用いる場合は、医師に確認した上で行うものとする。
>
> 1　微量の生理食塩液をゆっくり加えて攪拌後、生理食塩液 50 mL に混合する。
> 2　溶解に必要な量の生理食塩液を素早く加えて攪拌後、生理食塩液 50 mL に混合する。
> 3　溶解に必要な量の注射用水を素早く加えて攪拌後、生理食塩液 50 mL に混合する。
> 4　溶解に必要な量の 7% 炭酸水素ナトリウム液を素早く加えて攪拌後、生理食塩液 50 mL に混合する。
> 5　溶解に必要な量の 10% 塩化ナトリウム液を素早く加えて攪拌後、生理食塩液 50 mL に混合する。

▌Approach▌ 注射用ドキソルビシン塩酸塩の調製に関する問題

▌Explanation▌

1　×　注射用ドキソルビシン塩酸塩を微量の生理食塩液で溶解しようとすると、溶けにくくなることがあるため、10 mg（力価）当たり 1 mL 以上の生理食塩液で速やかに溶解する。
2　○　解説 1 参照。
3　○　注射用ドキソルビシン塩酸塩の溶解には、注射用水または生理食塩液を使用する。
4　×　注射用ドキソルビシン塩酸塩は、アルカリ性薬剤と混ぜることで不溶性の凝集物が形成される可能性があるため、7% 炭酸水素ナトリウム液は溶解液には適さない。
5　×　解説 3 参照。注射用水および生理食塩液の効能・効果には、注射医薬品の溶解・希釈がある。一方、10% 塩化ナトリウム液の効能・効果は、ナトリウム欠乏時の電解質補給であり、注射用ドキソルビシン塩酸塩の溶解剤には適さない。

Ans.　2、3

問 197（物理・化学・生物）

　前問の難溶性凝集体が生成する相互作用として、適切なのはどれか。1 つ選べ。なお、ドキソルビシン塩酸塩の構造式は以下のとおりである。

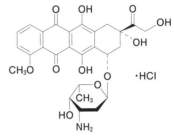

1　π−π スタッキング
2　配位結合
3　疎水性相互作用
4　水素結合
5　電荷移動相互作用

■ Approach ■　ドキソルビシン塩酸塩注射用の配合変化の機序に関する問題

■ Explanation ■

1　○　ドキソルビシン塩酸塩注射用は凍結乾燥製剤である。注射用水では容易に溶解するが、生理食塩液で溶解するとナトリウムや塩素イオンによりドキソルビシン分子は疎水化する。多くのπ結合を有し、平面性が高くて最高被占軌道−最低空軌道ギャップが小さいことからドキソルビシン分子同士が積み重なるπ−π スタッキング効果によって溶解速度が遅くなり、難溶性凝集体をつくることがある。なお、π−π スタッキング相互作用は有機化合物の芳香環の間に働く分散力である。芳香族化合物はπ電子系のより非局在化した電子が多く存在するために特にロンドン分散力が強く発現する。

2　×　結合に必要な電子対が結合に関与する一方の原子のみから提供されることによる結合が配位結合である。孤立電子対をもったイオンや分子が、その孤立電子対を収容できる d 軌道をもつ金属イオンと配位結合を形成したものが、金属錯体である。

3　×　疎水性物質あるいは疎水基の周辺に存在する水の脱着によりかご状に水構造を再構築することで疎水性分子や疎水基の表面のエントロピー増大効果を駆動力とする相互作用である。

4　×　電気陰性度の大きい原子に結合した水素原子と、別の電気陰性度の大きい原子間で形成される相互作用である。水素原子を挟む 2 つの原子間距離がファンデルワールス半径の和よりも近づき、分子間相互作用の中では最も強い結合である。

5　×　イオン化エネルギーの小さい電子供与体の最高被占軌道と電子親和力の大きい電子受容体の最低空軌道との軌道間相互作用であり、電荷移動錯体を形成する。

Ans.　1

問 198-199　20 歳女性。身長 158 cm、体重 38 kg。貧血症状に対して入院加療することになった。入院時の所見は次のとおりであり、注射剤による治療が開始された。

（身体所見）

　体温 36.3℃、血圧 108/62 mmHg、脈拍数 95 拍 / 分（整）、顔面蒼白

（検査所見）

　白血球数 3,500/μL、赤血球数 240 × 10^4/μL、Hb 6.0 g/dL、Ht 21%、血小板数 22 × 10^4/μL、血清鉄（SI）3.4 μg/dL、総鉄結合能（TIBC）360 μg/dL、フェリチン 8.9 ng/mL、AST 18 IU/L、ALT 16 IU/L、総ビリルビン 0.4 mg/dL、直接ビリルビン 0.2 mg/dL

（処方）

　含糖酸化鉄注射液 40 mg/2 mL(注)　　　1 回 2 管

　　　　　　　　　　　　　　　　　　1 日 1 回 午前 9 時　静脈注射

（注）コロイド性静脈注射用鉄剤、$[Fe(OH)_3]_m$ $[C_{12}H_{22}O_{11}]_n$、pH 9.0 〜 10.0、1 管 2 mL は鉄として 40 mg に相当

問 198（実務）

　薬剤師は、鉄の過剰投与を防止するため、調剤に先立ち、総投与鉄量を計算し、投与期間を確認することにした。投与期間として最も近いのはどれか。1 つ選べ。ただし、総投与鉄量（貯蔵鉄を加えた鉄量）の計算式は次のとおりとする。

　総投与鉄量（mg）＝ |2.72 ×（16 − X）＋ 17| × W

　ここで X はヘモグロビン値（g/dL）、W は体重（kg）である。

1　2 日間
2　10 日間
3　20 日間
4　30 日間
5　40 日間

■ Approach ■　鉄欠乏性貧血における必要鉄量の算出に関する問題

■ Explanation ■

　鉄欠乏性貧血の患者に対して鉄剤の投与を開始した場合、治療によって貧血の症状が消失し、さらに血清フェリチン値にて貯蔵鉄の正常化を確認したら、鉄剤の投与を中止する。鉄剤のうち、含糖酸化鉄注射液では、鉄欠乏性貧血における必要鉄量（総投与鉄量）の計算式が与えられている。計算式に、患者のヘモグロビン値 6.0 g/dL、体重 38 kg を代入すると総投与鉄量は次のように求められる。

　総投与鉄量（mg）＝ |2.72 ×（16 − 6.0）＋ 17| × 38 ＝ 1,679.6（mg）

　これを 1 日当たりの投与鉄量（40 mg × 2 管 ＝ 80 mg）で除して、投与期間を求める。

　1,679.6（mg）÷ 80（mg/ 日）＝ 20.995（日）

Ans.　3

生物・物理・化学・

問 199（物理・化学・生物）

　処方されたコロイド性静脈注射用鉄剤に関する記述のうち、正しいのはどれか。2 つ選べ。

1　疎水コロイドを形成する水酸化鉄（Ⅲ）を糖で安定化させた鉄剤である。

2　静脈注射後、コロイドはすぐに不安定化し、鉄イオンが遊離する。

3　コロイドを不安定化させないように、希釈する場合は pH の変化に注意する必要がある。

4　希釈する場合は、イオン強度を上げるために塩化ナトリウム液を加えて 5％以上の塩濃度を維持する。

▌Approach▌　コロイドに関する問題

▌Explanation▌

1　○　本注射液は水酸化鉄（Ⅲ）をスクロースでコロイド化した含糖酸化鉄の静脈内注射用鉄剤である。

2　×　本剤はコロイド性の鉄剤として、細網内皮系に取り入れられ、ここで徐々に解離してトランスフェリンの形となり、骨髄に運ばれヘモグロビンの合成に利用される。生体内で遊離した鉄イオンにより発熱、悪心、嘔吐などの有害事象が生じ、患者の健康被害を招くおそれがある。

3　○　インタビューフォームおよび添付文書には、注射剤の調製において、「pH 等の変化により配合変化が起こりやすいので、他の薬剤との配合に際しては注意すること。なお、本剤を希釈する必要がある場合には、通常、用時 10 ～ 20％のブドウ糖注射液で 5 ～ 10 倍にすること。」との記載がある。

4　×　本製剤は pH9.0 ～ 10.0 で安定なコロイド製剤である。生理食塩液で希釈する場合、pH の変動や電解質の影響によりコロイド状態が不安定となり、遊離した鉄イオンが多量に生じるおそれがある。希釈する場合は、用時 10 ～ 20％のブドウ糖注射液で 5 ～ 10 倍に希釈するよう、インタビューフォームおよび添付文書に記載されている。

Ans.　1、3

物理・化学・生物

衛生

薬理

薬剤

病態・薬物治療

法規・制度・倫理

実務

問 200-201　68歳女性。痰を伴う咳、発熱、悪寒、息苦しさ、倦怠感を訴え、かかりつけ医を受診した。
（身体所見）
　体温 38.5℃、経皮的動脈血酸素飽和度（SpO$_2$）94％、心音 異常なし、
　呼吸音 左肺前胸部に水泡音、胸部 X 線 肺浸潤影あり
（検査所見）
　白血球数 16,000/μL、CRP 4.8 mg/dL
　副作用歴　ペニシリン系抗生物質により発疹

以上の情報から、市中肺炎と診断された。

問 200（実務）
　この患者に推奨される抗菌剤はどれか。2つ選べ。
1　クラブラン酸カリウム・アモキシシリン水和物配合錠
2　レボフロキサシン水和物錠
3　ホスホマイシンカルシウム水和物錠
4　カナマイシン一硫酸塩カプセル
5　アジスロマイシン水和物錠

▌Approach▐　肺炎に適応を有する経口抗菌薬およびペニシリンアレルギーに関する問題
▌Explanation▐
1　×　クラブラン酸カリウム・アモキシシリン水和物配合錠は、β-ラクタム系抗生物質（アモキシシリン）とβ-ラクタマーゼ阻害剤（クラブラン酸）の複合製剤であるが、肺炎への適応はない。また、アモキシシリンはペニシリン系抗生物質であり、ペニシリン系抗生物質に対し過敏症の既往歴のある患者は禁忌となっている。
2　○　レボフロキサシン水和物錠は、キノロン系抗菌薬であり肺炎に適応がある。また、キノロン系抗菌薬は、ペニシリン系抗生物質とのアレルギーの交差性は示さないと考えられる。
3　×　ホスホマイシンカルシウム水和物錠は、ホスホマイシン系抗生物質であり、ナトリウム塩の注射剤は肺炎に適応を有するが、錠剤は肺炎への適応はない。
4　×　カナマイシン一硫酸カプセルは、アミノグリコシド系抗生物質である。ほとんど消化管吸収されないため、適応は感染性腸炎のみである。
5　○　アジスロマイシン水和物錠は、マクロライド系抗生物質であり肺炎に適応がある。また、マクロライド系抗生物質は、ペニシリン系抗生物質とのアレルギー交差性は示さないと考えられる。

Ans.　2、5

> **問 201**（物理・化学・生物）
> 前問の抗菌剤投与により、症状が改善し、SpO_2 が94％から97％になった。この SpO_2 の測定には、パルスオキシメータが用いられている。パルスオキシメータによる SpO_2 の測定及びその値に関する記述のうち、<u>誤っている</u>のはどれか。1つ選べ。
>
> 1　パルスオキシメータによる SpO_2 の測定には赤色光と赤外光が用いられる。
> 2　酸素と結合したヘモグロビン（HbO_2）と、酸素と結合していないヘモグロビン（Hb）の濃度は、どちらも測定時に用いられる2つの波長における吸光度より求められる。
> 3　SpO_2（％）は、$\dfrac{[HbO_2]}{[Hb] + [HbO_2]} \times 100$ で定義される。
> 4　原理的に親指、人差し指、小指で測定した SpO_2 値に違いはない。
> 5　この患者の動脈血酸素分圧（PaO_2）は、抗菌剤投与によって 1.03 倍（＝ 97/94）になった。

▌Approach▐　パルスオキシメータに関する問題

▌Explanation▐

　パルスオキシメータは非観血的に動脈血の酸素飽和度を連続測定する装置であり、その測定原理は動脈血中の酸素が結合したヘモグロビン（HbO_2）の量を光学的に検出することである。可視光（赤色光）では酸素と結合していないヘモグロビン（Hb）のほうが、HbO_2 より吸光度が大きく、赤外光では関係が逆転する。そのため、この2つの異なる波長の光（赤色光と赤外光）の吸光度から、HbO_2 と Hb の相対濃度を求め、以下の式から酸素飽和度を測定する。

$$\text{酸素飽和度 } SpO_2（\%）= \frac{[HbO_2]}{[Hb] + [HbO_2]} \times 100$$

　パルスオキシメータの測定部位は手指、耳朶、前額部などがあるが、手指は最も血流が多く流れており、脈波信号が大きく安定しているため、臨床現場における測定部位としてよく用いられている。

　なお、SpO_2 と動脈血酸素分圧（PaO_2）の関係は「酸素解離曲線」で示され、単純な比率計算から求めることはできない。

Ans.　5

問 202-203　60歳女性。背中の粉瘤^(注)が感染を起こしたため皮膚科を受診し、以下の処方箋を持って薬局を訪れた。

(注) 粉瘤（アテローム）：皮膚の下に袋状の囊腫ができ、本来皮膚から剥げ落ちるはずの垢（角質）と皮膚の脂（皮脂）が、剥げ落ちずに袋の中にたまってしまってできた腫瘍の総称。

（処方）

| セフジニルカプセル 100 mg | 1回1カプセル（1日3カプセル） |
| | 1日3回　朝昼夕食後　5日分 |

また、患者が持参したお薬手帳から、以下の薬剤を服用中であることがわかった。

エナラプリルマレイン酸塩錠 5 mg	1回1錠（1日1錠）
	1日1回　朝食後　28日分
L-アスパラギン酸 Ca 錠 200 mg	1回2錠（1日6錠）
レバミピド錠 100 mg	1回1錠（1日3錠）
	1日3回　朝昼夕食後　28日分
クエン酸第一鉄ナトリウム錠 50 mg	1回2錠（1日2錠）
プラバスタチン Na 錠 10 mg	1回1錠（1日1錠）
	1日1回　夕食後　28日分

問 202（実務）

今回処方された医薬品と併用するにあたり、注意が必要な服用中の薬剤はどれか。1つ選べ。

1　エナラプリルマレイン酸塩錠
2　L-アスパラギン酸 Ca 錠
3　レバミピド錠
4　クエン酸第一鉄ナトリウム錠
5　プラバスタチン Na 錠

■Approach■　代表的な医薬品の相互作用に関する問題
■Explanation■

　経口セフェム系抗生物質製剤であるセフジニルカプセルは、クエン酸第一鉄ナトリウム錠などの内用鉄剤と併用すると腸管内において、主薬のセフジニルが鉄イオンとほとんど吸収されない錯体を形成する。

　鉄剤との併用でセフジニルの吸収は約10分の1まで阻害されるので、併用は避けることが望ましい。やむを得ず併用する場合には、セフジニルカプセルの投与後3時間以上間隔をあけて鉄剤を投与する。

　他に、セフジニルカプセルとの併用に注意が必要な薬剤としては、ワルファリンカリウムや制酸剤がある。

Ans.　4

問 203（物理・化学・生物）

　セフジニルには不斉炭素があり、旋光性を示すので、旋光度測定で確認することができる。日本薬局方セフジニル（$C_{14}H_{13}N_5O_5S_2$：395.41）の旋光度の項には、以下のように記されている。

　　$[\alpha]_D^{20}$：$-58 \sim -66°$（0.25 g、pH 7.0 の 0.1 mol/L リン酸塩緩衝液、25 mL、100 mm）.

以下の記述のうち、正しいのはどれか。2つ選べ。

1　日本薬局方では、旋光度の測定には、通例、光源として重水素放電管が用いられる。

2　セフジニルは右旋性である。

3　試料中に前問の併用注意薬物が共存する場合でも、セフジニル自体の比旋光度は変わらない。

4　この条件下で測定した場合、日本薬局方セフジニルの旋光度の範囲は、$-0.58 \sim -0.66°$である。

5　層長 200 mm の測定管を用いると、測定されるセフジニルの旋光度の値は 1/2 になる。

■Approach■　旋光度測定法に関する問題

■Explanation■

1　×　第18改正日本薬局方には、「光源はナトリウムランプの輝線スペクトルであるナトリウム D 線を用いて行う。単色光源としては、水銀ランプの輝線スペクトルを用いることもできる。」と記載されている。なお、適切な干渉フィルターを用いることによりナトリウム D 線に近い光線が得られるのであれば、キセノンランプなど、他の光源を代替法として用いることができる、との記載もある。

2　×　第18改正日本薬局方において、比旋光度は以下のように定義されている。

$$[\alpha]_x^t = \frac{\alpha}{lc} \times 100$$

　t：測定時の温度（℃）、x：特定の単色光の波長（nm）、α：偏光面の回転した角度（°）、

　l：試料溶液の層長＝測定に用いた測定管の長さ（mm）、c：溶液の薬物濃度（g/mL）

　通例、右旋性（偏光の進行方向に向き合って偏光面を右に回転）の場合は＋、左旋性（偏光面を左に回転）の場合は－をつけて区別する。セフジニルの比旋光度は $-58 \sim -66°$であり、左旋性を示す。

3　○　旋光度は物質に特有な値であるが、溶液中で不斉炭素近傍の化学構造に変化が起こり、互変異性体を生成し、旋光度が変化する現象を変旋光という。クエン酸第一鉄ナトリウムはセフジニルと高分子鉄キレートを形成し、セフジニルの吸収を阻害するが、化学構造に変化は生じないため、比旋光度は変化しない。

4　○　比旋光度 $-58 \sim -66°$、試料溶液の層長（l）＝ 100 mm、試料溶液の濃度（c）＝ 0.25 g ÷ 25 mL ＝ 0.01 g/mL を式に代入すると、旋光度 α の範囲は $-0.58 \sim -0.66°$となる。

5　×　層長 200 mm の測定管を用いた場合、測定されるセフジニルの旋光度は 2 倍になる。

Ans.　3、4

問 204–207　50歳男性。高血圧の治療のため、近隣の内科クリニックに通院中である。喫煙歴 30 年（1日 40 本）。かかりつけ薬剤師に患者から電話相談があり、「昨日、晴天の中ゴルフに出かけたところ、衣服から露出した部分が赤く日焼けのようになった」と相談があった。薬剤師が薬剤服用歴を確認したところ、光線過敏症の可能性が疑われたので、皮膚科受診を勧めた。

4月20日　　処方内容（内科）

テモカプリル塩酸塩錠 4 mg	1回1錠（1日1錠）
ヒドロクロロチアジド錠 12.5 mg	1回1錠（1日1錠）
	1日1回　朝食後　28日分
ゾルピデム酒石酸塩錠 5 mg	1回1錠（1日1錠）
	1日1回　就寝直前　28日分
モサプリドクエン酸塩錠 5 mg	1回1錠（1日3錠）
	1日3回　朝昼夕食後　28日分
ケトプロフェンテープ 20 mg	1回2枚（1日2枚）
	1日1回　朝　腕・腰に貼付　7日分

問 204（実務）

　皮膚症状の原因として、考えられる薬剤はどれか。2つ選べ。

1　テモカプリル塩酸塩錠
2　ヒドロクロロチアジド錠
3　ゾルピデム酒石酸塩錠
4　モサプリドクエン酸塩錠
5　ケトプロフェンテープ

■Approach■　光線過敏症（副作用）の原因薬剤に関する問題

■Explanation■

　　光線過敏症を起こすことが知られている代表的な薬剤には、非ステロイド性抗炎症薬のケトプロフェン貼付剤やスプロフェン軟膏剤、利尿薬のヒドロクロロチアジド錠やフロセミド錠、およびキノロン系抗菌薬のレボフロキサシン錠やシプロフロキサシン錠などがある。

　　フロセミド、レボフロキサシンおよびシプロフロキサシンは、それぞれ錠剤以外に注射剤の副作用としても光線過敏症があるが、ケトプロフェンによる光線過敏症は、貼付剤のみにみられ、坐剤や筋注剤にはみられない。

Ans.　2、5

問205（実務）

　前述の患者が皮膚科を受診し、光線過敏症の診断を受け、以下の処方箋を持って薬局を訪れた。

（処方）

　トプシムスプレー 0.0143％[注]　　　　28g　1缶

　　　　　　　　　　　　　　　　1回適量　1日2回　朝夕　腕に噴霧

　（注）有効成分1g中にフルオシノニド0.143 mgを含有する噴霧剤

　皮膚科から処方された噴霧剤に関する説明として、適切なのはどれか。2つ選べ。

1　炎症に伴う発赤、腫れ、かゆみなどの症状を改善します。

2　患部に水疱ができている場合は使用しないでください。

3　患部に傷がある場合でも使用できます。

4　目の周りの症状にも使用できます。

5　たばこなどの火気を避けて使用してください。

▌Approach▌　代表的な外用ステロイド剤に関する問題

▌Explanation▌

　　トプシム®スプレーは、合成副腎皮質ホルモン薬であるフルオシノニドの外用スプレー剤である。日光皮膚炎を含む皮膚炎群に適応があり、炎症に伴う症状を改善する。トプシム®スプレーは、高圧ガス（液化石油ガス）を使用した可燃性の製剤であるため、火気の近くでは使用しない。患部に水疱ができていても、感染を伴っていなければ使用できる。ただし、患部に傷がある場合は、フルオシノニドの吸収が必要以上に高まる可能性があるので使用しない。また、目の周囲（眼瞼皮膚など）へ使用した場合、眼圧亢進や緑内障などの重大な副作用を起こす可能性がある。

Ans.　1、5

問206（物理・化学・生物）

　光線過敏症は、体表面に近い部分に分布した薬物が電磁波を吸収することにより誘発される。光線過敏症を誘発する電磁波に関する記述のうち、正しいのはどれか。2つ選べ。

1　キセノンランプが放射する光に含まれる。

2　原子核のスピン遷移に伴い吸収・放射される。

3　水分子の回転運動を直接引き起こす。

4　SPECT や PET に利用される。

5　$n - \pi^*$遷移や$\pi - \pi^*$遷移を引き起こす。

■Approach■　電磁波の種類に関する問題

■Explanation■

　光線過敏症は日光に含まれる紫外線によって引き起こされる免疫系の反応であり、日光にさらされた部分の皮膚にかゆみを伴う発疹や、発赤、炎症が生じる。ケトプロフェンは光接触皮膚炎を引き起こし、たとえ時間が経過しても、貼布部位に紫外線が当たると強い皮膚炎が生ずることがある。なお、紫外線のうち、特にA波（UV−A）とB波（UV−B）が光線過敏症および日焼けに関与するとされており、波長は UV−A ＞ UV−B である。UV−A は皮膚の深部へと到達し、即時黒化、黒化増強、しみ、しわを生じるとされており、UV−B は皮膚表面の錯乱、吸収が大きく、日焼けを生じるとされている。

1　○　キセノンランプは約 300 ～ 800 nm に強い連続スペクトルがある。紫外領域の波長を含むため、光線過敏症を引き起こす可能性がある。

2　×　ラジオ波の記述である。静磁場中に置かれた化学物質の構成原子核が、その原子核に特有のラジオ波を照射されることで励起し、低エネルギー状態の核スピン状態から高エネルギー状態の核スピン状態へと遷移することを核磁気共鳴という。

3　×　マイクロ波の記述である。

4　×　SPECT や PET の測定に用いられているのはγ線である。

5　○　紫外線および可視光線の記述である。紫外・可視領域における光の吸収は$n \rightarrow \pi^*$遷移や$\pi \rightarrow \pi^*$遷移による。

Ans.　1、5

物理・化学・生物

衛生

薬理

薬剤

病態・薬物治療

法規・制度・倫理

実務

問 207（物理・化学・生物）

薬剤師は患者に対し、今後の対応として日焼け止め剤の利用を勧めることにした。日焼け止め剤に含まれている化合物のうち、光線過敏症の発症に予防的に機能することが期待されるものとして、適切でないのはどれか。1つ選べ。

1

2

3

4

5

■ Approach ■　光線過敏症と日焼け止め剤に関する問題

■ Explanation ■

1　○　アスコルビン酸の構造式である。抗酸化作用を示し、メラニン色素生成に対する作用として、ドーパからドーパキノンへの酸化過程を阻害し、メラニン色素の生成を抑制する。スキンケアを目的として化粧品や日焼け止め剤、サプリメントに配合される。

2　○　トコフェロール酢酸エステルの構造式である。抗酸化作用を有し、異常酸化（過酸化）を抑制し、過酸化脂質の生成を抑制する。また経皮吸収されると、皮膚の血行を促進し、皮膚温を上昇させるとともに、微小血管の透過性の亢進を抑制する。日焼け止め剤、サプリメントに配合される。

3　○　パルミチン酸レチノールの構造式である。紫外線を吸収すると考えられており、紫外線対策として外用の日焼け止めに使用される。またビタミンAとして経皮吸収されると、表皮におけるムコ多糖類などの新陳代謝を高め、ケラチン形成を抑制することで、皮膚の乾燥化、粗造化、鱗屑形成などに対し抑制作用を示す。

4　×　リンゴ酸ジイソステアリルの構造式である。口紅の油脂性基剤などとして用いられるが、日焼け止めには使用されておらず、予防効果なども期待できない。

5　○　ユビキノール（コエンザイム Q10）の構造式である。ミトコンドリアでの ATP 産生に関する補酵素である。抗酸化作用があり、皮膚老化や光老化の改善あるいは予防に役立つと考えられる。コエンザイム Q10 を添加したクリームが市販されており、シワ改善効果があるとされている。

Ans.　4

問 208-209　45 歳男性。喫煙歴 20 年（1 日 20 本）。20 歳代前半から血清コレステロールの高値を指摘されていたが、未治療のまま放置していた。男性は、会社の健康診断で LDL-C 値が 220 mg/dL であると指摘され、年齢のことも考慮し近医を受診した。家族性高コレステロール血症と診断され、医師や薬剤師による生活習慣指導及び処方 1 による薬物治療が 6 ヶ月継続された。しかし、LDL-C 値が管理目標まで下がらなかったため、本日の診察で薬剤の追加が検討された。生化学検査の結果、AST、ALT、総ビリルビンが高値を示し肝障害が疑われたため、処方 2 が追加された。なお、アドヒアランスは良好である。

（処方 1）

　　ロスバスタチン錠 5 mg　　1 回 4 錠（1 日 4 錠）

　　　　　　　　　　　　　　　1 日 1 回　就寝前　28 日分

（処方 2）

　　コレスチミド顆粒 83%　　1 回 1.81 g（1 日 3.62 g）

　　　　　　　　　　　　　　　1 日 2 回　朝夕食前　28 日分

（本日の検査値）

　　血圧 122/74 mmHg、LDL-C 130 mg/dL、HDL-C 40 mg/dL、TG（トリグリセリド）100 mg/dL、AST 120 IU/L、ALT125 IU/L、総ビリルビン 2.0 mg/dL、HbA1c 5.5%（NGSP 値）

問 208（実務）

　　生活習慣指導及び服薬指導の内容として、適切でないのはどれか。1 つ選べ。

1　薬物治療だけでなく、禁煙することも重要です。

2　無酸素運動を中心に、毎日運動することが推奨されています。

3　家族性高コレステロール血症の LDL-C 管理目標は、高 LDL コレステロール血症の一次予防の目標より低く設定されています。

4　お腹の痛みや張りを感じたときは、すぐに処方医又は薬剤師に連絡してください。

5　今回追加された薬剤は、脂溶性ビタミンの吸収を低下させる可能性があります。

■Approach■　家族性高コレステロール血症患者に対する生活指導および服薬指導に関する問題

■Explanation■

1　○　家族性高コレステロール血症（Familial Hypercholesterolemia：FH）は、若いころから LDL-コレステロール（LDL-C）が高くなり、適切な治療を行わないと動脈硬化が進む。喫煙は動脈硬化を進めることから、FH の患者にとって重要である。

2　×　すでに動脈硬化を認める患者は、無酸素運動などの激しい運動をすると心筋梗塞を起こす可能性がある。FH では、生活習慣の改善だけで LDL-C 値をコントロールすることは難しいが、ややきつい程度の有酸素運動は脂質異常の改善につながる。

3　○　脂質異常症の LDL-C 管理目標値は、高リスク区分であっても一次予防は 120 mg/dL 未満、二次予防が 100 mg/dL 未満である。一方、FH は冠動脈疾患のリスクが高いため、LDL-C 管理目標値を一次予防では 100 mg/dL 未満、二次予防では 70 mg/dL 未満に設定している。

4　○　コレスチミドは、胆汁酸の吸着活性に優れた高分子化合物である。水中で膨潤して薬効を発揮するため、消化管機能の状態により便秘や腸閉塞の原因となる場合があるので注意する。

5　○　コレスチラミン（陰イオン交換樹脂）は、長期投与においてビタミン K の吸収阻害を認める

ことから、脂溶性ビタミン（A、D、E、K）や葉酸塩の吸収阻害の可能性が注意喚起されている。同効薬のコレスチミドにおいても、同様の注意が求められている。

Ans. 2

問 209（物理・化学・生物）

　コレスチミドは腸管において、胆汁酸であるタウロコール酸の再吸収を阻害し、肝におけるコレステロールから胆汁酸への異化を促進する。タウロコール酸の再吸収が阻害される機序に関する記述として、最も適切なのはどれか。1 つ選べ。

コレスチミド　　　　　　　　　　　タウロコール酸

1　コレスチミドを触媒としてタウロコール酸が分解される。
2　コレスチミドのヒドロキシ基とタウロコール酸のヒドロキシ基との間に水素結合が形成される。
3　コレスチミドのカチオンとタウロコール酸のイオン化したスルホ基との間にイオン結合が形成される。
4　コレスチミドのヒドロキシ基とタウロコール酸のスルホ基との間に水素結合が形成される。
5　コレスチミドのヒドロキシ基とタウロコール酸のスルホ基がエステル結合を形成する。

▌Approach▐　陰イオン交換樹脂に関する問題

▌Explanation▐

1　×　コレスチミドは陰イオン交換樹脂なので、タウロコール酸をイオン結合によって樹脂に吸着させ排出させる。
2　×　水素結合を形成することは可能ではあるが、解説 3 で記載するようにイオン結合より弱いので主作用ではない。
3　○　スルホ基はスルホン酸の置換基名で、強酸性を示すため、陰イオン構造をもち、コレスチミドの陽イオンとイオン結合を形成する。結合の強さがイオン結合 > 水素結合であることから、主要な相互作用はイオン結合である。したがって、選択肢 3 が正答となる。
4　×　水素結合を形成することは可能ではあるが、イオン結合より弱い。
5　×　一般的に、スルホン酸とアルコールは、生理的な条件でエステル結合を形成しない。

Ans. 3

問 210-211　35歳女性。喫煙歴 15 年（1 日 20 本）。以前から、ニコチンガムやニコチンパッチによる禁煙を試みたが失敗を繰り返していた。今回、禁煙外来を受診し、ニコチン受容体の部分刺激薬であるバレニクリン酒石酸塩錠による禁煙を試みることになった。女性は、医療機関でニコチン置換療法とは異なる治療法であると説明を受け禁煙に意欲的だが、また失敗するのではないかと不安にもなっている。

問 210（実務）

　薬剤師は患者の不安を和らげるため、今回の禁煙療法の特徴について説明した。説明内容として、適切なのはどれか。2 つ選べ。

1　ニコチン置換療法と異なり、治療開始時は薬を服用しながら喫煙が可能です。
2　ニコチンを補充しないので、治療中に抑うつ気分や不安、イライラが強く出ることがありますが、一時的なものですので、そのまま服用を続けてください。
3　お薬にはニコチンが含まれていませんが、禁煙による離脱症状やタバコに対する切望感が軽減します。
4　途中で禁煙がつらくなったときは、ニコチンパッチ剤との併用療法に切り替えることができます。
5　ニコチンガムと同じように、主に口腔粘膜から有効成分が吸収されるので、炭酸飲料やコーヒーでの服用は避けてください。

▌Approach▌　$\alpha_4\beta_2$ ニコチン受容体部分作動薬による禁煙療法に関する問題

▌Explanation▌

1　○　バレニクリンは、ニコチン性アセチルコリン受容体に対する部分作動薬である。脳内に分布する $\alpha_4\beta_2$ ニコチン受容体に作用して、禁煙に伴う離脱症状を軽減すると同時に、ニコチンの同受容体への結合を阻害して喫煙による満足感を得にくくするため、禁煙の開始は、バレニクリン治療開始の 1 週間後からと定められている。

2　×　バレニクリンによる治療開始後に抑うつ気分やイライラがあらわれた場合は、禁煙によるニコチン離脱症状の可能性もあるが、バレニクリン投与との関係も否定できないため、服用を中止し医師等に連絡するよう指導する。

3　○　解説 1 参照。

4　×　ニコチンパッチ剤は、ニコチン置換療法に使用する薬剤であり、$\alpha_4\beta_2$ ニコチン受容体部分作動薬であるバレニクリンとは併用しない。バレニクリンによる治療効果が不十分な場合は、医師に相談する必要がある。

5　×　バレニクリン酒石酸塩錠は内用製剤であり、主成分のバレニクリンは服用後、消化管で吸収される。一方、ニコチンガムは、主成分のニコチンが口腔粘膜で吸収を受ける製剤である。ニコチンガムの使用前に、口腔が酸性になりやすい炭酸飲料やコーヒーを服用するとニコチン（塩基性）の吸収は低下する。

Ans.　1、3

問 211 （物理・化学・生物）

　禁煙療法に用いられた薬物の構造から、ニコチン性アセチルコリン受容体との相互作用に関わる化学的性質として、正しいのはどれか。**2 つ選べ。**

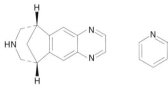

バレニクリン　　　　　ニコチン

1　バレニクリンの共役酸の pK_a は 4 付近である。
2　共に生体内でカチオン性を示す窒素原子をもつ。
3　バレニクリンには鏡像異性体が存在する。
4　ニコチンの不斉炭素は R 配置である。
5　ニコチンの sp^2 混成窒素は水素結合受容体として働く。

‖ Approach ‖　ニコチン受容体部分刺激薬バレニクリンに関する問題

‖ Explanation ‖

　1　×　脂肪族アミンと含窒素複素環がある。脂肪族アミンの pK_a は 10 程度、含窒素複素環は、4 程度の pK_a をもつため、共役酸はより強い脂肪族アミン部分がプロトン化されるので、pK_a は 4 付近ではなく 10 付近である。

　2　○　それぞれ脂肪族アミンをもつので、脂肪族アミンの pK_a を 10 とすると pH7 では、イオン形：分子形が 1000：1 の比率で存在する。したがって、アンモニウム（カチオン性）の形で存在している。

　3　×　不斉炭素をもっているが分子内に対称面をもつためメソ体である。鏡像異性体は存在しない。

　4　×　ニコチンの不斉炭素における 4 つの基の優先順位は、①N（脂肪族アミン）＞②ピリジン＞③CH_2＞④H であり、①→②→③が右回りだが、水素が前方に出ているため S 配置となる。

　5　○　非共有電子対があり、弱い塩基性をもつため水素結合の受容体として働く。アセチルコリンのエステル部分の水素結合の受容体の性質を模倣している分子である。

Ans.　2、5

問 212-213　75歳女性。骨粗しょう症の治療のため、近隣の整形外科クリニックに通院しており、以下の処方箋を持って薬局を訪れた。
（処方）
　　リセドロン酸 Na 錠 2.5 mg　1回1錠（1日1錠）
　　　　　　　　　　　　　1日1回　起床時　14日分
この患者は、1ヶ月前からこの薬剤を継続服用している。薬剤師は患者の医薬品に関する理解度を高めるために、繰り返し、服用に関する注意点を説明することにした。

問 212（実務）

　薬剤師が伝えるべき内容として、適切なのはどれか。2つ選べ。
1　服用後は、横になって安静にすること。
2　牛乳・乳製品と同時に服用しないこと。
3　服用後すぐに吐き気を催した場合には、制酸剤を服用すること。
4　定期的に歯科検査を受けること。
5　未吸収の成分により便が黒色になるが、心配ないこと。

■ Approach ▮　代表的な骨粗しょう症治療薬の服薬指導に関する問題
■ Explanation ▮

1　×　リセドロン酸 Na 製剤には、食道炎や食道潰瘍の副作用が報告されているので、服用の際は、立位あるいは坐位で十分量（約 180 mL）の水とともに服用して服用後 30 分は横たわらない。

2　○　カルシウム補給剤およびカルシウム含有製剤は、リセドロン酸の吸収を妨げることがあるので、リセドロン酸 Na 製剤は、カルシウムを含む牛乳・乳製品とは同時に服用しない。

3　×　リセドロン酸 Na 製剤を制酸剤と併用すると、リセドロン酸が制酸剤に含まれる多価陽イオンと錯体を形成するため、リセドロン酸の吸収が妨げられる可能性がある。

4　○　リセドロン酸 Na 錠などのビスホスホネート系薬剤による治療を受けている患者において、顎骨壊死・顎骨骨髄炎があらわれることがあるため、定期的な歯科検査を受けるように指導する。

5　×　リセドロン酸 Na 錠の服用によって便が黒色になることはない。便が黒色となった場合は、消化管出血などの可能性があるため、医師等に相談する。

Ans.　2、4

問 213（物理・化学・生物）

　処方薬の化学的性質として、誤っているのはどれか。1 つ選べ。

1　粘膜刺激性がある。

2　カルシウムイオンなどの金属イオンに対して高い親和性を示す。

3　小腸では高極性のイオン型をとる。

4　ヒドロキシアパタイトに吸着する。

5　塩基性溶液中では加水分解される。

▌Approach▌　リセドロン酸の作用機序に関する問題

▌Explanation▌

1　○　リセドロン酸 Na はビスホスホネート系医薬品である。使用上の注意として「口腔咽頭刺激の可能性があるので噛まずに、なめずに服用する」、「食道炎や食道潰瘍が報告されているので、立位あるいは坐位で、十分量（約 180 mL）の水とともに服用し、服用後 30 分は横たわらない」などがある。

2　○　リセドロン酸 Na は下図のように 2 個のホスホン酸の酸素原子が金属イオンに配位し、キレートを形成しやすい。リン酸は骨や歯の構成成分がヒドロキシアパタイト $Ca_{10}(PO_4)_6(OH)_2$（リン酸カルシウム）であることからわかるように、リン酸イオンはカルシウムイオンに対して親和性が高い。

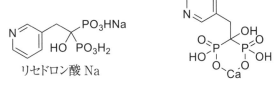

リセドロン酸 Na

3　○　小腸の pH は高いため、少なくとも 2 個のホスホン酸がそれぞれ陰イオンとなり、複数の酸素原子が陰イオンとなる。

4　○　本医薬品の作用機序は、破骨細胞による骨吸収を抑制して骨量の減少を抑制する。骨吸収抑制作用により海綿骨骨梁の連続性を維持して骨の質を保つことにより骨強度を維持する。ヒドロキシアパタイトに高い親和性を示し、リン酸カルシウムからのヒドロキシアパタイト結晶の形成過程を抑制して、異所性骨化の進展を阻止する。

5　×　塩基性で加水分解されやすいという記載はなく、安定な化合物である。

Ans.　5

問 214-215　25歳女性。妊娠なし。最近、便秘気味のため一般用医薬品を求めて薬局を訪れた。薬剤師が症状を確認したところ、ふきでもの（にきび）や食欲不振もみられた。一方、吐き気や腹部の痛みはなかったことから、以下の一般用医薬品を勧めた。

大黄甘草湯エキス顆粒　12包入り（6日分）
成分・分量
　　本品2包（3.75g）中、以下の割合の大黄甘草湯エキス（1/2量）0.75 g を含有する。
　　日局ダイオウ・・・・2.0 g　　　日局カンゾウ・・・・1.0 g

問 214（物理・化学・生物）
　　この女性から当該医薬品の成分について聞かれたため、薬剤師は便秘の改善に関係する成分は
　　　A　　であることを女性に伝えた。　A　　の化学構造として、適切なのはどれか。1つ選べ。

1

2

3

4

5

■ Approach ■　生薬の成分と薬効に関する問題

■ Explanation ■

　1　×　生薬カンゾウの成分のグリチルリチン酸（グリチルリチン）である。グリチルリチン酸は、肝機能改善薬、抗アレルギー用薬として用いられる。

　2　○　生薬ダイオウの成分のセンノシドAである。センノシドAは、腸内細菌によりレインアントロンに代謝されることにより強い瀉下作用を示す。

　3　×　生薬オウゴンの成分のバイカリンである。バイカリンは、Ⅰ型アレルギー抑制作用を有する。

　4　×　生薬マオウの成分のエフェドリンである。エフェドリンは、気

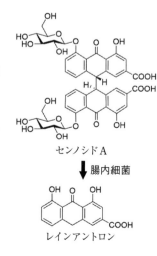

センノシドA

↓腸内細菌

レインアントロン

管支拡張作用、血圧上昇、心機能促進、血管収縮作用、そして中枢神経興奮作用を有する。エフェドリンを原料として覚せい剤のメタンフェタミンを製造可能であることから、エフェドリンは覚せい剤原料に指定されている。

エフェドリン（覚せい剤原料）　　　アンフェタミン（覚せい剤）

5　×　セリ科の食用ニンジンの色素成分のβ-カロテンである。β-カロテンは抗酸化作用があり、体内でビタミンAとして代謝される。

β-カロテン　　　　　　　　　　　　　　　ビタミンA

Ans.　2

問215（実務）

　薬剤師は、この女性に「主に　A　によって　B　が起こることがありますが、心配ありません。」と伝えた。　B　に入るものとして、適切なのはどれか。1つ選べ。

1　発疹
2　尿の橙色への着色
3　手足の脱力感
4　筋肉痛
5　激しい腹痛を伴う下痢

▌Approach▐　漢方薬、生薬の副作用に関する問題

▌Explanation▐

1　×　過敏症が原因で生じることがある。過敏症に注意が必要な生薬には、ケイヒ、サンヤク、コウベイ、ショウバクなどがある。

2　○　尿の着色は、薬そのものによる着色の場合には副作用としては特に心配はない。尿の着色を生じる生薬としては、センノシドAやセンノシドBなどのアントラキノン類を含む生薬のダイオウやセンナがある。

3　×　手足の脱力感の副作用は、生薬カンゾウの過剰摂取による偽アルドステロン症、低カリウム血症、ミオパチーが原因と考えられる。カンゾウは漢方薬の約7割に含まれており、また食品にも甘味料として使用されることがあるので過剰摂取には注意が必要である。

4　×　筋肉痛の副作用は、生薬カンゾウの過剰摂取による偽アルドステロン症、低カリウム血症、ミオパチーが原因と考えられる。

5　×　食欲不振、胃部不快感、悪心、嘔吐、腹痛、軟便、下痢などの消化器系に対する副作用は、生薬ジオウ、マオウ、サンシシ、セッコウ、トウキ、センキュウ、ヨクイニンが考えられる。一方、薬効として瀉下作用を有する生薬センナ、ダイオウ、ケツメイシは、個人差により作用が強く現れてしまう場合もある。

Ans.　2

> 問 216-217　38 歳女性。抜け毛が気になり薬局を訪れた。医薬品ではなく、まずはサプリメントで様子をみたいと希望した。薬剤師は、体毛や皮膚を乾燥から守るため脂質成分が重要であることを説明し、ビオチンを含有するサプリメントを紹介した。

問 216（物理・化学・生物）

　脂質の生合成に関連する反応のうち、ビオチンが関与するのはどれか。1 つ選べ。

1　アセチル CoA からマロニル CoA を合成する反応
2　アシルカルニチンをアシル CoA に変換する反応
3　遊離コレステロールからコレステロールエステルを合成する反応
4　ホスファチジルコリンから脂肪酸を遊離する反応
5　コレステロールから 7-ヒドロキシコレステロールを合成する反応

■Approach■　脂質生合成に関わる補酵素のはたらきに関する問題
■Explanation■

　ビオチンは、ビタミン B 群に属する水溶性ビタミンであり、カルボキシラーゼの反応の補酵素である。カルボキシラーゼは、ATP のエネルギーを用いて、炭素骨格に 1 炭素を付与する（炭素源は CO_2）反応に関わる。

1　○　アセチル CoA カルボキシラーゼの反応である。
2　×　脂肪酸の β 酸化に関わる反応。アシル CoA はミトコンドリア膜を通過できないので、カルニチンと結合してミトコンドリアマトリクスに入り、カルニチンアシルトランスフェラーゼによりアシル CoA に再生される。
3　×　例えば、小腸におけるコレステロールエステル生成では、遊離コレステロールと脂肪酸を用いて、アシル CoA・コレステロールアシルトランスフェラーゼ 2：ACAT2 の作用によりエステル化される。
4　×　リン脂質を加水分解するホスホリパーゼ（PL）類の反応。ホスファチジルコリンはグリセロール骨格の 3 位がコリンを含むホスホジエステル構造であり、PL 類は主に 1 位、2 位の脂肪酸エステル部を加水分解する。ホスファチジルコリンの 2 位エステル部が PLA_2 で分解されると、脂肪酸（主に不飽和脂肪酸）とリゾレシチンが生成する。
5　×　肝臓における胆汁酸塩合成の律速段階となる反応で、コレステロール-7α-ヒドロキシラーゼによる。7-ヒドロキシコレステロールからは 2 経路でコール酸とケノデオキシコール酸が生成する。

Ans.　1

問217（実務）

　この患者がサプリメントを使用中、過剰に摂取しないように薬剤師から患者に指導すべきものはどれか。1つ選べ。

1　海藻類
2　大豆製品
3　生卵（卵白）
4　牛乳
5　レバー

▌Approach▌　代表的なビタミンに関する問題

▌Explanation▌

　ビオチンは、水溶性ビタミンに分類され、皮膚や粘膜を正常に保つ働きがある。卵やレバーなど様々な食品に含まれ、腸内細菌でも作られるため、欠乏症は起こりにくい。

　ただし、ビオチンは、生卵白に含まれるアビジンというタンパク質と強く結合するため、生卵白を大量に摂取し続けるとビオチンの吸収が阻害され、ビオチン不足を起こす可能性がある。

Ans.　3

物理・化学・生物

衛生

薬理

薬剤

病態・薬物治療

法規・制度・倫理

実務

問 218-219　60歳女性。右上葉原発性肺腺がんと診断され、右上葉切除術が施行された。その後、術後補助化学療法が施行され経過観察となった。術後4年経過時、胸部CT写真で右鎖骨上窩リンパ節に転移が認められ、再発と診断された。*ALK* 融合遺伝子陽性が確認されたため、クリゾチニブ 250 mg、1日2回の投与による治療が開始された。投与13日目時点でリンパ節の腫瘍は縮小傾向を認めた。各時点における主な検査値は以下のとおりである。

肝機能検査値	投与前	8日目	13日目
AST（IU/L）	30	100	350
ALT（IU/L）	30	120	400
ALP（IU/L）	200	600	2,000
総ビリルビン（mg/dL）	1.0	1.1	1.3

問 218（実務）

　医師との合同カンファレンスにおいて、医師から薬剤師へ投与13日目以降の薬物治療について意見を求められた。薬剤師の提案として、適切なのはどれか。1つ選べ。

1　本剤の投与を同一用量のまま継続し、他剤の追加は行わない。
2　本剤の投与を同一用量のまま継続し、グリチルリチン酸一アンモニウム・グリシン・L-システイン塩酸塩水和物を追加する。
3　本剤の投与を中止し、緩和ケアのみの治療へ変更する。
4　本剤の投与を休止し、アレクチニブ塩酸塩へ変更する。
5　本剤の投与を休止し、ソラフェニブトシル酸塩へ変更する。

■ Approach ■　代表的な非小細胞肺がん治療薬に関する問題

■ Explanation ■

　クリゾチニブによる治療では、検査値異常を含む副作用を認める場合は、その重症度に応じて休薬、減薬、あるいは中止などの対応を行う。

　本症例では、肝機能検査値のうち、クリゾチニブ投与8日目のAST、ALTおよびALPの値に上昇を認め、投与13日目には有害事象共通用語規準（CTCAE）のグレード3以上の値を認めていることから、クリゾチニブは休薬あるいは中止すべきである。加えて、クリゾチニブの投与によりリンパ節の腫瘍が縮小傾向を示していることから、クリゾチニブを一旦休薬して肝機能が改善したら、同効薬のアレクチニブ塩酸塩により治療することが妥当である。

　なお、選択肢5のソラフェニブトシル酸塩（キナーゼ阻害薬）は、非小細胞肺がんには適応がない。

Ans.　4

問 219（物理・化学・生物）

　本症例では、遺伝子変異により生じた *ALK* 融合遺伝子及び ALK 融合タンパク質が検出されている。がんとこの遺伝子変異に関する記述として、正しいのはどれか。**2 つ選べ。**

1　この患者のがん細胞では、染色体上、*ALK* 遺伝子の一部分に逆位が生じている。

2　この患者の ALK 融合タンパク質では、チロシンキナーゼ活性が亢進している。

3　この患者では、*ALK* 融合遺伝子が親から遺伝したと考えられる。

4　この患者の *ALK* 融合遺伝子は、フィラデルフィア染色体の形成により生じる。

5　*ALK* 融合遺伝子の検出には ELISA 法が用いられる。

▌Approach▌　肺がん発症に関係する遺伝子変異に関する問題

▌Explanation▌

1　○　第二染色体短腕に本来は離れて逆向きに存在する *EML4* 遺伝子と *ALK* 遺伝子が途中で切れて逆転転座して融合し、第二染色体短腕内で *ALK* − *EML4* 遺伝子と *EML4* − *ALK* 遺伝子をあらたに形成する。このうち *EML4* − *ALK* 遺伝子がいわゆる *ALK* 融合遺伝子として肺がん発症に特異性高く関与している。

2　○　*ALK* 遺伝子の産物である ALK は受容体型チロシンキナーゼであり、通常は 2 量体を形成して活性化されるが、*EML4* − *ALK* 遺伝子の産物ではリガンドの結合がなくても恒常的な ALK の二量体化をきたし、活性化されて異常増殖に発展する。

3　×　通常、体染色体に現れる欠失や逆位、転座などの異常は、染色体交差の不具合によって後天的に発生するとされ、継代遺伝の可能性は少ない。

4　×　フィラデルフィア染色体では 9 番染色体と 22 番染色体の間で転座（t（9；22））が認められ、*BCR−ABL* 融合遺伝子が発現している。9 番染色体 q34.1 には c−ABL というチロシンキナーゼがコードされ、その活性は周囲ドメインとの分子内相互作用によって厳密に抑制されている。しかし転座によって形成された *BCR−ABL* 融合遺伝子では、その活性抑制が外れ、恒常的にチロシンキナーゼ活性が亢進するため、細胞異常増殖を引き起こす。主に成人の急性リンパ性白血病、および慢性骨髄性白血病のがん原遺伝子である。

5　×　免疫組織化学的方法では、IHC 法が用いられる。IHC（immunohistochemistry）法では、プローブに抗体を使用し、ターゲットとするタンパク質を捕捉するとともに、細胞内局在をもみることができる。代表的な検出法としては蛍光 in situ ハイブリダイゼーション（FISH）法があり、一部体外診断薬として保険適用を受けているものもある。他に逆位を検出するとともに、塩基配列まで調べることのできる RT−PCR 法などがある。

Ans.　1、2

問 220-221　35歳女性。最近、日中頻尿と尿意切迫感で不眠が続いたので近医を受診した。過活動膀胱症状質問票（OABSS）トータルスコア10点の中等症と診断され、処方1による薬物治療を受けていた。再診時、OABSSトータルスコアは6点と改善したが尿意切迫感が十分に改善しないため、処方2が追加された。

　再診時の主な患者情報：血圧 130/60 mmHg、脈拍数 60 拍 / 分、消化器症状なし、肝機能・腎機能正常、電解質異常なし。現在、妊娠はしていない。

（処方1）
　ソリフェナシンコハク酸塩錠 5 mg　　1回1錠（1日1錠）
　　　　　　　　　　　　　　　　　　　1日1回　朝食後　14日分

（処方2）
　ミラベグロン錠 50 mg　　　　　　　 1回1錠（1日1錠）
　　　　　　　　　　　　　　　　　　　1日1回　朝食後　14日分

　再診7日後、薬剤師が継続的な服薬状況と患者状態を確認し、服薬指導を行うため、患者宅に電話した。

問 220（実務）

　副作用症状としてこの患者に起こる可能性が最も低いのはどれか。1つ選べ。

1　血圧上昇
2　尿閉
3　ふらつき、めまい
4　便秘
5　唾液の分泌過多

■Approach■　代表的な過活動膀胱治療薬の副作用に関する問題
■Explanation■

　患者は、過活動膀胱のため、ソリフェナシンとミラベグロンの投与を受けている。既往歴等の情報はないが、再診時の血圧（収縮期）が130 mmHgであることには留意したい。

　ソリフェナシンは、膀胱選択性の高い抗コリン薬であり、口腔乾燥（唾液分泌の低下）の発現程度は低いとされるが、尿閉や便秘があらわれる可能性はある。また、ミラベグロンは選択的 β_3 アドレナリン受容体作動薬であり、血圧上昇や神経系の副作用である浮動性めまいには注意が必要である。特に、ソリフェナシンとミラベグロンを併用することにより、尿閉発現のリスクは高くなる。

Ans.　5

問 221（物理・化学・生物）
　この患者の下部尿路症状を改善させる生理的変化として、正しいのはどれか。1 つ選べ。
1　膀胱排尿筋が収縮する。
2　膀胱排尿筋が弛緩する。
3　内尿道括約筋が弛緩する。
4　外尿道括約筋が収縮する。
5　外尿道括約筋が弛緩する。

▌Approach▐　過活動膀胱症状改善に関する問題
▌Explanation▐

　過活動膀胱は、「尿意切迫感を必須とした症状・症候群」である。切迫尿意が週 1 〜 2 回以上ある、1 日の排尿回数が 8 回以上あるとされ、切迫性尿失禁は必ずしも必須ではない。基本的な病因は膀胱（排尿筋）の収縮による排尿反射が実際の膀胱内の尿蓄積量とは関係なく起きることにある。

　過活動膀胱の患者が確保すべき「好ましい生理変化」は、時ならぬ膀胱（排尿筋）の収縮による排尿反射の誘発を抑制することにある。

　そのため、まず排尿筋については「収縮を抑える」ことが望ましく、「収縮する」ことは、尿意を高めることにしかならない。以上より、1 は×、2 は○となる。

　また、排尿反射の誘発を起点として内尿道括約筋（不随意筋）は弛緩し、排尿に向かうことになるので、あくまで必要な処置は排尿反射を誘発させないところにある。よって 3 は×。

　さらに過活動膀胱では実際の切迫性尿失禁は問わないとされているので、失禁に関わる外尿道括約筋の生理的改善は主目的とせず、日常生活における訓練で収縮力向上をはかることがよい。以上より、4 は×、5 は×。

Ans.　2

問 222-223　44 歳女性。鼻、口唇の肥大、下顎の突出を認め精査となった。身長 170 cm、体重 81 kg、靴のサイズ 26.5 cm。75 g ブドウ糖負荷試験での成長ホルモンは 25 ng/mL（正常域 0.4 ng/mL 未満）、IGF-1（血中インスリン様成長因子-1）は 1,050 ng/mL（正常域 88～229 ng/mL）であった。MRI 検査で限局性腫瘤が認められたが、異所性病変は認めなかった。

問 222（物理・化学・生物）
　図は、女性の内分泌器官を表した模式図である。この患者の腫瘤の位置はどれか。1 つ選べ。

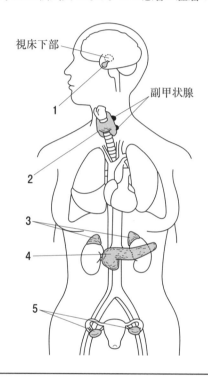

■ Approach ■　成長ホルモン分泌過剰症に関する問題

■ Explanation ■

　身体症状から、成長ホルモン（GH）過剰分泌症が疑われる。IGF-1 の検査から、GH 分泌の日内律動性が失われ、かつ大量の GH 分泌があること、また、75 g グルコース負荷試験によっても分泌が抑制されないことなどから、GH 分泌性腫瘍の可能性が高い。一方で、MRI 検査より、異所性の GH 分泌性腫瘍と思われる腫瘤は認められないことから、GH 分泌性腫瘍と考えられる腫瘤は、本来の GH 分泌場所である脳下垂体（図中では視床下部の下にある 1）にあるといえる。

　なお、図中 2 は甲状腺で甲状腺ホルモン分泌過剰症は Basedow 病（Graves 病）、腫瘍性では中毒性多発性甲状腺腫が知られる。図中 3 は副腎で副腎皮質機能亢進症として Cushing 症候群、特に ACTH 産生腫瘍（下垂体腫瘍によるものは Cushing 病、異所性 ACTH 産生腫瘍としては肺小細胞がん、胸腺腫、膵がんなど）は注意を要する。図中 4 は膵臓（主に膵体部）、図中 5 は卵巣である。

Ans.　1

生物・物理・化学・

衛生

薬理

薬剤

病態・薬物治療

法規・制度・倫理

実務

問 223（実務）

この患者は、その後、精密検査の結果、悪性腫瘍と診断された。腫瘍が大きく手術が困難であるため、薬物治療を行う方針となった。なお、放射線治療は薬物治療の効果をみてから検討する予定である。この患者の治療に用いる薬物の候補として、最も適切なのはどれか。1つ選べ。

1　グルカゴン
2　インスリン
3　オクトレオチド
4　ソマトロピン
5　バソプレシン

▌Approach▌　代表的な下垂体疾患および治療薬に関する問題

▌Explanation▌

患者の身体所見（鼻・口唇の肥大、下顎の突出、足の容積の増大）および血中成長ホルモン（GH）値、IGF-1 値の上昇から、先端巨大症が疑われる。また、MRI 検査（局所性腫瘤）と精密検査の結果から、原疾患は下垂体がんの可能性がある。

下垂体腫瘍のうち、本症例のように GH 過剰分泌を認める場合（機能性下垂体腫瘍）の治療には、良性、悪性にかかわらず、GH 分泌抑制因子であるソマトスタチンのアナログであるオクトレオチド酢酸塩が使用される。

Ans.　3

問 224-225 65歳女性。体重50 kg。術後肺炎と診断され、喀痰から緑膿菌が検出された。医師の指示により、シプロフロキサシン注射液が静脈内投与された。

問 224（物理・化学・生物）

検査部で、患者の痰から分離・同定した緑膿菌を培養し、薬剤感受性試験としてディスク法を実施した。

ディスク法の説明

寒天培地に一定量の菌を均一に広げた後、上にディスク（一定量の抗菌薬を染み込ませたろ紙）を置いて培養する方法（図1参照）。ディスクから培地に拡散した抗菌薬によって菌の発育阻止円ができ、その直径を測定する。

多剤耐性緑膿菌の場合、判定に用いる抗菌薬（β-ラクタム系、フルオロキノロン系及びアミノ配糖体系の3系統）の種類と判定に適した濃度は決められており、指定の条件で一定時間培養後、生じた阻止円の直径をもとに、感受性か耐性かを判断する。

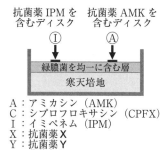

図1　培養開始時のプレート

抗菌薬IPMを含むディスク　抗菌薬AMKを含むディスク

A：アミカシン（AMK）
C：シプロフロキサシン（CPFX）
I：イミペネム（IPM）
X：抗菌薬X
Y：抗菌薬Y
－：薬物無し

今回は、この患者由来の緑膿菌と通常の緑膿菌基準株を用いた。また、指定されたイミペネム（IPM）、シプロフロキサシン（CPFX）、アミカシン（AMK）の3剤に加え、抗菌薬XとYも調べた。その結果を図2に示す。

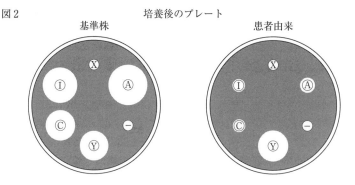

図2　培養後のプレート
基準株　　　　　患者由来

本試験とその結果に関する記述のうち、正しいのはどれか。2つ選べ。

1　本法は、微量液体希釈法よりも最小発育阻止濃度（MIC）を算出するのに適している。
2　阻止円の直径が大きいほど、その抗菌薬への感受性が高い。
3　この患者より単離した緑膿菌は、多剤耐性菌である。
4　抗菌薬Xは、この患者の治療薬候補になる。
5　抗菌薬Yは、この患者の治療薬候補にはならない。

Approach 薬剤感受性試験（ディスク法）に関する問題

Explanation

1 × 薬剤感受性試験には、いくつか方法があり、MIC の算出に用いられるのは、微量液体希釈法や寒天平板希釈法などである。ディスク法は、阻止円の直径を測定し、判定表を元に試験された抗菌薬が「感受性」、「中間」、「耐性」のいずれにあたるかを判定するもので、MIC を算出するものではない。

2 ○ 阻止円は菌の繁殖が抑止されているエリアであるから、阻止円の大きさは薬剤の菌に対する感受性（薬剤の抗菌効力）に相関する。

3 ○ 患者由来の培養プレートでは、抗菌薬 Y 以外の抗菌薬では阻止円がほとんど観察されないことから、多剤耐性菌である可能性が高いと考えられる。

4 × 患者由来の培養プレートにおいて、抗菌薬 X の周りに阻止円が観察されないことから、抗菌薬 X は治療薬候補にはならない。

5 × 患者由来の培養プレートにおいて、抗菌薬 Y の周りに阻止円が観察されることから、抗菌薬 Y は治療薬候補になる。

Ans. 2、3

問 225（実務）

薬剤感受性試験結果から考えられる、この患者に最も適切な抗菌薬療法はどれか。1 つ選べ。なお、薬剤はすべて注射剤である。

1 シプロフロキサシンを基本とした併用療法への変更
2 アルベカシン硫酸塩の単独療法への変更
3 ピペラシリンナトリウムの単独療法への変更
4 シプロフロキサシンの単独療法の継続
5 コリスチンメタンスルホン酸ナトリウムを基本とした併用療法への変更

Approach 多剤耐性緑膿菌感染症の治療薬に関する問題

Explanation

問 224 の薬剤感受性試験（ディスク法）の結果、患者由来の緑膿菌は、アミノグリコシド系抗生物質であるアミカシン（A）、フルオロキノロン系抗菌薬であるシプロフロキサシン（C）、およびカルバペネム系抗生物質であるイミペネム（I）に耐性を示していることから、多剤耐性緑膿菌と考えられる。

ピペラシリンは抗緑膿菌の効果が期待される β-ラクタム系抗生物質であるが、近年耐性株がみられることがあり、多剤耐性緑膿菌への効果は期待できない。一方、コリスチンは、アミカシン、シプロフロキサシンおよびイミペネムと系統や作用機序が異なるサイクリックポリペプチド系抗菌薬であることから、抗菌薬 X はピペラシリン、抗菌薬 Y はコリスチンメタンスルホン酸ナトリウムであると考えられる。

コリスチンメタンスルホン酸ナトリウム点滴静注用は、他の抗菌薬に耐性を示したグラム陰性菌感染症を適応としているため、多剤耐性緑膿菌感染症の治療薬として期待される。

Ans. 5

問 226-227 早期の大腸がんは症状がないことが多く、便潜血検査が早期発見に有効であることが知られている。以下の表は、免疫学的便潜血検査による大腸がんのスクリーニング結果を示したものである。

	大腸がん		合計（人）
	あり	なし	
検査で陽性（人）	32	761	793
検査で陰性（人）	8	8669	8677
合計（人）	40	9430	9470

問 226（実務）

この検査法での感度と特異度の組合せとして、正しいのはどれか。1つ選べ。

	感度（%）	特異度（%）
1	80.0	91.9
2	80.0	99.9
3	91.9	80.0
4	96.0	91.9
5	99.9	80.0

▌Approach▌ 検査法の感度と特異度に関する問題

▌Explanation▌

検査法の感度と特異度を 2 × 2 分割表（クロス集計表）で算出する場合の計算式は、以下の通りである。

	疾患あり	疾患なし	合計（人）
検査陽性	真陽性数	偽陽性数	陽性数
検査陰性	偽陰性数	真陰性数	陰性数
合計（人）	疾患ありの人数	疾患なしの人数	

感度（%）＝（真陽性の人数 ÷ 疾患ありの人数）× 100
特異度（%）＝（真陰性の人数 ÷ 疾患なしの人数）× 100

本スクリーニングの検査法は便潜血検査で、疾患は大腸がんであり、クロス集計表の値を各式に当てはめると、感度 ＝（32 ÷ 40）× 100 ＝ 80%、特異度 ＝（8669 ÷ 9430）× 100 ＝ 91.9%が求められる。

Ans. 1

問 227 （衛生）
　図は、大腸がんの多段階発がんの過程を示したものである。　Ａ　及び　Ｂ　に該当するがん抑制遺伝子の組合せとして、正しいのはどれか。1 つ選べ。

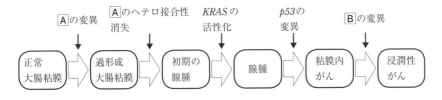

	A	B
1	*BRCA1*	*WT1*
2	*BRCA1*	*DCC*
3	*MYC*	*MLH1*
4	*APC*	*PTEN*
5	*APC*	*DCC*

▌Approach▌　大腸がんの多段階発がんに関する問題

▌Explanation▌

1　×　*BRCA1* は遺伝性乳がん卵巣がん症候群の原因となるがん抑制遺伝子で、*WT1* は腎芽腫のウィルムス腫瘍の原因となるがん抑制遺伝子である。

2　×　B：*DCC* は正しい。*DCC* は細胞接着に関連するタンパク質をコードするがん抑制遺伝子で、コード領域の欠失は大腸がんの 70％でみられる。*DCC* の欠失により、がん細胞は浸潤・転移能を獲得し悪性化する。

3　×　*MYC* は転写因子をコードするがん遺伝子で、ある種のリンパ腫などで過剰発現し、がん細胞の増殖を促進し、細胞分化を抑制する。*MLH1* は DNA ミスマッチ修復に関わるがん抑制遺伝子で、リンチ症候群（遺伝性非ポリポーシス大腸がん）の原因遺伝子のひとつとして同定されている。

4　×　A：*APC* は正しい。*APC* は家族性大腸腺腫症（大腸腺腫性ポリポーシス）の原因遺伝子となるがん抑制遺伝子で、その産物は細胞情報伝達の Wnt（ウィント）／β カテニン シグナルを抑制する機能をもつ。*APC* の変異により、Wnt シグナルの活性化が生じ大腸がんが生じる。*PTEN* はプロテインホスファターゼをコードするがん抑制遺伝子で、その産物は細胞情報伝達のホスファチジルイノシトール 3-キナーゼ経路を負に制御する。*PTEN* の変異は多くのがん腫でみられるが、*PTEN* はカウデン症候群（多くの臓器に良性過誤腫性病変が生じる疾患）の原因遺伝子と考えられている。

5　○　図は、大腸がんの発生過程と転移性獲得の機構を示したものである。一般的に *APC* の変異獲得に時間がかかるため大腸がんは高齢者で多くみられるが、*APC* 遺伝子が遺伝的に変異している家族性大腸腺腫症の患者では、極めて若年からポリープ（過形成大腸粘膜・初期腺腫）が多発し 40 歳までにがん化する。*APC* および *DCC* については、解説 2 および 4 を参照。

Ans.　5

問 228-229 70歳男性。自宅にて、39℃の発熱及び全身倦怠感を認め、同日中に呼吸困難となったため、家族が救急搬送を依頼した。救急病院に到着後、インフルエンザウイルスの迅速抗原検出キットにて検査したところ、B型陽性であり、インフルエンザウイルス感染症と診断された。なお、インフルエンザワクチンは未接種だった。また、本人からは高熱による頭痛の訴えがあった。救命救急センター担当医師と薬剤師は、治療方針について、カンファレンスを実施した。

問 228（実務）

この患者への対応について、薬剤師が提案する内容として、適切なのはどれか。2つ選べ。

1 レボフロキサシン水和物錠の投与
2 インフルエンザワクチンの接種
3 アセトアミノフェン静注液の投与
4 ペラミビル水和物注射液の投与
5 アマンタジン塩酸塩錠の投与

■Approach■ インフルエンザウイルス感染症の薬学的管理に関する問題

■Explanation■

患者は、高熱等の症状を認めた後、直ちに受診し、B型インフルエンザウイルス感染症と診断されている。症状の発現からあまり時間が経過していないこと（48時間以内と推測される）、呼吸困難の症状があること、70歳と高齢であり重症化のおそれもあることから、B型インフルエンザウイルス感染症に適応のある抗インフルエンザウイルス剤の投与が推奨される。

問題文には経口剤や吸入剤の使用の可否に関する情報はないため、選択肢中から、適切な治療薬としてペラミビル水和物注射液が選択される。同様に、高熱による頭痛の症状を緩和するため、アセトアミノフェン静注液の投与も推奨される。

インフルエンザワクチンは、治療薬ではなくインフルエンザの予防を適応とする。レボフロキサシンは、インフルエンザウイルス感染症には適応がない。また、アマンタジンはA型インフルエンザ感染症治療薬であり、B型インフルエンザには適応がない。

Ans. 3、4

問 229 (衛生)

　この患者の家族から、今後のインフルエンザワクチン接種について薬剤師に質問があった。次の記述のうち、正しいのはどれか。**2 つ選べ。**

1　この患者が予防接種を受ける場合、インフルエンザは予防接種法における A 類疾病に分類される。

2　この患者に対するインフルエンザワクチンの接種にかかる費用は、公的補助の対象とはならない。

3　インフルエンザワクチンの接種においては、鶏卵、鶏肉、その他鶏由来のものに対してアレルギーがある場合には注意が必要である。

4　インフルエンザワクチンの接種後、この患者に健康被害が生じた場合は、予防接種法に基づいた予防接種健康被害救済制度により救済措置を受けることができる。

5　インフルエンザワクチンは弱毒化ワクチンなので、ワクチン接種によりインフルエンザを発症することがある。

▌Approach▌　インフルエンザワクチン (不活化ワクチン) に関する問題

▌Explanation▌

1　×　65 歳以上であることから、予防接種法における定期予防接種の B 類疾病に分類される。

2　×　解説 1 参照。定期予防接種 (A 類および B 類疾病) には公的補助制度がある。

3　○　インフルエンザワクチンは、鶏の有精卵にインフルエンザウイルスを接種し、培養してウイルスを増殖させた後、不活化処理して製造されるため、インフルエンザワクチン (不活化ワクチン) 中に微量の卵タンパクが混入している。したがって、卵アレルギーがある人は注意が必要である。

4　○　任意接種のワクチンによる健康被害はこの救済制度ではなく、医薬品副作用被害救済制度による救済措置を受けることができる。

5　×　インフルエンザワクチンは不活化ワクチンである。

Ans.　3、4

問 230-231　43 歳男性。身長 170 cm、体重 85 kg、喫煙歴なし。運動不足であり、食事については特に気にせず、油ものを好んでいた。今回、妻と一緒に近隣で開催の健康フェアに行き、健康相談コーナーで薬剤師に今後必要な生活習慣について相談した。その際、勤務先で実施した特定健康診査結果を持参していた。なお、これまでに健診で生活習慣の改善を指摘されていたが受診歴はなく、現在も服用薬はない。

（検査結果）

　腹囲 95 cm、血圧 142/87 mmHg、HDL-C 38 mg/dL、

　中性脂肪 160 mg/dL、空腹時血糖 93 mg/dL、HbA1c 5.2%（NGSP 値）

問 230（実務）

　　特定健康診査で、この男性は特定保健指導の対象になった。その原因となった検査項目として、<u>誤っている</u>のはどれか。1 つ選べ。

1　HDL-C
2　腹囲
3　血圧
4　空腹時血糖
5　中性脂肪

■ Approach ■　メタボリックシンドロームの診断基準に関する問題

■ Explanation ■

1　○　相談者の特定健康診査における HDL-C 値は 38 mg/dL であり、メタボリックシンドロームの診断基準（2005 年、日本）における基準値（40 mg/dL 未満）を下回っている。

2　○　相談者の特定健康診査における腹囲は 95 cm であり、メタボリックシンドロームの診断基準値（男性 85 cm 以上）を超えている。

3　○　相談者の特定健康診査における血圧は 142/87 mmHg であり、メタボリックシンドロームの診断基準値（収縮期血圧 130 mmHg 以上かつ／または拡張期血圧 85 mmHg 以上）を超えている。

4　×　相談者の特定健康診査における空腹時血糖値は 93 mg/dL であり、メタボリックシンドロームの診断基準値（110 mg/dL 以上）を下回っているので、空腹時血糖によって特定保健指導の対象になることはない。

5　○　相談者の特定健康診査における中性脂肪値は 160 mg/dL であり、メタボリックシンドロームの診断基準値（150 mg/dL 以上）を超えている。

Ans.　4

問 231（衛生）

この男性に対して行われた特定健康診査における階層化として、正しいのはどれか。1つ選べ。

	腹囲/BMI		追加リスク		保健指導レベル
1	腹囲 基準値以上	→	1つ該当	→	積極的支援
2	腹囲 基準値以下 BMI ≧ 25 kg/m²	→	3つ該当	→	積極的支援
3	腹囲 基準値以上	→	2つ該当	→	積極的支援
4	腹囲 基準値以下 BMI ≧ 25 kg/m²	→	2つ該当	→	動機付け支援
5	腹囲 基準値以上	→	2つ該当	→	動機付け支援

▌Approach▐ 特定健康診査および特定保健指導に関する問題

▌Explanation▐

特定健康診査および特定保健指導は、メタボリックシンドロームに着目したものである。

メタボリックシンドロームの診断基準や特定保健指導対象者の選定と階層化は、以下のようになる。

メタボリックシンドロームの診断基準（2005 年）

基準値	
腹腔内脂肪蓄積（必須項目）	腹囲：男性 85 cm 以上 女性 90 cm 以上
上記に加え、以下の3項目のうち2項目以上に該当する者をメタボリックシンドロームとしている	
高血糖	空腹時血糖：110 mg/dL 以上
高血圧	収縮期血圧：130 mmHg 以上 かつ / または 拡張期血圧：85 mmHg 以上
脂質代謝異常	血清トリグリセリド：150 mg/dL 以上 かつ / または 血清 HDL コレステロール：40 mg/dL 未満

定保健指導対象者の選定と階層化

腹囲	追加リスク 血糖・脂質・血圧	喫煙歴	対象 40 ～ 64 歳	対象 65 ～ 74 歳
≧ 85 cm（男性） ≦ 90 cm（女性）	2つ以上該当		積極的支援	動機付け支援
	1つ該当	あり	積極的支援	動機付け支援
		なし		動機付け支援
上記以外で BMI ≧ 25	3つ該当		積極的支援	動機付け支援
	2つ該当	あり	積極的支援	動機付け支援
		なし		動機付け支援
	1つ該当			動機付け支援

この男性は、内臓脂肪蓄積（腹囲 95 cm）、高血圧（142/87 mmHg）、低 HDL コレステロール（38 mg/dL）、高トリグリセリド（160 mg/dL）がある。喫煙歴はないが、メタボリックシンドローム診断基準のうち必須項目の腹囲が基準値以上であり、追加リスクとして高血圧と脂質代謝異常の2項目が該当する。

よって、特定保健指導は積極的支援となり、選択肢3が正解である。

Ans. 3

> **問 232-233** 39歳女性。今回初めて妊娠した。8週目の妊婦健診でB型肝炎の検査を実施したところ、HBs 抗原が陽性であった。

問 232（実務）

この妊婦への対応として、適切なのはどれか。1つ選べ。

1 HBe 抗原を検査する。
2 B 型肝炎ワクチンを接種する。
3 速やかに、抗 HBs 人免疫グロブリンを投与する。
4 エンテカビルを投与する。
5 出産まで、特に対応の必要はない。

▌Approach▌　B 型肝炎ウイルス検査後の対応に関する問題

▌Explanation▌

1 ○　妊婦は、妊婦健診で HBs 抗原陽性を認め、B 型肝炎ウイルス（HBV）に感染していることがわかったため、さらに詳しい検査が必要となる。HBe 抗原検査は、HBV の増殖力の評価に有用である。

2 ×　B 型肝炎ワクチンは、被接種者の B 型肝炎の予防や母子感染の予防を目的とした子への投与（新生児の B 型肝炎予防）に使用される。

3 ×　抗 HBs 人免疫グロブリンは、HBs 抗原陽性血液による汚染事故後の B 型肝炎発症予防や新生児の B 型肝炎予防に使用される。

4 ×　抗 HBV 薬であるエンテカビルの適応は、HBV の増殖を伴い肝機能の異常が確認された B 型慢性肝疾患における HBV の増殖抑制である。また、妊婦に対しては有益性投与となっている。

5 ×　解説 1 参照。

Ans.　1

問 233（衛生）

　この妊婦から出生した児に対して行う B 型肝炎ウイルス感染に関する予防処置を時系列で示した（A～C）。正しい組合せはどれか。1 つ選べ。

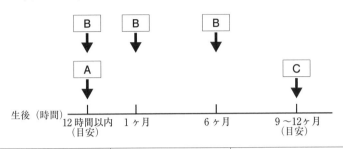

	A	B	C
1	HBs 抗原・抗体検査	B 型肝炎ワクチン接種	抗 HBs 人免疫グロブリン投与
2	HBs 抗原・抗体検査	抗 HBs 人免疫グロブリン投与	B 型肝炎ワクチン接種
3	抗 HBs 人免疫グロブリン投与	HBs 抗原・抗体検査	B 型肝炎ワクチン接種
4	抗 HBs 人免疫グロブリン投与	B 型肝炎ワクチン接種	HBs 抗原・抗体検査
5	B 型肝炎ワクチン接種	抗 HBs 人免疫グロブリン投与	HBs 抗原・抗体検査

▌Approach▐　B 型肝炎母子感染防止対策に関する問題

▌Explanation▐

　B 型肝炎のキャリアーが 120 ～ 140 万人（推定）いるため、母子垂直感染（経産道感染）による児のキャリアー化を防ぐことを目的として、HBs 抗原陽性の母親から出生した児に対し、原則として以下の感染予防処置を行う。

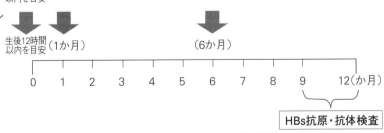

日本小児科学会が推奨する B 型肝炎ウイルス母子感染予防の管理方法

Ans.　4

問 234-235　74 歳女性。身長 160 cm、体重 50 kg。飲酒及び喫煙歴はない。てんかんの既往があり、以下の薬剤を 10 年以上服用し、外来受診時には脳波検査を行ってきた。1 年以上、発作は起こっていない。今回、市が主催する骨密度検診で、骨密度の低下が指摘されたので、かかりつけの医療機関を受診し血液検査と骨密度測定を実施した。その結果をもとに、医師と薬剤師がカンファレンスを行った。

(処方)

フェニトイン錠 100 mg　　　1 回 1 錠（1 日 3 錠）

　　　　　　　　　　　　　1 日 3 回　朝昼夕食後　28 日分

(検査値)

血清クレアチニン値 1.6 mg/dL、AST 32 IU/L、ALT 29 IU/L

ALP 410 IU/L、補正 Ca 値 7.0 mg/dL

intact-PTH 92 pg/mL（標準値：10 ～ 65 pg/mL）

フェニトイン血中濃度 10 μg/mL

腰椎骨密度測定値 若年成人平均値（YAM）の 65%

問 234（衛生）

　この患者の病態に関連するビタミンやミネラルについての記述のうち、正しいのはどれか。2 つ選べ。

1　intact-PTH が高値を示していることから、血中カルシウム濃度を正常に維持するために副甲状腺の機能が亢進していることがわかる。

2　血清カルシウム値の低下は、活性型ビタミン D によるカルシウム吸収促進能が低下したことによるものである。

3　副甲状腺の機能が亢進したことにより、腎臓でのカルシウム排泄が促進され、血清カルシウム値が低下している。

4　ビタミン K を含む食品を摂取することで、腸管からのカルシウム吸収を促進することができる。

5　ホウレンソウなどに含まれるフィチン酸と一緒にカルシウムを摂取することで、効率よくカルシウムを吸収することができる。

▋Approach▋　副甲状腺疾患患者の栄養管理に関する問題

▋Explanation▋

1　○　副甲状腺ホルモン（PTH）は血中カルシウム濃度を上昇させるホルモンであり、重要なカルシウム調節ホルモンである。intact-PTH はカルシウム代謝異常症の診断に有用である。この値が高いことより、血中カルシウム濃度を維持するために副甲状腺機能が亢進していることがわかる。intact-PTH は副甲状腺疾患や骨疾患の鑑別に用いられる。

2　○

3　×　副甲状腺の機能低下によってカルシウムの再吸収を促す副甲状腺ホルモンの分泌が低下し、腎臓でのカルシウムの再吸収低下（カルシウムの排泄促進）が起こる。

4　×　腸管におけるカルシウムの吸収促進作用を有するビタミン D の摂取が必要である。

5　×　フィチン酸はカルシウムと結合して、カルシウムの吸収を阻害するので、フィチン酸を多く含む食品を摂取するとカルシウムを効率よく吸収できない。

Ans.　1、2

> **問 235（実務）**
> 薬剤師が医師に処方提案する薬剤として、適切なのはどれか。1 つ選べ。
> 1 エルカトニン注
> 2 アルファカルシドールカプセル
> 3 イバンドロン酸ナトリウム水和物注
> 4 アレンドロン酸ナトリウム水和物錠
> 5 デノスマブ皮下注

Approach 骨粗しょう症治療の薬学的管理に関する問題

Explanation

1 × エルカトニンは、カルシトニン製剤であり、骨粗しょう症における疼痛や高カルシウム血症を適応とする。本患者は疼痛を認めず、検査結果には低カルシウム血症（補正 Ca 値 7.0 mg/dL：正常値 8.8 − 10.4 mg/dL）の所見を認めるため、エルカトニンは適応外である。

2 ○ アルファカルシドールは、$1\alpha\text{-OH-D}_3$ 製剤であり、ビタミン D 代謝異常に伴う低カルシウム血症の改善を適応とする。本患者の検査所見には、低カルシウム血症（解説 1 参照）と腎機能の低下（血清クレアチニン値 1.6 mg/dL：正常値 女性 1.0 mg/dL 以下）を認めるため、アルファカルシドールは推奨すべき治療薬である。

3 × イバンドロン酸ナトリウム水和物は、ビスホスホネート製剤である。骨粗しょう症治療薬であるが、骨吸収抑制作用により血清カルシウム値が低下する可能性がある。本患者は検査所見において低カルシウム血症（解説 1 参照）を認めるため、投与禁忌である。イバンドロン酸ナトリウム水和物による治療を行うためには、あらかじめ低カルシウム血症を改善する必要がある。

4 × アレンドロン酸ナトリウム水和物は、ビスホスホネート製剤である。解説 1 および 3 参照。

5 × デノスマブは、ヒト型抗 RANKL モノクローナル抗体製剤であり、骨粗しょう症治療薬である。骨吸収抑制作用により血清カルシウム値が低下する可能性があり、低カルシウム血症（解説 1 参照）の患者には禁忌となっている。

Ans. 2

問 236-237 68歳男性。身長168 cm、体重58 kg。6年前に胃の全摘手術を受けている。1週間前から息切れと全身倦怠感を感じていた。今回、著しい食欲不振のため食事が摂れなくなり、めまいも伴うので外来を受診した。血液検査の結果は、以下のとおりである。

（検査値）

BUN 11.1 mg/dL、血清クレアチニン値 0.6 mg/dL、

赤血球数 $221 \times 10^4/\mu L$、Hb 9.7 g/dL、MCV 122.2 fl、MCH 43.9 pg、

MCHC 35.9%、血清鉄 101 μg/dL、フェリチン 56 μg/dL、

PT-INR 1.10、便潜血 陰性

問 236（実務）

この患者において、欠乏が疑われるビタミンはどれか。1つ選べ。

1 ビタミンB_1
2 ビタミンB_6
3 ビタミンB_{12}
4 ビタミンC
5 ビタミンK

■Approach■ 症候（患者情報）に基づいて疾患およびその原因を推測する問題

■Explanation■

患者の自覚症状である息切れ、全身倦怠感、食欲不振およびめまいと、検査所見の赤血球数（$221 \times 10^4/\mu L$：正常値 男性 $435-555 \times 10^4/\mu L$）および Hb（9.7 g/dL：正常値 男性 13.7-16.8 g/dL）から貧血が疑われるが、血液凝固系（PT-INR値）の異常や消化管出血は認められない（便潜血陰性）。また、血清鉄およびフェリチン値も正常であることから、鉄欠乏性貧血は否定される。

一方、患者には胃全摘の既往があり、平均赤血球容積（MCV = 122.2 fL）が 100 fL/細胞を超えていることから、患者はビタミンB_{12}欠乏による悪性貧血（巨赤芽球性貧血）を発症していると推測される。

本問の検査データのうち、フェリチン 56 $\underline{\mu g/dL}$ の単位（下線部）としては、通常 ng/mL が使用される。$\underline{\mu g/dL}$ に基づき単位換算を行うと 560 ng/mL となり、正常値を超える値となるため、単位記載の誤りと考えられる。なお、厚生労働省の発表では不適切とされていない。

Ans. 3

> **問 237（衛生）**
>
>   この患者に欠乏していると考えられるビタミンに関する記述のうち、正しいのはどれか。<u>2つ</u>選べ。
>
> 1　このビタミンの欠乏の原因の一つに、動物性食品の摂取不足があげられる。
> 2　このビタミンは、プロリンやリシンの水酸化酵素の補酵素としてコラーゲン合成に関与する。
> 3　このビタミンは、唾液由来のトランスコバラミンとの複合体として、小腸から吸収される。
> 4　このビタミンは、葉酸代謝におけるメチル基転位反応に関与する。
> 5　このビタミンは、生体内でチアミンピロリン酸として糖代謝に関与する。

▋Approach▋　ビタミンの機能と欠乏に関する問題
▋Explanation▋

　　この男性は胃の全摘手術によってビタミン B_{12} の吸収に必須な内因子が不足しているため、ビタミン B_{12} の欠乏が疑われる。

1　○　ビタミン B_{12} は肉、肝臓、卵、チーズなどの動物性食品に多く含まれ、植物性食品にはほとんど含まれないため、厳格な菜食主義者には欠乏が認められることがある。

2　×　プロリンやリシンの水酸化酵素の補酵素としてコラーゲン合成に関与するのはビタミン C（L-アスコルビン酸）である。

3　×　ビタミン B_{12} の吸収に関わるのは胃壁細胞由来の内因子である。唾液由来のトランスコバラミン I（ハプトコリン）は、胃で遊離したビタミン B_{12} と結合し十二指腸に運ばれると膵液によって消化され、再び遊離したビタミン B_{12} と内因子が結合し回腸上皮細胞から吸収される。トランスコバラミン II はビタミン B_{12} の血中輸送糖タンパク質である。

4　○　ビタミン B_{12} は活性体であるメチルコバラミンは、葉酸代謝におけるメチル基転移反応の補酵素として関与する。

5　×　チアミンピロリン酸として糖代謝に関与するのはビタミン B_1（チアミン）である。

Ans.　1、4

生物・物理・化学・

衛生

薬理

薬剤

治療 病態・薬物

倫理 法規・制度・

実務

問 238-239　10 月 14 日（月曜日）に小学校において、50 名の児童が発熱・嘔吐・下痢の症状で欠席し、翌日にも同様の症状でさらに 65 名が欠席し児童の多くが病院を受診しているとの連絡が保健所にあった。早速、これらの患者のうち、60 名の検体について検査を行ったところ、48 名の検体から同一の病因物質を検出した。患者らの共通食は学校給食のみであり 10 月 11 日（金曜日）に遠足のために給食を食べなかった学年に有症者がいないことから、給食が食中毒の原因と断定した。なお、衛生検査用に冷凍保存されていた同じ給食を調べた結果、原材料の鶏肉からも同じ病因物質を検出した。これを顕微鏡で観察したところ、写真の様に細長い、らせん状の形態を示していた。

病因物質の顕微鏡像

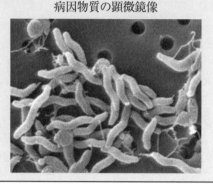

問 238（衛生）

　下図は、病因物質（A〜E）による食中毒の患者数と事件数の年次別推移を示したものである。この給食による食中毒の病因物質はどれか。1 つ選べ。

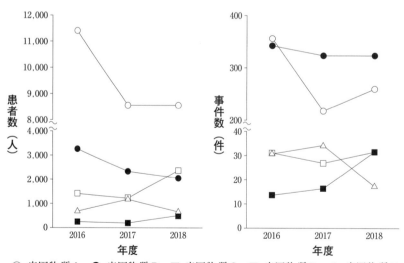

○ 病因物質 A，● 病因物質 B，□ 病因物質 C，■ 病因物質 D，△ 病因物質 E

1　病因物質 A

2　病因物質 B

3　病因物質 C

4　病因物質 D

5　病因物質 E

■Approach■　食中毒発生状況の年次推移に関する問題
■Explanation■

2016～2018年における食中毒原因物質による患者数と事件数の年次別推移を以下の表に示した。

食中毒原因物質	患者数（人）			事件数（件）		
	2016年	2017年	2018年	2016年	2017年	2018年
ノロウイルス	11,397	8,496	8,475	354	214	256
カンピロバクター・ジェジュニ/コリ	3,272	2,315	1,995	339	320	319
ウェルシュ菌	1,411	1,220	2,319	31	27	32
腸管出血性大腸菌（VT産生）	253	168	456	15	17	32
サルモネラ属菌	704	1,183	640	31	35	18

病因物質A（○）、B（●）、C（□）、D（■）、E（△）はそれぞれノロウイルス、カンピロバクター・ジェジュニ/コリ、ウェルシュ菌、腸管出血性大腸菌（VT産生）、サルモネラ属菌に該当する。

一方、設問で与えられた病因物質の顕微鏡像をみると、桿菌であり、らせん状の形態をとっていることから、カンピロバクター・ジェジュニ/コリの特徴をもっていることがわかる。

以上より、この給食による食中毒の病因物質はカンピロバクター・ジェジュニ/コリであり、カンピロバクター・ジェジュニ/コリによる食中毒の患者数と事件数の年次別推移を示しているのは病因物質Bのグラフである。

Ans.　2

問239（実務）

今回、病院を受診した患者の一部には、重篤な食中毒症状がみられた。その患者に投与すべき薬剤として、適切なのはどれか。1つ選べ。

1　ロペラミド塩酸塩カプセル
2　5％ブドウ糖加酢酸リンゲル液
3　アトロピン硫酸塩注射液
4　d-クロルフェニラミンマレイン酸塩注射液
5　ブチルスコポラミン臭化物注射液

■Approach■　代表的な細菌性食中毒を起こした患者の薬学的管理に関する問題
■Explanation■

今回発生した食中毒は、児童の症状（発熱、嘔吐、下痢）、および病因物質の所在が給食の原材料の鶏肉であること、さらに顕微鏡像において細長いらせん状形態の病因物質を認めることから、グラム陰性桿菌のカンピロバクターが原因であると考えられる。

カンピロバクターによる食中毒への対応は、軽症の場合には対症療法にとどめ、感染型食中毒ではあるが原則として抗菌薬の投与は行わない。対症療法には、下痢・嘔吐に対する電解質輸液（細胞外液や5％ブドウ糖加酢酸リンゲル液などの糖質加細胞外液）やメトクロプラミドなどの制吐剤、さらに解熱剤などを使用する場合がある。

一方、ロペラミドなどの止瀉薬やアトロピン、ブチルスコポラミンなどの消化管運動抑制薬は、原因菌の体外への排出を遅延させる可能性があるため、使用しない。また、d-クロルフェニラミンマレイン酸塩は、抗ヒスタミン薬であり、カンピロバクターによる食中毒ならびにその症状に対する適応はない。

Ans.　2

問 240-241　12月に行われた少年スポーツクラブの大会で、金属製のやかんを使って、粉末のスポーツドリンクを水道水で溶かし、そのスポーツドリンクを飲んだ子供たちが吐き気や嘔吐を発症した。8人の患者が近医を受診し、血液検査及び便検査を行った。血液検査の結果、血清中の亜鉛濃度 90 ～ 101 μg/dL（正常値；80 ～ 130 μg/dL）、銅濃度 278 ～ 314 μg/dL（正常値；70 ～ 132 μg/dL）、セレン濃度 11.2 ～ 13.2 μg/dL（正常値；10.6 ～ 17.4 μg/dL）の範囲であり、他の重金属や中毒物質は検出されなかった。また、便検査の結果、食中毒の原因と考えられる細菌及びウイルスは検出されなかった。

一方、後日、やかんに残っていたスポーツドリンクを衛生研究所で分析したところ、以下のようなイオンが検出された。

ナトリウム 520 mg/L、カリウム 214 mg/L、カルシウム 22 mg/L、

マグネシウム 6 mg/L、銅 200 mg/L

問 240（実務）

これらの患者に対する治療薬として、適切なのはどれか。1 つ選べ。

1　イダルシズマブ注射液
2　ナロキソン塩酸塩注射液
3　ペニシラミンカプセル
4　フルマゼニル注射液
5　プラリドキシムヨウ化物注射液

■ Approach ■　代表的な金属食中毒の解毒薬に関する問題

■ Explanation ■

本問で食中毒を起こした子供の症状（嘔気・嘔吐）や血清中銅濃度が高値（278 ～ 314 μg/dL）であること、やかんの残液中に高濃度の銅（200 mg/L）を認めることから、銅が原因の食中毒と推測される。また、血液検査で他の重金属は検出されず、便検査でも食中毒の原因物質を認めないことから、食中毒の原因は銅と判断して、鉛・水銀・銅の中毒に適応のあるキレート剤のペニシラミンカプセルを投与することが推奨される。

アルミニウム、銅、鉄などで作られたやかん等の容器は、スポーツドリンクなどの酸性飲料・食品に接触すると金属が溶け出すことがある。スポーツドリンクは、銅を含まないため、今回の食中毒では、やかんに含まれる銅がスポーツドリンクに溶け出したものと考えられる。

なお、イダルシズマブはダビガトランの中和薬、ナロキソンは麻薬拮抗薬、フルマゼニルはベンゾジアゼピン受容体拮抗薬、プラリドキシムは有機リン剤中毒解毒剤である。

Ans.　3

問 241 （衛生）
　　この中毒の原因となった物質の解毒にはたらく生体分子はどれか。1 つ選べ。
　1　カタラーゼ
　2　グルタチオンペルオキシダーゼ
　3　シトクロム P450
　4　メタロチオネイン
　5　ビリルビン

▌Approach▐　銅中毒に関する問題

▌Explanation▐

　1　×　カタラーゼは過酸化水素を酸素と水に変換する。

　2　×　グルタチオンペルオキシダーゼは還元型グルタチオン存在下、過酸化水素を水に変換する。

　3　×　シトクロム P450 は医薬品の解毒に関与する。

　4　○　メタロチオネインは分子量約 6,000 の金属（Cd、Cu、Hg、Zn など）結合タンパク質であり、金属により誘導されて金属の毒性を軽減するほか、活性酸素の除去能ももつ。分子を構成するアミノ酸の約 1/3 がシステインで、その SH 基はすべて還元型として存在する。芳香族アミノ酸をもたないため 280 nm における吸収がない特徴を示す。

　5　×　ビリルビンはヘムが分解して生成するテトラピロール化合物である。グルクロン酸抱合体（直接ビリルビン）は胆汁中に排泄されるが、肝胆道系に障害があり胆汁うっ滞となると血中の抱合型ビリルビンが増加する。また、肝細胞の機能に障害がある場合や溶結性貧血では血中の非抱合型ビリルビン（間接ビリルビン）が増加する。ビリルビンは抗酸化能を示し、酸化ストレスを軽減する機能をもつとされる。

Ans.　4

物理・化学・生物

衛生

薬理

薬剤

病態・薬物治療

法規・制度・倫理

実務

問 242-243　連日、猛暑のために熱中症警戒アラートが発表されている。そこで、高校の体育教員が経口補水液を買いに薬局に来て、薬剤師に熱中症や暑さ指数（WBGT）について質問をした。

問 242（実務）

熱中症や暑さ指数（WBGT）に関する説明として、<u>誤っている</u>のはどれか。1 つ選べ。

1　熱中症は、体内の水分や電解質が欠乏することで起こる健康障害です。
2　熱中症は、屋内でも起こることがあるので、特に厚手の衣類を着用するスポーツでは注意が必要です。
3　同じ気温でも、湿度が高いときほど熱中症の危険性は高くなります。
4　暑さ指数（WBGT）は、熱中症を予防することを目的として提案された指標で、℃の単位で表されます。
5　暑さ指数（WBGT）は、感覚温度図表を用いて算出されます。

■ Approach ■　熱中症および暑さ指数（WBGT）に関する問題
■ Explanation ■
1　○　熱中症では、脱水や低ナトリウム血症などの症状があらわれる。
2　○　熱中症は、日射がない環境でも、気温と気湿や輻射熱（温度の高い壁などから電磁波の形で伝わる熱）などの影響で起こるので注意する。
3　○　解説 2 参照。
4　○　暑さ指数（WBGT：Wet Bulb Globe Temperature）は、摂氏度（℃）で測定された湿球温度および黒球温度（屋外における WBGT の算出には、乾球温度も使用する）から求められる指数である。
5　×　暑さ指数（WBGT）は、以下の式で算出する。
　　［屋外］WBGT（℃）＝ 0.7 ×湿球温度＋ 0.2 ×黒球温度＋ 0.1 ×乾球温度
　　［屋内］WBGT（℃）＝ 0.7 ×湿球温度＋ 0.3 ×黒球温度
　　なお、感覚温度図表とは、感覚温度（気温、湿度、気動から体感される温度）を乾球温度、湿球温度および気動の値から求めるための図表である。

Ans.　5

物理・化学

衛生

薬理

薬剤

病態・薬物
治療

法規・制度・
倫理

実務

問 243（衛生）

熱中症及び暑さ指数（WBGT）について説明したところ、「近々開催する運動会の当日に暑さ指数を測定したいので、必要な器具を紹介して欲しい」との依頼があった。暑さ指数（WBGT）を求めるために必要な測定器具はどれか。<u>2つ</u>選べ。

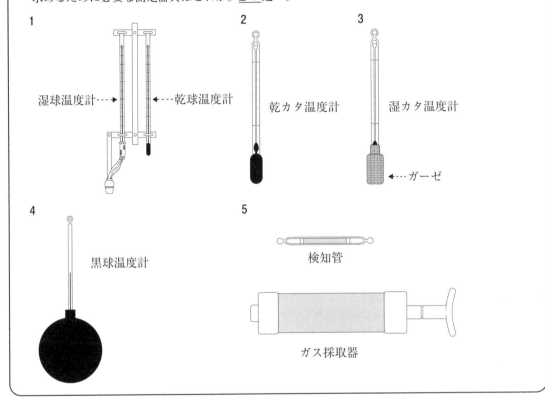

1
湿球温度計 ----→　　←---- 乾球温度計

2
乾カタ温度計

3
湿カタ温度計
←--- ガーゼ

4
黒球温度計

5
検知管

ガス採取器

▌Approach▌　労働環境、運動環境の指標に関する問題

▌Explanation▌

1　○　アスマン通風乾湿計により、乾球温度と湿球温度を直接測定する。乾球温度計では気温を反映する。湿球温度計では、水で湿らせたガーゼが温度計の球部に巻かれており、温度計の表面にある水分が蒸発した時の冷却熱と平衡した時の温度となる。乾球温度と湿球温度の差を利用して相対湿度を求めることができる。

2　×　乾カタ冷却力を求める場合に用いる。気動はカタ冷却力と気温から計算できる。

3　×　湿カタ冷却力を求めるために用いる。

4　○　黒球温度計では、黒色に塗装された薄い銅板の球の中心に温度計を入れて測定する。黒球の表面はほとんど反射しない塗料が塗られており、球の中の平衡温度を測定する。

5　×　空気中に含まれる様々なガスの濃度を測定する場合に用いられる。検知管を変えることで、異なるガスを直読式で測定できる。学校環境衛生基準では、一酸化炭素、二酸化炭素濃度を測定する際に用いられる。

Ans.　1、4

問 244-245　校舎が老朽化したため、一部の教室の改築が行われた。改築した教室を利用した生徒から、目、鼻、のどの刺激、めまいの訴えが続いたため、養護教諭から学校薬剤師に相談があった。学校薬剤師がこの教室内の空気中の化学物質を検査したところ、「学校環境衛生基準」で定められている 2 つの物質が高濃度で検出された。

問 244 （実務）
　生徒の症状の原因と考えられる物質の組合せとして、正しいのはどれか。1 つ選べ。

	原因物質 1	原因物質 2
1	アスベスト	フタル酸ジ-2-エチルヘキシル
2	フタル酸ジ-2-エチルヘキシル	ホルムアルデヒド
3	ホルムアルデヒド	キシレン
4	キシレン	一酸化炭素
5	一酸化炭素	アスベスト

■ Approach ■　学校環境衛生基準の検査項目に関する問題

■ Explanation ■

　生徒の目、鼻、のどの刺激、めまいなどの訴え、これらの症状が教室の改築後に発生したこと、および生徒の訴えの原因が「学校環境衛生基準」で定められている物質であるとの条件から、生徒の訴えの原因物質はホルムアルデヒドとキシレンであると推測される。

　ホルムアルデヒドは、樹脂加工剤として、接着剤、家具、合板などに使用される。刺激臭があり目などの粘膜に対する細胞毒性を有する。

　キシレンも接着剤や塗料の溶剤として使用され、特有の臭いがあり、皮膚・粘膜に対する刺激性を有する。両者とも「学校環境衛生基準」において、揮発性有機化合物（VOC：Volatile Organic Compounds）に分類され、基準値が定められている。

Ans.　3

問 245（衛生）

前問で選択した原因物質 1 及び原因物質 2 を測定するための試験法の組合せとして、正しいのはどれか。1 つ選べ。

	原因物質 1	原因物質 2
1	ガスクロマトグラフ－質量分析法	酵素免疫測定法
2	検知管法	ザルツマン法
3	検知管法	酵素免疫測定法
4	ジニトロフェニルヒドラジン誘導体化法を用いた高速液体クロマトグラフ法	ザルツマン法
5	ジニトロフェニルヒドラジン誘導体化法を用いた高速液体クロマトグラフ法	ガスクロマトグラフ－質量分析法

▌Approach▐ 学校環境衛生基準に関する問題

▌Explanation▐

学校環境衛生基準では、検査項目とその測定法が下記の解説のように定められている。

1 × ガスクロマトグラフ－質量分析法は、トルエン、キシレン、パラジクロロベンゼン、エチルベンゼン、スチレンの測定に用いられる。酵素免疫測定法は、ダニまたはダニアレルゲンの測定に用いられる。

2 × 検知管法は、一酸化炭素、二酸化炭素濃度の測定に用いられる。ザルツマン法は二酸化窒素の測定に用いられる。

3 × 解説 1、2 参照。

4 × 解説 2、5 参照。

5 ○ ホルムアルデヒドは、ジニトロフェニルヒドラジン誘導体固相吸着 / 溶媒抽出法により採取し、高速液体クロマトグラフ法により測定する。キシレンは、固相吸着 / 溶媒抽出法、固相吸着 / 加熱脱着法、容器採取法のいずれかの方法により採取し、ガスクロマトグラフ－質量分析法により測定する。

Ans. 5

【薬理、薬剤／実務】

◎指示があるまで開いてはいけません。

注　意　事　項

1　試験問題の数は、**問246**から**問285**までの**40問**。
　　13時から**14時40分**までの**100分**以内で解答すること。

2　解答方法は次のとおりである。

(1)　一般問題（薬学実践問題）の各問題の正答数は、**問題文中に指示されている**。
　　問題の選択肢の中から答えを選び、次の例にならって答案用紙に記入すること。
　　なお、問題文中に指示された正答数と**異なる数を解答すると、誤りになる**から
　　注意すること。

（例）**問500**　　次の物質中、常温かつ常圧下で液体のものはどれか。**2つ**選べ。

　　　1　塩化ナトリウム　　　2　プロパン　　　　　　3　ベンゼン
　　　4　エタノール　　　　　5　炭酸カルシウム

正しい答えは「**3**」と「**4**」であるから、答案用紙の

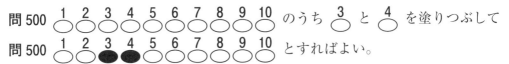

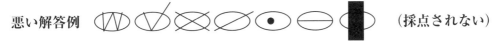

(2)　解答は、◯の中全体をHBの鉛筆で濃く塗りつぶすこと。塗りつぶしが薄い
　　場合は、解答したことにならないから注意すること。

悪い解答例　　（悪い解答例の図）　　　（採点されない）

(3)　解答を修正する場合は、必ず「消しゴム」で跡が残らないように完全に消すこと。
　　鉛筆の跡が残ったり、「（図）」のような消し方などをした場合は、修正又は解
　　答したことにならないから注意すること。

(4)　答案用紙は、折り曲げたり汚したりしないよう、特に注意すること。

3　設問中の科学用語そのものやその外国語表示（化合物名、人名、学名など）には
　誤りはないものとして解答すること。ただし、設問が科学用語そのもの又は外国語
　の意味の正誤の判断を求めている場合を除く。

4　問題の内容については質問しないこと。

一般問題（薬学実践問題）【薬理、薬剤／実務】

問 246-247 23歳女性。半年前に幻覚と妄想が出現し統合失調症と診断され、リスペリドン 6 mg による治療を受けていた。精神症状は改善したが、手のふるえや筋肉が突っ張るような錐体外路症状が出現した。また、これまで規則正しかった月経が止まったとの訴えがあり、検査により高プロラクチン血症と診断された。患者から別の薬剤への変更を希望され、以下の処方へ変更することになった。

（処方）

アリピプラゾール錠 12 mg	1回1錠（1日1錠）
	1日1回　朝食後　14日分

問 246（薬理）

　この患者でリスペリドン服用中に認められた副作用発生の主な機序として、正しいのはどれか。2つ選べ。

1　線条体におけるドパミン D_2 受容体遮断
2　線条体におけるセロトニン $5-HT_{2A}$ 受容体遮断
3　中脳辺縁系におけるドパミン D_2 受容体遮断
4　中脳辺縁系におけるセロトニン $5-HT_{2A}$ 受容体遮断
5　脳下垂体前葉におけるドパミン D_2 受容体遮断

▌Approach▌ 統合失調症治療薬の副作用の機序を問う問題

▌Explanation▌

　神経伝達物質ドパミンは、主に4つの脳領域（①中脳－辺縁系、②黒質－線条体系、③視床下部－下垂体系、④延髄脳室周囲系）で働いている。リスペリドンが目的の脳部位で作用を発揮すれば治療効果が現れるが、目的以外の脳部位に作用した場合は副作用の出現につながる。

1　○　リスペリドンは、線条体の D_2 受容体を遮断することで、錐体外路症状の副作用を出現させる。
2　×　リスペリドンは、線条体の $5-HT_{2A}$ 受容体を遮断し、ドパミン神経系を賦活化することで、錐体外路障害の副作用を軽減させる。
3　×　中脳辺縁系の D_2 受容体を遮断することで、統合失調症の陽性症状を改善する。
4　×　中脳辺縁系の $5-HT_{2A}$ 受容体を遮断することで、統合失調症の陰性症状を改善する。
5　○　リスペリドンは、脳下垂体前葉の D_2 受容体を遮断して、プロラクチンの放出を亢進させ、副作用である高プロラクチン血症を出現させる。

Ans.　1、5

問 247（実務）

　変更後の処方薬に関する記述として、適切なのはどれか。**2つ選べ。**

1　第1世代（定型）の統合失調症治療薬と比べ錐体外路症状が発現しにくい。

2　変更後2ヶ月間は、好中球数のモニタリングが毎週必要である。

3　分布容積が大きいため、過量投与に対する処置として血液透析が有効である。

4　投与中は血糖値の定期的なモニタリングが必要である。

5　薬物治療は今後1ヶ月で終了することが見込まれる。

▌Approach▌　代表的な抗精神病薬の薬学的管理に関する問題

▌Explanation▌

1　○　アリピプラゾールは、ドパミン D_2 受容体部分作動作用を有する非定型抗精神病薬であり、他の抗精神病薬と比べ錐体外路症状は起こりにくい。

2　×　アリピプラゾールの主な副作用に好中球減少はなく、好中球数の毎週のモニタリングは求められていない。

3　×　アリピプラゾールは水にほとんど溶けない薬物であり、添付文書には健康成人の分布容積 4.94 L/kg（2 mg、i.v. 時）との情報がある。分布容積の大きい薬物は組織に多く分布し、血中濃度が高くならないため、血液透析により除去されにくい。

4　○　アリピプラゾールにより、糖尿病性ケトアシドーシスなどの重大な副作用があらわれることがあるため、投与中は高血糖の徴候・症状に注意する。また、糖尿病またはその既往歴を有する患者では、血糖値を定期的に観察する。

　　厚生労働省の発表では選択肢4を正答としているが、糖尿病の既往等がない本患者に対して、血糖値の定期的なモニタリングが必要とすることには疑問がある。

5　×　アリピプラゾールは、統合失調症の症状の改善や再発の予防を目的として投与されるため、1カ月程度の短期間で治療を終了することはない。

Ans.　1、4

問 248-249　68歳男性。体重 62 kg。最近動悸が激しく息切れすることもあったが放置していた。突然、左側の手足のしびれや麻痺が発現し、言葉も出てこなくなったため、家族が救急車を要請し緊急入院となり、心房細動及び心原性脳梗塞と診断された。心不全の症状はなく、その後の治療により病状が落ち着いたため退院することになった。入院中の処方 1 に加え、退院時に処方 2 が新たに追加されることになった。また、現在の検査値は以下のとおりである。

（検査値）

血圧 140/88 mmHg、心拍数 110 拍 / 分、BUN 28 mg/dL、血清クレアチニン値 1.4 mg/dL、クレアチニンクリアランス 42 mL/min、LDL 165 mg/dL、HDL 50 mg/dL、TG（トリグリセリド）140 mg/dL

（処方 1）

カルベジロール錠 2.5 mg	1 回 2 錠（1 日 2 錠）
	1 日 1 回　朝食後　14 日分

（処方 2）

エドキサバントシル酸塩水和物口腔内崩壊錠 60 mg	1 回 1 錠（1 日 1 錠）
	1 日 1 回　朝食後　14 日分

問 248（薬理）

処方 1 及び 2 のいずれかの薬物の作用機序として、適切なのはどれか。1 つ選べ。

1　アデノシン P2Y$_{12}$ 受容体を遮断して、血小板凝集を抑制する。

2　ビタミン K の代謝サイクルを阻害して、血液凝固を阻害する。

3　第 Xa 因子を阻害して、トロンビン産生を抑制する。

4　トロンボキサン A$_2$ の合成を阻害して、血小板の活性化を阻害する。

5　プラスミノーゲンをプラスミンに変換して、血栓中のフィブリンを分解する。

■ Approach ■　頻脈性心房細動治療薬および抗凝固薬の作用機序に関する問題

■ Explanation ■

　　カルベジロール（処方 1）は、アドレナリン α$_1$ 受容体と β 受容体を遮断する。α$_1$ 遮断により、血管が拡張して心負荷が軽減されるとともに、β$_1$ 遮断により、心抑制がもたらされる。

　　エドキサバン（処方 2）は、可逆的かつ選択的に血液凝固 Xa 因子と結合することで、Xa 因子の活性を阻害する。その結果、Xa 因子によるトロンビン（IIa 因子）産生を抑制する。

1　×　ADP 受容体 P2Y$_{12}$ 受容体を遮断することで、血小板凝集を抑制するのは、クロピドグレルなどである。

2　×　ビタミン K の代謝サイクルを阻害することで、血液凝固を阻害するのは、ワルファリンである。

3　○　エドキサバンの機序である。

4　×　トロンボキサン A$_2$ の合成酵素を阻害することで、血小板活性化を抑制するのは、オザグレルである。

5　×　プラスミノーゲンをプラスミンに変換することで、血栓中のフィブリンを分解するのは、アルテプラーゼなどである。

Ans.　3

問 249（実務）

処方 1 と 2 を監査した病棟薬剤師が処方医に提案する内容として、適切なのはどれか。<u>2つ</u>選べ。

1　カルベジロールを減量する。
2　エドキサバンを減量する。
3　アスピリンを追加する。
4　アトルバスタチンを追加する。
5　クロピドグレルを追加する。

▊ Approach ▊　心房細動を伴う心原性脳梗塞の薬学的管理に関する問題

▊ Explanation ▊

1　×　カルベジロールは、頻脈性心房細動の治療を目的として、最低用量が処方されている。患者は、クレアチニンクリアランス（Ccr）が 42 mL/min と腎機能が低下しているが、カルベジロールは肝代謝胆汁排泄型薬物なので、さらに減量する必要性は認められない。

2　○　エドキサバンは、心房細動を伴う心原性脳梗塞の発症抑制を目的として、体重に応じた用量が処方されている。ただし、患者は腎機能が低下しているため Ccr 値に応じて（解説 1 参照）、1 日 30 mg に減量する必要がある。

3　×　アスピリンは、抗血小板薬である。抗血小板薬は、アテローム血栓性などの非心原性脳梗塞の予防に使用される。

4　○　アトルバスタチンは、スタチン系の脂質異常症治療薬である。患者は、Ccr 値（解説 1 参照）および年齢（68 歳）から、冠動脈疾患予防における高リスクに分類されるため、LDL コレステロールの管理目標値は 120 mg/dL 以下である。検査所見では、LDL コレステロール値が 165 mg/dL なので、アトルバスタチンの投与は推奨される。

5　×　クロピドグレルは、抗血小板薬である。解説 3 参照。

Ans.　2、4

┌───┐
問250–251　64歳女性。8年前に朝の手指のこわばり、多関節痛が出現し、近医にて関節リウマ
チと診断された。メトトレキサート（6 mg/ 週）でコントロールされていたが、1ヶ月前より関
節症状が悪化したため入院した。入院時検査では、腫脹関節10ヶ所、圧痛関節6ヶ所、赤血球
沈降速度112 mm/h、CRP 8.5 mg/dLであったことから疾患活動性が高いと判断され、インフリ
キシマブ（3 mg/kg）を併用することになった。なお、体温37.2 ℃、血圧94/58 mmHg、脈拍
数80拍 / 分、ALT 80 IU/L、AST 88 IU/Lであった。
└───┘

┌───┐
問250（実務）

　この患者の治療における薬剤師の対応として、誤っているのはどれか。1つ選べ。

1　入院時検査で軽度肝機能障害が認められるので、ホリナートカルシウム錠の投与を医師に提案
した。

2　この患者のB型肝炎ウイルス感染の有無を確認した。

3　この患者の結核の既往の有無を確認した。

4　インフリキシマブ投与により infusion reaction が認められた場合は、メトトレキサートの増量
が必要と医師に情報提供した。

5　咳や喉の痛み等風邪の症状が出た場合は、すぐに医師、看護師、薬剤師等に連絡するように患
者に伝えた。
└───┘

■Approach■　関節リウマチの薬学的管理に関する問題

■Explanation■

1　○　ALT（80 IU/L：基準値10 〜 40 IU/L）とAST（88 IU/L：基準値5 〜 40 IU/L）が高値であ
り肝細胞障害が疑われるため、メトトレキサートの拮抗薬であるホリナートカルシウム製剤を
投与すべきである。

2　○　インフリキシマブの投与に当たっては、抗TNF−α作用による免疫反応減弱の結果、既往の
感染症が重篤化する可能性がある。B型肝炎ウイルスキャリアまたは既感染者では、B型肝炎
ウイルスの再活性化の可能性があるので、治療開始前に感染の有無を確認する。

3　○　解説2参照。インフリキシマブによる治療開始前には、結核に関する十分な問診、検査が必
要である。

4　×　インフリキシマブとメトトレキサートを併用するとインフリキシマブに対する抗体産生率が
低下することから、両者は必ず併用することになっている。また、インフリキシマブの投与に
より、infusion reaction があらわれることがあるが、infusion reaction に対してはメトトレキサー
トではなく、アドレナリン、副腎皮質ホルモン剤、および抗ヒスタミン剤等の投与が必要であ
る。

5　○　咳や喉の痛み等風邪の症状が出た場合は、メトトレキサートによる骨髄抑制やメトトレキ
サートあるいはインフリキシマブによる感染症、間質性肺炎などの重大な副作用の初期症状の
可能性がある。

Ans.　4

問 251 （薬理）

　メトトレキサートとインフリキシマブを投与した場合、この患者で期待される効果の機序はどれか。**2 つ選べ。**

1　TNF-αの作用が阻害され、関節滑膜細胞の増殖が抑制される。

2　ジヒドロ葉酸還元酵素の阻害によりリンパ球の増殖が抑制され、中和抗体の産生が抑制される。

3　シクロオキシゲナーゼの阻害によりプロスタグランジン合成が抑制され、疼痛が緩和される。

4　IL-6 受容体が遮断され、破骨細胞の分化が抑制される。

5　炎症局所のアデノシン受容体が遮断され、炎症反応が抑制される。

▌Approach▌　関節リウマチ治療薬の作用機序に関する問題

▌Explanation▌

　インフリキシマブは、関節リウマチの病態形成に関与する TNF-α に対するモノクローナル抗体であり、可溶性 TNF-α および膜結合型 TNF-α に特異的に結合することで、TNF-α の作用を阻害する。インフリキシマブは、構造の一部にマウスのタンパク質を含むキメラ型抗体であるため、アナフィラキシーなどのアレルギー応答が起こりやすく、さらに、インフリキシマブに対する中和抗体も産生されやすい。そのため、免疫抑制作用を有するメトトレキサートが併用される。

1　○　インフリキシマブの機序である。

2　○　メトトレキサートの機序である。

3　×　アスピリンなどの NSAIDs の機序である。

4　×　可溶型および膜結合型 IL-6 に特異的に結合することで、IL-6 と IL-6 受容体との結合を阻害するモノクローナル抗体は、トシリズマブなどである。

5　×　メトトレキサートは、炎症局所でアデノシンを増加させ、アデノシン A_{2A} 受容体を刺激することで、抗炎症作用を示す。

Ans.　1、2

問 252-253　62歳男性。3年前、階段を昇る時に息切れを感じるようになり受診したところ、左室肥大と肺うっ血を認め、慢性心不全と診断された。処方1～処方3で治療されていたが、慢性心不全の増悪により入院した。その後、処方4を追加して病態が安定したため、退院することになった。現在の検査値等は以下のとおりである。

（検査値）

血圧 120/82 mmHg、心拍数 84 拍 / 分、AST 24 IU/L、ALT 16 IU/L、BUN 18 mg/dL、血清クレアチニン値 0.9 mg/dL、Na 145 mEq/L、K 2.9 mEq/L、Cl 102 mEq/L、 血清 BNP 410 pg/mL、左室駆出率 EF 33%

（処方 1）

エナラプリルマレイン酸塩錠 10 mg	1回1錠（1日1錠）
	1日1回　朝食後　30日分

（処方 2）

ビソプロロールフマル酸塩錠 2.5 mg	1回1錠（1日1錠）
	1日1回　朝食後　30日分

（処方 3）

フロセミド錠 40 mg	1回1錠（1日1錠）
	1日1回　朝食後　30日分

（処方 4）

エプレレノン錠 25 mg	1回1錠（1日1錠）
	1日1回　朝食後　30日分

問 252（実務）

この患者に対する副作用モニタリングとして、適切なのはどれか。2つ選べ。

1　腎機能検査値は基準値内と判断する。

2　血清電解質（Na、K、Cl）値は、いずれも基準値内と判断する。

3　徐脈と判断する。

4　今後、処方3の薬剤による血清ナトリウム値の上昇に注意する。

5　今後、処方1や処方4の薬剤により血清カリウム値が上昇しすぎないか注意する。

▊Approach▊　慢性心不全治療薬の副作用に関する問題

▊Explanation▊

1　○　腎機能の評価に関わる検査所見のうち、BUN、血清クレアチニン値は基準値内であり、腎機能検査値は基準値内と判断できる。電解質の Na、Cl は基準値内であるものの K 値（2.9 mEq/L：基準値 3.6 – 5.0 mEq/L）が基準値を下回っており、問題文に与えられた所見のみで腎機能が完全に正常といえるかは疑問が残るが、腎機能障害では通常、カリウム値は上昇することから、臨床的には K 値の低下はフロセミドによる影響（副作用）と考えられ、腎機能は正常と判断してよいと思われる。

2　×　解説1参照。

3　×　健康成人の心拍数は、1分間当たり 60 ～ 100 回である。

4　×　フロセミドは、ループ利尿薬でありヘンレ係蹄上行脚の $Na^+/K^+/2Cl^-$ 共輸送体を阻害する。利尿作用および降圧作用とともに、副作用である Na 値、K 値の低下があらわれやすい。

5　○　エナラプリルは、アンジオテンシン変換酵素阻害薬（ACE-I）であり、アルドステロン分泌抑制に基づくカリウム排泄抑制作用を有する。エプレレノンは、選択的抗アルドステロン薬（MRA）であり、ACE-I と同様にカリウム排泄抑制作用を有する。ACE-I と MRA を併用するとカリウム貯留作用が増強するため、併用注意となっている。

Ans.　1、5

問 253（薬理）

　この患者に追加された処方 4 の薬物の作用として、適切なのはどれか。1 つ選べ。

1　心臓のアドレナリン β_1 受容体を遮断して、BNP 値を低下させる。
2　アンジオテンシン変換酵素を阻害して、心筋の線維化を抑制する。
3　心筋に直接作用して心収縮力を高めて、左室駆出率を改善する。
4　ヘンレ係蹄上行脚において Na^+ と Cl^- の再吸収を抑制して、むくみを改善する。
5　遠位尿細管及び集合管においてアルドステロン受容体を遮断して、尿中への K^+ の排泄を抑制する。

▌Approach▐　慢性心不全治療薬の作用機序に関する問題

▌Explanation▐

　遠位尿細管後半部と集合管においては、アルドステロンが尿細管および集合管の細胞内で鉱質コルチコイド受容体（アルドステロン受容体）と結合し、Na^+, K^+-ATPase を活性化させるタンパク質である Sgk1 を誘導させて、Na^+/K^+ 交換系を促進する。その結果、血中への Na^+ と水の取り込みと、尿細管への K^+ 排泄が促進され、抗利尿作用が発揮される。エプレレノンはアルドステロン受容体を選択的に遮断することで、アルドステロンによる Na^+/K^+ 交換系の促進を抑制し、水の再吸収を抑制する。尿中への K^+ の排泄が抑制されるので、高 K^+ 血症の副作用を起こす。

1　×　ビソプロロール（処方 2）の薬理作用である。
2　×　エナラプリル（処方 1）の薬理作用である。
3　×　デノパミン（アドレナリン β_1 受容体刺激薬）などの薬理作用である。
4　×　フロセミド（処方 3）の薬理作用である。
5　○　エプレレノン（処方 4）の薬理作用である。

Ans.　5

問 254-255　45歳男性。体重 45 kg。10 年前に全結腸型潰瘍性大腸炎と診断され、寛解・再燃を繰り返した後、メサラジン 1,500 mg/ 日、アザチオプリン 50 mg/ 日で寛解維持されていた。2 ヶ月前より大腸炎が再燃し、上の処方で効果不十分であったため、以下の処方にて寛解導入することになった。

（処方1）
　　タクロリムスカプセル 1 mg　　　　　1回1カプセル（1日2カプセル）
　　　　　　　　　　　　　　　　　　　　1日2回　朝夕食後　3日分

（処方2）
　　アダリムマブ（遺伝子組換え）皮下注 80 mg ペン 0.8 mL　1回 160 mg
　　　　　　　　　　　　　　　2本（1回分）

問 254（実務）

　薬剤師のこの患者への説明として、適切なのはどれか。**2つ選べ**。

1　処方1の薬剤は血中濃度を測定しながら服用カプセル数を調節します。
2　処方1の薬剤は腎障害が起こりやすいので、尿量の減少などがあれば薬剤師に相談してください。
3　処方1の薬剤は低血糖になりやすいので、異常な空腹感や冷や汗、動悸があるときはすぐに糖分を摂取してください。
4　処方2の薬剤は今回のみの使用で終了します。
5　処方2の薬剤の使用直後に、まれにふらつきや息苦しさを感じることがありますが、しばらく安静にすると自然に治まります。

■Approach■　潰瘍性大腸炎の薬学的管理に関する問題

■Explanation■

1　○　タクロリムスは、経口投与時の吸収のバラツキが大きい等、血中濃度に個人差があらわれやすい薬物である。血中濃度が高い場合の副作用の発現、ならびに低い場合の潰瘍性大腸炎の症状悪化を防ぐため、血中濃度を測定しながら投与量を調節する。

2　○　タクロリムスは、用量依存的に腎輸入細動脈を収縮するため、腎血流量の低下に基づく急性腎障害が起こりやすい（腎前性腎不全）。急性腎障害が起こると、尿量の低下、手足や顔などの浮腫があらわれる。

3　×　タクロリムスは、高血糖や尿糖等の膵機能障害の発現頻度が高い治療薬なので、頻繁に臨床検査（血液検査、空腹時血糖、アミラーゼ、尿糖等）を行う必要がある。

4　×　通常、アダリムマブ（遺伝子組換え）は、初回に 160 mg を、初回投与 2 週間後に 80 mg を皮下注射する。初回投与 4 週間後以降は、40 mg を 2 週に 1 回、皮下注射する。

5　×　アダリムマブ（遺伝子組換え）の使用直後にあらわれるふらつきや息苦しさは、重篤なアレルギー反応の徴候の可能性があり、放置すると致命的な経過をたどることがあるので、使用後に副作用を感じた場合は、速やかに主治医に連絡するように指導する。

Ans.　1、2

問 255（薬理）

処方1及び2のいずれかの薬物に期待される効果の機序はどれか。**2つ**選べ。

1 TNF-αに結合して、TNF-αとその受容体の結合を阻害する。
2 ヤヌスキナーゼ（JAK）を阻害して、サイトカイン受容体を介した細胞内情報伝達を抑制する。
3 ロイコトリエンの産生を阻害して、白血球の組織への浸潤を抑制する。
4 プリン塩基の合成を阻害して、リンパ球の増殖を抑制する。
5 カルシニューリンを阻害して、T細胞におけるIL-2などのサイトカイン産生を抑制する。

▌Approach▌ 潰瘍性大腸炎治療薬の作用機序に関する問題

▌Explanation▌

1 ○ アダリムマブの機序である。アダリムマブは、ヒト型抗ヒトTNF-αモノクローナル抗体で、可溶性TNF-αおよび膜結合型TNF-αに特異的に結合することで、TNF-αの作用を阻害する。なお、インフリキシマブ（**問251**で出題）はヒトとマウスのキメラ型抗体だが、アダリムマブは全てヒト由来成分で構成されているため、インフリキシマブの投与時に認められるマウス由来タンパク質に対する中和抗体の産生が起こらない。そのため、免疫抑制作用を有するメトトレキサートの併用は必須ではない。

2 × トファシチニブの機序である。トファシチニブは選択的にJAKを阻害することで、インターロイキン（IL）-2、IL-4、IL-7、IL-9、IL-15およびIL-21等に対するサイトカイン受容体を介したシグナル伝達が阻害され、リンパ球の活性化、増殖および機能発現等の免疫応答が抑制される。

3 × メサラジンの機序である。メサラジンは、ロイコトリエン B_4 の産生阻害を介して好中球の遊走を抑制するとともに、炎症部位で生じる活性酸素を消去することで、炎症の悪化を抑える。

4 × アザチオプリンの機序である。アザチオプリンは、生体内でメルカプトプリンへと代謝され、DNA合成に必要なプリン塩基の合成を阻害することで、免疫抑制作用を示す。

5 ○ タクロリムスの機序である。タクロリムスは、T細胞内に存在するタクロリムス結合タンパク質（FKBP）と結合して複合体を形成し、カルシニューリンを阻害する。その結果、T細胞のサイトカイン発現に関与する転写因子NFATの核内移行が抑制され、T細胞増殖因子であるIL-2などの産生が低下し、免疫抑制作用が発現する。

Ans. 1、5

問 256-257　70 歳女性。高血圧、心筋梗塞の既往あり。処方 1〜処方 3 の薬剤を服用していたが、脂質異常症の治療効果不十分のため処方 4 が追加された。現在の身体所見等は以下のとおりである。

身体所見：身長 155 cm、体重 56 kg、血圧 118/75 mmHg、脈拍数 67 拍/分（整）

血液検査：AST 30 IU/L、ALT 28 IU/L、血清クレアチニン値 0.75 mg/dL、BUN 17 mg/dL、
　　　　　HDL 42 mg/dL、LDL 122 mg/dL、TG（トリグリセリド）110 mg/dL

（処方 1）

アスピリン腸溶錠 100 mg	1 回 1 錠（1 日 1 錠）
ラベプラゾール Na 錠 5 mg	1 回 1 錠（1 日 1 錠）
	1 日 1 回　朝食後　7 日分

（処方 2）

テルミサルタン 40 mg/ アムロジピンベシル酸塩 5 mg 配合錠	
	1 回 1 錠（1 日 1 錠）
	1 日 1 回　朝食後　7 日分

（処方 3）

| ロスバスタチン口腔内崩壊錠 10 mg | 1 回 2 錠（1 日 2 錠） |
| | 1 日 1 回　朝食後　7 日分 |

（処方 4）

| エゼチミブ錠 10 mg | 1 回 1 錠（1 日 1 錠） |
| | 1 日 1 回　朝食後　7 日分 |

問 256（薬理）

　　処方 1〜処方 4 のいずれかの薬物の作用機序に関する記述のうち、正しいのはどれか。2 つ選べ。

1　胆汁酸を吸着して小腸での再吸収を阻害して、コレステロールの胆汁酸への異化を促進する。

2　アンジオテンシン変換酵素を阻害して、ブラジキニンの分解を抑制する。

3　電位依存性 L 型 Ca^{2+} チャネルを遮断して、細動脈を拡張させる。

4　ミクロソームトリグリセリド転送タンパク質（MTP）に結合して、アポタンパク質 B へのトリグリセリドの転送を阻害する。

5　シクロオキシゲナーゼを阻害して、血小板におけるトロンボキサン A_2 産生を抑制する。

■ Approach ■　血小板凝集阻害薬、高血圧治療薬、脂質異常症治療薬の作用機序に関する問題

■ Explanation ■

1　×　処方 1〜4 の作用機序ではない。コレスチラミンなどの機序である。

2　×　処方 1〜4 の作用機序ではない。カプトプリルなどの機序である。

3　○　処方 3 のアムロジピンの機序である。アムロジピンは、ジヒドロピリジン系の Ca 拮抗薬で、血管平滑筋の電位依存性 L 型 Ca^{2+} チャネルを遮断して、血管を拡張させる。作用の発現が緩徐で持続的であるという特徴から、反射性頻脈を起こしにくいとされる。

4　×　処方 1〜4 の作用機序ではない。ロミタピドの機序である。ロミタピドは、小胞体内腔に存在する MTP に直接結合することで、MTP によるトリグリセリドのアポタンパク質 B への転送を阻害し、肝における VLDL（超低密度リポタンパク質）および小腸におけるカイロミクロ

ン形成を阻害する。その結果、血中 LDL（低密度リポタンパク質）濃度が低下する。

5　○　処方 1 のアスピリンの機序である。

Ans.　3、5

問 257（実務）

　この患者の脂質異常症の治療に関して、適切なのはどれか。1 つ選べ。

1　HDL の目標値は 45 mg/dL 未満である。

2　LDL の管理目標値は、既往歴のない患者の目標値（140 mg/dL）より低く設定されている。

3　TG が管理目標値以上であるため、ベザフィブラートの追加が必要である。

4　処方 3 の薬剤の吸収が低下するため、処方 4 は服用時間を夕食後に変更する。

5　処方 4 の薬剤の追加で十分な効果が得られない場合は、プロブコールをさらに併用する。

Approach　冠動脈疾患の既往を有する脂質異常症の薬学的管理に関する問題

Explanation

1　×　患者は心筋梗塞の既往があるため、脂質管理は二次予防として行われる。二次予防では、一次予防より厳しい脂質管理目標値が定められ、生活習慣の是正とともに薬物治療が行われる。HDL-C の目標値は ≧ 40 mg/dL である。

2　○　解説 1 参照。LDL-C の目標値は < 100 mg/dL である。

3　×　患者の TG 値（110 mg/dL）は、TG の目標値（< 150 mg/dL）以内であり、治療薬を追加する必要はない。

4　×　エゼチミブは、小腸コレステロールトランスポーター阻害薬である。食事性および胆汁性コレステロールの吸収を阻害するが、HMG-CoA 還元酵素阻害薬（ロスバスタチンなど）の薬物動態には影響を及ぼさない。脂質異常症治療薬のうち、コレスチラミンやコレスチミドなどの陰イオン交換樹脂は、エゼチミブの吸収を抑制するため、併用注意となっている。

5　×　プロブコールは、LDL-C 低下作用を有する脂質異常症治療薬であるが、HDL-C 低下作用も有する。患者の HDL-C 値（42 mg/dL）は限界値に近いため、プロブコールの併用は適切でない。また、プロブコールの重大な副作用には心障害があるため、心筋梗塞の既往がある患者には投与しにくい。

Ans.　2

問 258-259　33歳女性。最近体重が減少し、手指振戦、動悸、多汗があるため受診した。身体所見として眼球突出、びまん性甲状腺腫がありバセドウ病と診断され、薬局に以下の処方箋を持参した。なお、患者は動悸や振戦がひどくて辛いと話している。検査値等は以下のとおりである。

（検査値）

脈拍数115拍/分、遊離サイロキシン（FT$_4$）4 ng/dL、遊離トリヨードサイロニン（FT$_3$）10 pg/mL、甲状腺刺激ホルモン（TSH）0.05 μU/mL 以下、TSH 受容体抗体陽性

（処方1）

| チアマゾール錠5 mg | 1回3錠（1日3錠） |
| | 1日1回　朝食後　14日分 |

（処方2）

| プロプラノロール塩酸塩錠10 mg | 1回1錠（1日3錠） |
| | 1日3回　朝昼夕食後　14日分 |

問 258（薬理）

処方1及び処方2のいずれかの薬物の作用に関する記述のうち、正しいのはどれか。2つ選べ。

1　分解酵素活性化によるトリヨードサイロニンの分解促進
2　合成酵素阻害によるサイロキシンの合成阻害
3　TSH 受容体遮断による振戦の改善
4　アドレナリン β_1 受容体遮断による動悸の改善
5　アドレナリン β_2 受容体遮断による甲状腺ホルモンの遊離抑制

■Approach■　バセドウ病治療薬の作用機序に関する問題

■Explanation■

1　×　処方1および処方2の薬物の作用ではない。

2　○　チアマゾール（処方1）の機序である。チアマゾールは、甲状腺のペルオキシダーゼを阻害することで、チロシンのヨウ素化を抑制し、甲状腺ホルモンの主たる活性物質である、チロキシン（サイロキシン）とトリヨードチロニン（トリヨードサイロニン）の合成を抑える。

3　×　処方1および処方2の薬物の作用ではない。甲状線機能亢進症では、骨格筋に存在するアドレナリン β_2 受容体に対する刺激が亢進し、振戦が出現すると考えられている。この振戦は、抗甲状腺薬であるチアマゾールなどを投与して、甲状腺ホルモンのレベルを正常化することで改善する。また、プロプラノロールは、骨格筋の β_2 受容体を遮断することで、振戦を抑制する。

4　○　プロプラノロール（処方2）の機序である。甲状腺ホルモンは、心筋のカテコラミン感受性を亢進させ、動悸を引き起こす。よって、甲状腺ホルモン亢進症による動悸を改善するため、心筋のアドレナリン β_1 受容体を遮断して心拍数を低下させる。

5　×　処方1および処方2の薬物の作用ではない。

Ans.　2、4

> **問 259（実務）**
> 　この患者への薬剤師の対応として、適切なのはどれか。2つ選べ。
> 1　妊娠の有無を再確認する。
> 2　服用開始後2ヶ月間は原則として2週に1回、白血球や好中球の検査が必要と伝える。
> 3　手指振戦や動悸の軽減には通常数週間かかると伝える。
> 4　処方薬服用後に発熱しても、それはバセドウ病の症状であり、薬の副作用ではないと伝える。
> 5　手指振戦等の自覚症状がなくなったら、両処方の服用は終了すると伝える。

▌Approach▐　甲状腺機能亢進症の薬学的管理に関する問題

▌Explanation▐

1　○　チアマゾール（抗甲状腺薬）とプロプラノロール（β受容体遮断薬）は、ともに妊娠中の投与により新生児に障害等の影響があらわれる可能性があるため、投薬に当たっては妊娠の有無を確認する。

2　○　チアマゾールは、投与初期に重篤な副作用である無顆粒球症があらわれることがあるため、少なくとも投与開始後2カ月間は、原則として2週に1回、それ以降も定期的に白血球分画を含めた血液検査を実施する。

3　×　チアマゾールは、甲状腺ホルモンの合成を阻害するが分泌は抑制しないため、治療効果があらわれるのに時間がかかる。治療開始後しばらくの間は、甲状腺機能亢進症における頻脈に伴う動悸や振戦の軽減を目的として、プロプラノロールが併用される。

4　×　チアマゾールには、重大な副作用として汎血球減少症や無顆粒球症などがあり、その初期症状には、発熱、全身倦怠、咽頭痛等がある。

5　×　甲状腺機能亢進症における手指振戦等の自覚症状が改善され、甲状腺ホルモンが正常化したら、プロプラノロールは中止するが、チアマゾールは継続する必要がある。解説3参照。

Ans.　1、2

生物・物理・化学・

衛生

薬理

薬剤

病態・薬物・治療

法規・制度・倫理

実務

199

問 260-261 48歳男性。ぜん息の治療でシムビコートタービュヘイラー（ブデソニド・ホルモテロールフマル酸塩水和物配合）を使用している。人間ドックの眼圧検査により、高眼圧を指摘されたため、眼科を受診した。視力は右眼 0.4、左眼 0.5、眼圧は右 29 mmHg、左 25 mmHg、視神経乳頭陥凹が認められ、原発開放隅角緑内障と診断された。処方1で薬物療法を行い、1ヶ月後の検査で眼圧は両眼ともに 22 mmHg に低下したが、効果不十分として処方2が追加された。

（処方1）
ラタノプロスト点眼液 0.005% 5 mL　　　　1本
　　　　　　　　　　　　　　　　　　　1回1滴　1日1回　夕　両目点眼
（処方2）
ブリンゾラミド懸濁性点眼液 1 % 5 mL　　　1本
　　　　　　　　　　　　　　　　　　　1回1滴　1日2回　朝夕　両目点眼

問 260（実務）

服薬指導時の薬剤師の説明内容として、適切なのはどれか。**2つ**選べ。

1　結膜嚢内に点眼する。
2　点眼後は瞬きしてよくなじませる。
3　夕に点眼する場合は処方1の薬剤から点眼し、1分後に処方2の薬剤を点眼する。
4　点眼後は一時的に目がかすむことがあるので、症状が回復するまで自動車の運転等はしない。
5　十分効果が得られない場合は、1回2滴まで点眼可能である。

■Approach■　代表的な点眼剤の使用方法に関する問題
■Explanation■

1　○　処方1と処方2の点眼剤の適用部位は、結膜嚢である。日本薬局方（18局）の製剤総則において、「点眼剤は、結膜嚢などの眼組織に適用する無菌製剤である」と定義されている。
2　×　処方1と処方2は、点眼後1～5分間閉瞼して涙嚢部を圧迫させた後、開瞼する。涙嚢部を圧迫することにより、点眼液の鼻涙管への流出による薬物の鼻粘膜からの吸収を防ぎ、全身性の副作用発現の可能性を軽減することができる。また、この点眼方法により、主薬の眼内移行を増加させ点眼剤の有効性を高めることが期待できる。
3　×　夕には、処方1と処方2の点眼が重複する。複数の点眼剤を併用する場合は、先に点眼した薬物の眼内への移行の時間を考慮して、通常、次の点眼までに5分以上間隔をあける。先に点眼するのが懸濁性点眼剤（処方2）の場合は、薬物の眼内への移行に時間を要する可能性があることから、次の点眼までに10分以上間隔をあける。
4　○　処方1と処方2は、ともに点眼後に一時的に霧視があらわれることがあり、両点眼剤に共通する基本的注意となっている。
5　×　処方1と処方2の点眼剤は、ともに1回の点眼により、結膜嚢は点眼液でほぼ満たされるため、指示以上の滴数を点眼しても結膜嚢から溢れてしまう。

Ans.　1、4

問 261 （薬理）
　処方 2 の追加でも効果不十分であったため、処方 1 及び処方 2 とは作用機序が異なる薬物を処方 3 として追加することとなった。追加する処方 3 の薬物の作用機序として、最も適切なのはどれか。1 つ選べ。
1　アドレナリン β_2 受容体を遮断して、房水の産生を抑制する。
2　プロスタノイド FP 受容体を刺激して、ぶどう膜強膜からの房水流出を促進する。
3　炭酸脱水酵素を阻害して、房水の産生を抑制する。
4　Rho キナーゼ（ROCK）を阻害して、シュレム管からの房水流出を促進する。
5　アドレナリン α_2 受容体を遮断して、ぶどう膜強膜からの房水流出を促進する。

▌Approach▌　緑内障治療薬の作用機序に関する問題
▌Explanation▌
1　×　毛様体上皮細胞のアドレナリン β 受容体（主に β_2 受容体）を遮断し、房水の産生を抑制するのはチモロールなどであるが、これらの薬物は気管支平滑筋の β_2 受容体も遮断し、気管支を収縮するため、気管支喘息には禁忌である。本患者に用いるべきでない。
2　×　ラタノプロスト（処方 1）の機序である。
3　×　ブリンゾラミド（処方 2）の機序である。ブリンゾラミドは、①毛様体上皮細胞の炭酸脱水酵素Ⅱ型に対する選択性が高いこと、②角膜透過性がよいので、点眼で有効であることから、全身性の副作用を起こしにくいという特徴を有する。
4　○　線維柱帯やシュレム管を構成する細胞の Rho キナーゼを阻害することで、線維柱帯－シュレム管を介する主流出路からの房水流出量を増加させるのはリパスジルである。
5　×　選択的にアドレナリン α_2 受容体を刺激して房水産生を抑制するのは、ブリモニジンなどである。また、選択的にアドレナリン α_1 受容体を遮断してぶどう膜強膜流出路からの房水流出を促進するのは、ブナゾシンである。

Ans.　4

問 262-263　48歳女性。月経あり。乳がん（ER 及び PgR 陽性、HER2 陰性）と診断され左乳房部分切除及び腋窩リンパ節郭清術を受けた。術後化学療法として、シクロホスファミド 600 mg/m^2、エピルビシン 100 mg/m^2 を 3 週毎に 4 サイクルを終了し、パクリタキセル 80 mg/m^2 を 3 週投与、1 週休薬の 4 サイクルを開始している。卵巣機能は回復しており、術後化学療法終了後にタモキシフェンによる治療を検討中であるが、本患者においてはタモキシフェンと他剤との併用療法も選択可能である。担当薬剤師は 3 次資料を用いて、タモキシフェン単独療法と他剤との併用療法の有用性を調査することにした。

問 262（実務）

　この場合用いる資料として優先順位が高いのはどれか。**2 つ**選べ。ただし、これらの資料は調査時の最新版を用いることとする。

1　Drug Interaction: Analysis and Management
2　診療ガイドライン
3　UpToDate
4　Drugs in Pregnancy and Lactation: A Reference Guide to Fetal and Neonatal Risk
5　重篤副作用疾患別対応マニュアル

▌Approach▌　代表的な三次資料に関する問題

▌Explanation▌

1　×　担当薬剤師は、タモキシフェン単独療法とタモキシフェンと他剤との併用療法の有用性に関する情報を必要としている。Drug Interactions：Analysis and Management は、薬物相互作用の回避と管理に関する情報の資料であり、優先順位の高い資料ではない。

2　○　診療ガイドラインは、学会などの組織が中心となって作成している。エビデンスに基づき最適と考えられる治療法を提示した資料であり、優先順位の高い資料である。

3　○　UpToDate は、米国の臨床系学会が中心となって編集している。最新の臨床上の診療・治療などに関するエビデンスが要約されている電子資料であり、優先順位の高い資料である。

4　×　Drugs in Pregnancy and Lactation：A Reference Guide to Fetal and Neonatal Risk は、妊婦・授乳婦への薬物投与に関する情報の資料であり、優先順位の高い資料ではない。

5　×　重篤副作用疾患対応マニュアルは、患者向けと医師・薬剤師向けに作成された副作用に関する資料であり、優先順位の高い資料ではない。

Ans.　2、3

問 263（薬理）

　調べた結果、術後化学療法後に卵巣機能が回復している場合、タモキシフェンに薬物 A を併用することが推奨されていた。なお、薬物 A は、この患者で術後化学療法として用いられた薬物とは作用機序が異なるものであった。薬物 A の作用機序として、最も適切なのはどれか。1 つ選べ。

1　微小管タンパク質の脱重合を阻害して、細胞分裂を抑制する。
2　DNA の塩基対にインターカレーションして、DNA 依存性 RNA ポリメラーゼを阻害する。
3　エストロゲン受容体に結合して、内因性のエストロゲンと競合し抗腫瘍作用を発揮する。
4　DNA をアルキル化して、DNA 合成を阻害する。
5　持続的な性腺刺激ホルモン放出ホルモン（GnRH）受容体の刺激により脱感作を引き起して、ゴナドトロピンの遊離を抑制する。

▌Approach▌　閉経前乳がん治療薬の作用機序に関する問題
▌Explanation▌

　乳がんには、がん細胞の増殖にエストロゲンを必要とするタイプがあり、乳がん全体の 6〜7 割を占めるとされる。本患者も、エストロゲン受容体（ER）およびプロゲステロン受容体（PgR）陽性の乳がんであるため、ホルモン療法が有効と考えられる。また、本患者は卵巣機能も回復している。閉経前は、卵巣でエストロゲンが作られるため、卵巣に作用してエストロゲンの合成を抑える薬物の投与が選択される。

1　×　パクリタキセルの機序である。
2　×　エピルビシンの機序である。
3　×　タモキシフェンの機序である。同じ機序をもつ薬物として、トレミフェンがあるが、乳がん治療においては、原則的に同じ機序の薬物の追加は考慮すべきでない。また、トレミフェンは閉経後乳がんに適応され、閉経前乳がんには用いられない。
4　×　シクロホスファミドの機序である。
5　○　薬物 A（ゴセレリンなど）の機序である。ゴセレリンは性腺刺激ホルモン放出ホルモン（GnRH）の誘導体で、下垂体の GnRH 受容体を刺激する。投与初期ではゴナドトロピンである卵巣刺激ホルモン（FSH）および黄体形成ホルモン（LH）の分泌が増すことで、卵巣からのエストロゲンおよびプロゲステロンの分泌が増大するが、持続的投与では GnRH 受容体の脱感作が起こり、ゴナドトロピンの分泌が低下して、エストロゲンやテストステロンの合成が抑制される。

Ans.　5

> **問 264-265** 薬剤師が特別養護老人ホームを訪問した時、施設の看護師から入所者が内服薬を服用しないので困っているとの相談を受けた。処方は朝食後にドネペジル塩酸塩錠 10 mg を 1 錠であった。現状を踏まえ、主治医に対し次回からリバスチグミン経皮吸収型製剤への変更を提案した。

> **問 264（実務）**
> 薬剤変更を提案するにあたって、薬剤師が主治医に確認することとして、適切なのはどれか。**2つ**選べ。
> 1 患者が錠剤を飲まない時に貼付し、両剤を併用すること
> 2 患者が軽・中程度のアルツハイマー型認知症であること
> 3 患者が過去に貼付剤によってかぶれたことがあるか
> 4 薬剤変更後、毎週の増量が必要なこと
> 5 患者に腎機能障害がないこと

■ Approach ■　アルツハイマー型認知症の薬学的管理に関する問題

■ Explanation ■

1　×　ドネペジル塩酸塩錠とリバスチグミン経皮吸収型製剤は、ともに中枢性コリンエステラーゼ阻害薬であり、両剤は併用しないこととされている。また、リバスチグミン経皮吸収型製剤は、維持量に到達するまでに 12 週間以上を要する薬剤のため、ドネペジル塩酸塩錠を飲まない時のみにリバスチグミン経皮吸収型製剤を貼付しても期待する効果が得られない可能性がある。

2　○　リバスチグミン経皮吸収型製剤の適応は、軽度および中等度のアルツハイマー型認知症である。

3　○　リバスチグミン経皮吸収型製剤は、適用部位の皮膚反応および刺激などの有害事象が高頻度に認められる薬剤のため、重要な基本的注意として皮膚症状があらわれた場合の対応が示されている。

4　×　リバスチグミン経皮吸収型製剤は、消化器系の副作用の発現を考慮して、通常 1 日 1 回 4.5 mg から開始し、原則として 4 週間ごとに 4.5 mg ずつ増量し、維持量として 1 日 1 回 18 mg を貼付する。

5　×　リバスチグミンは、エステラーゼにより加水分解され代謝物は主に腎排泄されるが、腎機能による用量調節は必要としない。

Ans.　2、3

問 265（薬剤）

　リバスチグミン経皮吸収型製剤の特徴として、<u>誤っている</u>のはどれか。1 つ選べ。

1　背部又は胸部に貼付したとき、リバスチグミンの吸収には貼付部位間で差が認められない。

2　繰り返し貼付することで血漿中濃度は定常状態に達する。

3　肝初回通過効果を受けない。

4　主たる吸収経路は、皮膚における汗腺や毛穴などの付属器官である。

5　急激な血漿中濃度の上昇が回避される。

▌Approach▌　リバスチグミン（受動拡散で皮膚透過する薬物）の経皮吸収型製剤に関する問題

▌Explanation▌

1　○　背部や胸部からのリバスチグミンの吸収には吸収部位差は認められない。

2　○　健康成人に 9 mg もしくは 18 mg 製剤を 5 日間繰り返し貼付したときの投与 5 日目の 24 時間の血漿中濃度推移は 9 mg 製剤で 2 〜 3 ng/mL で、18 mg 製剤で 5 〜 7 ng/mL となり、定常状態の血漿中濃度に到達する。

3　○　皮膚組織から直接循環血中に移行するので、肝初回通過効果は受けない。

4　×　主たる吸収部位は、皮膚吸収の有効表面積のほとんどを占める角質層からの経路である。汗腺や毛穴などの付属器官は、有効表面積の約 0.1 ％程度であるため、投与初期において寄与は大きいが、薬物の皮膚透過全体に占める割合は小さい。

5　○　18 mg 製剤を単回貼付した場合、投与 14 時間程度で最高血中濃度が約 6 ng/mL と緩やかに血漿中濃度が上昇する。すなわち、経口投与のような急激な血漿中濃度の上昇が回避される。

Ans.　4

問 266-267　17 歳男性。病的骨折を起こして精査の中で左脛骨骨肉腫と診断された。左膝関節離断術の後、翌月からメトトレキサート 12 g/m²/日、ドキソルビシン 30 mg/m²/日、シスプラチン 120 mg/m²/日による術後化学療法が開始された（全投与期間 16 週間、9 コースから成る MAP 法）。入院時の検査値、持参した一般用医薬品は以下のとおりであった。

（入院時の検査値）

　　白血球数 5,300/μL、好中球数 3,000/μL、Hb 12.1 g/dL、血小板数 251 × 10³/μL、AST 21 IU/L、

　　ALT 22 IU/L、血清クレアチニン値 0.82 mg/dL、eGFR 107 mL/min/1.73 m²

（入院時に持参した一般用医薬品）

　　ファモチジン錠、ロキソプロフェン錠、ポビドンヨードうがい薬、酸化マグネシウム錠

問 266（薬剤）

　　この患者において、術後化学療法の施行中も、持参した一般用医薬品の服用を継続した場合、発現する可能性が最も高い薬物間相互作用はどれか。1 つ選べ。

1　ドキソルビシンが、UGT1A1 を介したメトトレキサートのポリグルタミン酸化を阻害する。

2　ファモチジンが、ジヒドロ葉酸還元酵素を介したメトトレキサートの代謝を阻害する。

3　シスプラチンが、尿細管における有機カチオントランスポーター OCT2 を介したメトトレキサートの再吸収を阻害する。

4　酸化マグネシウムが、P-糖タンパク質を介したメトトレキサートの腸肝循環を阻害する。

5　ロキソプロフェンが、尿細管における有機アニオントランスポーター OAT3 を介したメトトレキサートの分泌を阻害する。

■Approach■　薬物トランスポーターが関与する薬物間相互作用の問題

■Explanation■

1　×　ドキソルビシンはメトトレキサートとの相互作用はない。

2　×　ファモチジンはメトトレキサートとの相互作用はない。アゾール系抗真菌薬（イトラコナゾール）と併用注意である。ファモチジンの胃酸分泌抑制作用によるアゾール系抗真菌薬の経口吸収を低下させる。

3　×　メトトレキサートは有機アニオン系薬物（弱酸性薬物）なので尿細管における有機アニオントランスポーター OAT3 を介して尿中に排泄される。シスプラチンとメトトレキサートは MRP2 を介して肝実質細胞から胆汁中に排泄されるので、相互作用の可能性はある。

4　×　酸化マグネシウムもメトトレキサートも小腸管腔側に局在する P-糖タンパク質の基質ではない。メトトレキサートは腸肝循環を行わない。

5　○　ロキソプロフェンは有機アニオン系薬物（弱酸性薬物）なので尿細管における有機アニオントランスポーター OAT3 を介するメトトレキサートの分泌を競合的に阻害する可能性がある。

Ans.　5

生物 物理・化学・

衛生

薬理

薬剤

治療 病態・薬物

倫理 法規・制度・

実務

> **問267（実務）**
>
> 　この患者に対して、第1週目（1コース目）のメトトレキサートを6時間単独静脈内投与することになった。医療チーム内で薬剤師が確認する事項として、適切でないのはどれか。1つ選べ。
>
> 1　メトトレキサート初回投与翌日より葉酸錠の内服を開始すること
> 2　メトトレキサート初回投与終了後よりホリナートカルシウム注を静注すること
> 3　メトトレキサート投与前日よりアセタゾラミド錠を内服していること
> 4　メトトレキサート投与翌日より24時間おきに3日間治療薬物モニタリング（TDM）を実施すること
> 5　メトトレキサート投与前日より持参したロキソプロフェン錠を使用中止すること

▌Approach▌　化学療法におけるメトトレキサートの薬学的管理に関する問題

▌Explanation▌

1　×　骨肉腫に対する化学療法では、メトトレキサート（MTX）を点滴静脈内投与後、副作用の軽減を目的として、葉酸ではなくホリナートカルシウムを投与する。ホリナートカルシウムは、活性型葉酸でありジヒドロ葉酸還元酵素の作用を必要としない。

2　○　解説1参照。骨肉腫に対するMTX・ホリナートカルシウム救援療法では、通常、MTXの毒性軽減のために、ホリナートカルシウムはMTX投与3時間後より15 mgを3時間毎に9回静脈内注射し、以後6時間毎に8回静脈内または筋肉内注射する。

3　○　MTXの点滴静脈内投与においては、尿が酸性側に傾くと、MTXの結晶が尿細管に沈着するおそれがある。アセタゾラミド投与（経口または静脈内）による尿のアルカリ化と同時に、十分な水分の補給を行い、MTXの尿中への排泄を促す。尿の酸性化傾向があるフロセミドやチアジド系利尿剤等の使用は避ける。

4　○　MTXの血中濃度により、ホリナートカルシウムの増量投与・救援投与の延長等を考慮する。

5　○　ロキソプロフェンのプロスタグランジン合成阻害作用による腎血流量の低下およびナトリウム・水分貯留傾向のため、MTXの排泄が遅延し副作用が増強される可能性がある。

Ans.　1

問 268-269　48歳男性。気管支ぜん息の既往があり、処方1及び処方2の薬剤を継続して使用している。この患者はテオフィリンの治療薬物モニタリング（TDM）を実施しており、定常状態の血中濃度は 15 μg/mL であった。しかしここ数日、腹痛や吐き気が強く、今日は仕事も休んでいるとかかりつけ薬剤師に相談があった。聴き取りにより2日前からピロリ菌の除菌療法（処方3）をしていることが判明した。速やかにかかりつけ医を受診するように指示し、当該医師にも連絡を取った。その後、この患者について、受診時のテオフィリンの血中濃度が 40 μg/mL であることを医師に確認した。なお、アドヒアランスは良好であることを確認している。

（処方1）
ブデソニド・ホルモテロールフマル酸塩水和物吸入液　　　1回2吸入
　　　　　　　　　　　　　　　　　　　　　　　　　　1日2回　朝食後・就寝前　7日分

（処方2）
テオフィリン徐放錠 200 mg　　　　　　　　　　　　　1回1錠（1日2錠）
　　　　　　　　　　　　　　　　　　　　　　　　　　1日2回　朝食後・就寝前　7日分

（処方3）
ボノプラザン錠 20 mg　　　　　　　　　　　　　　　　1回1錠（1日2錠）
アモキシシリンカプセル 250 mg　　　　　　　　　　　1回3カプセル（1日6カプセル）
クラリスロマイシン錠 200 mg　　　　　　　　　　　　1回2錠（1日4錠）
　　　　　　　　　　　　　　　　　　　　　　　　　　1日2回　朝夕食後　7日分

問 268（実務）
　　薬剤師がこの患者のテオフィリン中毒の要因と考えた内容として、最も適切なのはどれか。1つ選べ。
1　ピロリ菌の除菌療法による胃内環境の変化
2　ボノプラザンによる胃内 pH の上昇
3　腎薬物トランスポーターを介したアモキシシリンとの競合阻害
4　クラリスロマイシンによる肝薬物代謝酵素阻害
5　ぜん息症状によるテオフィリン感受性の増大

■ Approach ■　代表的な気管支ぜん息治療薬の相互作用に関する問題
■ Explanation ■

　　本患者は、気管支ぜん息に対してテオフィリンによる治療を継続している。テオフィリンの血漿中濃度は 15 μg/mL にコントロールされていたが、ピロリ菌の除菌療法を開始したところ、腹痛や吐き気があらわれている。また、受診時のテオフィリン血漿中濃度が 40 μg/mL であったことから、テオフィリン血漿中濃度の上昇により副作用があらわれたものと考えられる。テオフィリン血漿中濃度が上昇した原因として、最も可能性が高いのは除菌療法のために処方されたクラリスロマイシンとの併用である。

　　テオフィリンは、主として肝薬物代謝酵素 CYP1A2 で代謝されるため、CYP1A2 を阻害する薬物（クラリスロマイシンなど）と併用するとクリアランスが低下して、血漿中濃度が上昇する。

　　テオフィリンの治療域における血漿中濃度は、5 ～ 20 μg/mL である。テオフィリンの副作用の発現は、血漿中濃度の上昇に起因する場合が多いため、血漿中濃度のモニタリングを適切に行い、投与計画を設定することが望ましい。

　　　　　　　　　　　　　　　　　　　　　　　　　　　　　　　　　　　　Ans.　4

問 269（薬剤）

この患者が処方 2 の薬剤の服用を中止し、テオフィリンの血中濃度が 15 µg/mL に低下するまでに要する時間として最も近いのはどれか。1 つ選べ。

ただし、テオフィリンの血中動態は線形 1-コンパートメントモデルに従うものとし、血中消失半減期は 6.9 時間とする。なお、ln2 = 0.69、ln3 = 1.10 とする。

1　8 時間

2　10 時間

3　12 時間

4　14 時間

5　16 時間

▊Approach▊　線形 1-コンパートメントモデルに従う薬物に関する計算問題

▊Explanation▊

テオフィリンの血中濃度が 40 µg/mL（C'）から 15 µg/mL（C）に低下するまでに要する時間（t）を求める。

$\ln C = -k_{el} \times t + \ln C'$ の式（①）を用いて解く。ただし、k_{el} はテオフィリンの消失速度定数である。

k_{el} は、消失半減期が 6.9 時間より、　$k_{el} = \dfrac{\ln 2}{t_{1/2}} = \dfrac{0.69}{6.9 \,(\text{h})} = 0.1\,(\text{h}^{-1})$　となる。

①の式にそれぞれの値を代入すると、$\ln 15 = -0.1 \times t + \ln 40$

$t = \dfrac{\ln 40 - \ln 15}{0.1}\,(\text{h}) = \dfrac{\ln \frac{40}{15}}{0.1}\,(\text{h}) = \dfrac{\ln \frac{8}{3}}{0.1}\,(\text{h}) = \dfrac{3\ln 2 - \ln 3}{0.1}\,(\text{h}) = \dfrac{3 \times 0.69 - 1.10}{0.1}\,(\text{h}) = \dfrac{0.97}{0.1}\,(\text{h})$

$= 9.7\,(\text{h})$

Ans.　2

> **問 270-271** 27歳男性。体重 50 kg。父をドナーとする生体腎移植治療が予定されている。7 日後の移植術を控え、術後に用いるタクロリムスの投与設計を薬剤師が依頼された。

問 270（薬剤）

この患者にタクロリムスを経口投与し、24 時間採血を行った際の血中濃度時間曲線下面積（AUC$_{0-\infty}$）は 120 μg・h/L、一次モーメント曲線下面積（AUMC$_{0-\infty}$）は 1,320 μg・h^2/L であった。また、タクロリムス 0.5 mg を急速静注した直後の血中濃度は 10 ng/mL であった。この患者にタクロリムスを 1 日 1 回経口投与し、定常状態における平均血中濃度を 10 ng/mL としたい。適切な投与量（mg）に最も近い値はどれか。1 つ選べ。

ただし、タクロリムスの吸収速度定数を 1.0 h^{-1} とし、バイオアベイラビリティを 0.2 とする。また、タクロリムスの体内動態は線形 1-コンパートメントモデルに従うものとし、反復投与によってタクロリムスの体内動態は変化しないものとする。

1　1.0
2　1.2
3　3.0
4　5.5
5　6.0

■**Approach**■　線形 1-コンパートメントモデル従う薬物の繰り返し投与に関する計算問題
■**Explanation**■

モーメント解析法と繰り返し投与における定常状態の血中濃度を求める式を用いて、投与量を求める。

経口投与における平均滞留時間（MRT$_{\text{p.o.}}$）は、

$$\text{MRT}_{\text{p.o.}} = \frac{\text{AUMC}_{0-\infty}}{\text{AUC}_{0-\infty}} = \frac{1,320\,(\mu\text{g}\cdot\text{h}^2/\text{L})}{120\,(\mu\text{g}\cdot\text{h/L})} = 11(\text{h}) \text{ となる。}$$

また、タクロリムスは線形 1-コンパートメントモデルに従うので、吸収速度定数（k_a）、消失速度定数（k_{el}）とすると、

$\text{MRT}_{\text{p.o.}} = \dfrac{1}{k_a} + \dfrac{1}{k_{el}}$ の式が成立するので、$\text{MRT}_{\text{p.o.}} = \dfrac{1}{k_a} + \dfrac{1}{k_{el}} = \dfrac{1}{1.0\,(\text{h}^{-1})} + \dfrac{1}{k_{el}} = 11(\text{h})$ となり、

$\dfrac{1}{k_{el}} = 10\,(\text{h})$ より、$k_{el} = 0.1\,(\text{h}^{-1})$ となる。

タクロリムス 0.5 mg（D）を急速静注した直後の血中濃度（C_0）が 10 ng/mL より、分布容積（Vd）は、

$$Vd = \frac{D}{C_0} = \frac{0.5\,(\text{mg})}{10\,(\text{ng/mL})} = \frac{0.5\,(\text{mg})}{0.01\,(\text{mg/L})} = 50\,(\text{L})$$

経口投与における定常状態の血中濃度（$\overline{C_{ss}}$）、経口投与量（D^*）、バイオアベイラビリティ（F）、投与間隔（τ）とすると、

経口投与における定常状態の血中濃度は、$\overline{C_{ss}} = \dfrac{F \times D^*}{k_{el} \times Vd \times \tau}$ の式である。

求める経口投与量は、

$$D^* = \frac{\overline{C_{ss}} \times k_{el} \times Vd \times \tau}{F} = \frac{10\,(\text{ng/mL}) \times 0.1\,(\text{h}^{-1}) \times 50\,(\text{L}) \times 24\,(\text{h})}{0.2} = \frac{1,200\,(\mu\text{g})}{0.2} = 6,000\,(\mu\text{g})$$

$$= 6.0\,(\text{mg})$$

Ans.　5

問 271（実務）

　術前の投与設計によって、タクロリムスカプセルの投与を手術当日夕食後より開始した。7日後に退院予定であるが、病棟担当薬剤師が行う患者への指導内容として、適切なのはどれか。2つ選べ。

1　クロレラの摂取を控える。
2　加熱調理した野菜の摂取を控える。
3　グレープフルーツの摂取を控える。
4　乾燥弱毒生風しんワクチンの接種を控える。
5　インフルエンザ HA ワクチンの接種を控える。

▌Approach▐　代表的な免疫抑制薬の薬学的管理に関する問題

▌Explanation▐

　1　×　クロレラの摂取は、タクロリムスの効果や副作用には影響しない。クロレラは、ビタミン K を大量に含む健康食品であり、摂取により抗凝固薬ワルファリンの作用を減弱する可能性がある。

　2　×　加熱調理した野菜の摂取は、タクロリムスの効果や副作用には影響しない。腎移植直後は、タクロリムスの用量が多く、免疫が強く抑制されるため、生野菜や刺身などの摂取は避けることが望ましい。

　3　○　グレープフルーツは、果実に薬物代謝酵素 CYP3A4 の阻害作用を有するフラノクマリン類を含む。タクロリムスは、主に CYP3A4 で代謝されるため、グレープフルーツジュースを摂取すると小腸粘膜上の CYP3A4 が阻害され、経口投与したタクロリムスの血中濃度が上昇する。

　4　○　免疫抑制薬による治療下では、生ワクチンの接種による発症の可能性があるため、タクロリムスと乾燥弱毒生風しんワクチンは併用禁忌となっている。

　5　×　インフルエンザ HA ワクチンは、不活化ワクチンでありタクロリムスによる治療下であっても接種が可能である。タクロリムスの作用によりワクチンによる免疫獲得の効果が低下する可能性はあるが、免疫抑制下でのインフルエンザ感染を予防するため、ワクチン接種が推奨される。

Ans.　3、4

問 272-275　65歳男性。身長160 cm、体重58 kg。開胸心血管バイパス術施行後4日目に38.5℃の発熱を来し、喀痰、血液培養、尿、鼻汁を用いたグラム染色の結果、陽性であった。細菌培養の結果が得られるまで48時間程度を要することから、院内感染制御チームへのコンサルトの結果、MRSA感染症を疑い、当日夜よりバンコマイシン点滴静注用の14日間投与が決定された。バンコマイシン投与前の検査値を以下に示す。

（検査値）

　　白血球数13,000/μL、CRP 7.5 mg/dL、血清クレアチニン値1.2 mg/dL、BUN 17.6 mg/dL、クレアチニンクリアランス（Ccr）50 mL/min

　　バンコマイシンの投与量決定には母集団薬物動態解析により得られた以下のパラメータを用いた。

CL(L/hr) = 0.05 × Ccr（mL/min）［Ccr が 85 mL/min 以下の場合］

CL(L/hr) = 3.5 ［Ccr が 85 mL/min より大きい場合］

Vd(L) = 60.7

問 272（薬剤）

　　母集団薬物動態解析及びこの患者の投与量決定に関する記述のうち、正しいのはどれか。2つ選べ。

1　患者集団の平均的な薬物動態パラメータは、年齢、体重、Vd が同じ患者群を母集団として解析することで得られる。

2　バンコマイシンのクリアランスは最小発育阻止濃度（MIC）により影響をうける。

3　この患者の投与量決定には分布容積60.7 Lとクリアランス2.5 L/hを用いた。

4　患者の1点の血中濃度測定値、患者情報、及び母集団パラメータとその変動要因を用いて、ベイジアン法により患者個々の薬物動態パラメータが推定できる。

5　母集団パラメータを求めるためには、集団ごとに血液採取時間を一定にする必要がある。

■Approach■　ポピュレーションファーマコキネティクスに関する問題

■Explanation■

1　×　患者集団の平均的な薬物動態パラメータは、患者の年齢、体重、性別、腎機能、肝機能などの臨床検査値、疾病の重症度、併用薬物の有無などの同じような因子をもった患者群を母集団として解析することで得られる。

2　×　バンコマイシンの主な排泄経路は腎臓であるので、バンコマイシンのクリアランスはクレアチニンクリアランス値による腎機能の程度により影響を受ける。

3　○　問題文より、分布容積は60.7 L、クリアランスはこの患者のCcr が 50 mL/min と 85 mL/min 以下なので、CL = 0.05 × Ccr の式より、CL = 0.05 × 50 = 2.5（L/hr）となる。

4　○

5　×　薬物動態パラメータの平均値とその個体間変動、個体内変動などの情報が得られるので、採血時間を一定にする必要はない。

Ans.　3、4

生物・物理・化学・

衛生

薬理

薬剤

治療・病態・薬物

倫理・法規・制度・

実務

問 273 （薬理）

　バンコマイシンの治療効果及び副作用に関する記述のうち、正しいのはどれか。2つ選べ。

1　ペンタペプチド C 末端の D-Ala-D-Ala に結合して、細胞壁合成を抑制する。

2　細菌リボソーム 30S サブユニットに結合して、タンパク質合成を抑制する。

3　翻訳過程の 50S 開始複合体の形成を阻害して、タンパク質合成を抑制する。

4　ヒスタミンの遊離を促進して、レッドネック症候群を引き起こす。

5　非ステロイド性抗炎症薬との併用により、痙れんを引き起こす。

▌Approach▌　MRSA 感染症治療薬の治療効果および副作用を問う問題

▌Explanation▌

　　バンコマイシンはグリコペプチド系抗生物質で、細菌の細胞壁前駆体であるペンタペプチド末端の D-Ala-D-Ala 部分に特異的に結合することで、ペニシリン結合タンパク質（PBP）によるペプチド結合（架橋反応）を阻害し、細胞壁の合成を抑制する。バンコマイシンの副作用として、第 8 脳神経障害（難聴や耳鳴り）、腎毒性、レッドネック症候群などが知られている。

1　○　バンコマイシンの機序である。

2　×　ストレプトマイシン（アミノグリコシド系抗生物質）などの機序である。

3　×　エリスロマイシン（マクロライド系抗生物質）などの機序である。

4　○　バンコマイシンを急速に点滴静注すると、ヒスタミンが遊離されて、レッドネック症候群（顔面、頸部、肩などに掻痒や紅潮を生じる）が起こる。

5　×　ノルフロキサシン（ニューキノロン系抗菌薬）などの副作用である。

Ans.　1、4

問 274 （実務）

　バンコマイシン投与後の副作用確認のために薬剤師が行うモニタリングとして、適切なのはどれか。2つ選べ。

1　投与直後はアナフィラキシーショックが発現することがあるので、皮疹や呼吸困難の有無を確認する。

2　高血圧が発現しやすいので、朝晩の血圧を確認する。

3　第 8 脳神経障害の副作用が発現することがあるので、視力を確認する。

4　低アルブミン血症の発現頻度が高いので、面談時に全身のむくみを確認する。

5　腎障害が発現することがあるので、血清クレアチニン値や尿量を確認する。

▌Approach▌　代表的な抗菌薬の副作用モニタリングに関する問題

▌Explanation▌

1　○　バンコマイシンの点滴静脈投与によるショック、アナフィラキシーの発生を確実に予知できる方法はない。投与開始から終了後までアナフィラキシーの症状（呼吸困難、全身潮紅、浮腫等）には十分な注意が必要であり、特に、投与開始直後は注意深く観察する。

2　×　高血圧は、バンコマイシンの主な副作用には含まれない。バンコマイシンの急速静注を行うとヒスタミンが遊離されて、red neck 症候群、血圧低下等が発現することがある。

3　×　バンコマイシンの点滴静脈投与により、眩暈、聴力低下等の第 8 脳神経障害があらわれること

があるので、聴力検査等の観察を十分に行う。

4 × 低アルブミン血症の原因には、肝障害によるアルブミン産生の低下や腎障害によるアルブミンの喪失などがある。バンコマイシンの副作用にも、腎障害と肝機能障害はあるが、低アルブミン血症は発現頻度の高い副作用ではない。

5 ○ バンコマイシンの点滴静脈投与により、急性腎障害、間質性腎炎等の重篤な腎障害があらわれることがあるので、定期的に検査を行う。

Ans. 1、5

問 275（実務）

バンコマイシン投与開始後、以下の経過をたどった。

1日目（バイパス術施行後4日目）バンコマイシン点滴静注用の投与開始。

3日目　血液サンプルの細菌培養で MRS 陽性。その MIC は 2.0 μg/mL。

7日目　体温 36.5℃。

10日目　CRP 0.2 mg/dL。体温 36.2℃。白血球数 2,500/μL。

以上の治療経過を踏まえた病棟担当薬剤師の主治医への対応について、最も適切なのはどれか。1つ選べ。

1 バンコマイシン散への変更を提案した。

2 バンコマイシンの目標血中濃度は 15 μg/mL にするべきであると提案した。

3 既に解熱しているので、バンコマイシンを全期間投与せず、早期終了を提案した。

4 再度、喀痰、血液、尿、鼻汁の細菌検査を依頼するよう提案した。

5 バンコマイシンによる血球減少を疑い、投与中止を提案した。

▌Approach▐　代表的な抗菌薬の薬学的管理に関する問題

▌Explanation▐

1 × バンコマイシンは、経口投与では消化管からほとんど吸収されない。バンコマイシン散は、経口投与後に高い消化管内濃度を保つことから、感染性腸炎と骨髄移植時の消化管内殺菌を適応とする。

2 × バンコマイシンの投与開始後、発熱が治まり、10日目には CRP 値の正常化を認めたので、バンコマイシンは有効であったと思われる。したがって増量する必要はない。

3 × 耐性菌の発現を防ぐため、副作用などの中止する要因がない場合は、当初の投与計画通りに投与するのが原則である。

4 × バンコマイシン治療の効果を再評価し、耐性菌の存在を確認することは重要であるが、すでにバンコマイシンを投与した後の検体（喀痰、血液等）による検査では、細菌を検出できない可能性が高い。

5 ○ 白血球数は、バンコマイシン投与前は 13,000/μL と高値であったが、投与後 10 日目には 2,500/μL と基準値（3,500 ～ 9,700/μL）以下に低下している。この白血球数低下の程度は、バンコマイシンの抗菌効果として説明できるレベルを超えており、副作用（白血球減少等）を疑い、投与を中止すべきである。

Ans. 5

問 276-277　55歳男性。2型糖尿病。内服薬による血糖のコントロールが不良のため、インスリン導入の目的で教育入院を行い、超速効型インスリンの投与が開始された。しかし退院後、仕事が多忙のため自己注射が不規則になった。現状の改善が図れないことから、かかりつけ薬剤師が処方医にトレーシングレポートを書き、使用製剤の見直しについて処方提案を行った。その結果、次回来局時には以下のように変更された処方箋を持参した。

ライゾデグ配合注フレックスタッチ(注)
1回12単位　1日1回　朝食直前
(注) インスリン デグルデク（遺伝子組換え）・インスリン アスパルト（遺伝子組換え）溶解インスリンアナログ注射液

問 276（実務）
　生活の状況を考慮して処方変更となった患者への説明として、適切なのはどれか。1つ選べ。
1　以前処方されていた超速効型インスリンも併用する。
2　注射をする前に、十分に転倒混和して懸濁させる。
3　注射を忘れた日は、空腹時でも注射する。
4　風邪に伴う発熱や悪寒が現われても自己判断で中止しない。
5　血糖値に応じて適宜注入単位を調整する。

▌Approach▐　インスリン配合剤における薬学的管理に関する問題
▌Explanation▐
　1　×　ライゾデグ配合注フレックスタッチは、持効型溶解インスリンと超速効型インスリンの配合剤なので、以前処方されていた超速効型インスリン製剤は併用しない。
　2　×　ライゾデグ配合注フレックスタッチの注射液は、微粒子を含まない無色透明の液であり、注射前に転倒混和を行う必要はない。
　3　×　ライゾデグ配合注フレックスタッチは、作用発現が速い配合剤なので、必ず食事の直前に投与する。空腹時に注射すると低血糖を起こす可能性がある。
　4　○　発熱や体調不良により血糖値は上昇することがあるため、インスリン治療は自己判断で中止せず、かかりつけ医療機関に相談して指示を受ける。
　5　×　インスリン治療では、原則として処方通りに注射を行う。血糖コントロールが不安定な場合は、かかりつけ医療機関に相談して指示を受ける。

Ans.　4

問 277 （薬剤）

図は、皮下投与後のインスリンアナログの動態を示している。インスリンアナログの動態に関する記述のうち、正しいのはどれか。**2 つ選べ。**

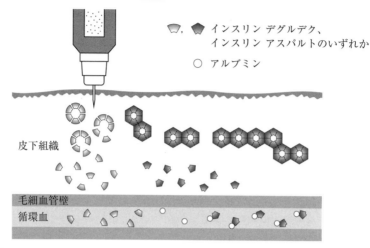

インスリン デグルデク、
インスリン アスパルトのいずれか

○ アルブミン

皮下組織

毛細血管壁
循環血

1　本製剤中で、インスリン デグルデクは、難水溶性で安定なダイヘキサマーとして存在する。
2　本製剤中で、インスリン アスパルト及びインスリン デグルデクは、アルブミンと結合し安定化されている。
3　本製剤を皮下投与後、インスリン アスパルトのヘキサマーは、皮下組織において速やかにモノマーに解離する。
4　本製剤を皮下投与後、インスリン デグルデクのダイヘキサマーは、皮下組織でマルチヘキサマーを形成した後、徐々にモノマーに解離する。
5　インスリン アスパルトは、循環血中でアルブミンに強く結合し、標的組織に移行する。

▌Approach▌　インスリン製剤に関する問題
▌Explanation▌

1　×　インスリン デグルデクは、製剤中では可溶性のダイヘキサマーとして存在するが、投与後、皮下組織において会合して、可溶性で安定なマルチヘキサマーを形成し、一時的に注射部皮下組織にとどまる。インスリン デグルデクのモノマーはマルチヘキサマーから徐々に解離するため、作用時間が長い。
2　×　インスリン デグルデクは、循環血中でアルブミンと結合し、標的組織へと移行する。このアルブミンとの結合は、程度としてはやや小さいものの、作用の持続に寄与することがインタビューフォームに記載されている。一方、インスリン アスパルトは血漿タンパク結合率が極めて低く、アルブミンと結合して安定化するとの記載はない。
3　○　インスリン アスパルトは超速効型インスリンであり、製剤中では弱く結合したヘキサマーを形成しているが、皮下注射後は、体液で希釈されることにより、ヘキサマーから急速にダイマー、モノマーへと解離して速やかに血中に移行し、インスリンレセプターに結合する。
4　○　解説 1 を参照。
5　×　インスリン デグルデクに関する記述である。血中に移行したインスリン デグルデクの 99% は血中アルブミンと結合しており、遊離型のインスリン デグルデクが作用することで、長時間安定した血糖低下効果を発揮する。

Ans.　3、4

生物・化学・物理

衛生

薬剤

薬剤

病態・薬物
治療

法規・制度・
倫理

実務

問 278-279　72 歳男性。経口血糖降下薬を用いた治療を受けていたが、健康診断にて腎機能は正常
　であるが肝機能の異常を指摘され、精査目的で入院となった。病棟担当薬剤師が入院時持参薬の
　鑑別結果をもとに初回面談の際に指導を行う予定である。
　（持参薬）
　　　グリメピリド錠 1 mg　　　　　　　　1 回 1 錠（1 日 1 錠）
　　　　　　　　　　　　　　　　　　　　1 日 1 回　朝食後　30 日分

　　　ビルダグリプチン錠 50 mg　　　　　1 回 1 錠（1 日 2 錠）
　　　メトホルミン塩酸塩錠 250 mg　　　　1 回 2 錠（1 日 4 錠）
　　　　　　　　　　　　　　　　　　　　1 日 2 回　朝夕食後　30 日分

問 278（実務）
　　主治医からの情報で、本患者には肝腫瘍の疑いがあるため、明後日朝にイオパミドール注射液
　を用いた画像検査が予約されていることが判明した。病棟担当薬剤師が患者に対して行う説明の
　内容として、適切なのはどれか。**2 つ選べ。**
　1　本画像検査に際しメトホルミンの服用は検査前日から休止する。
　2　グリセリン浣腸を本画像検査前夜に行う。
　3　本剤の主成分は X 線吸収能が高いため、腫瘍を明瞭に描出できる。
　4　造影剤を使用しても腎機能については特に注意する必要はない。
　5　十分な水分補給は画像検査後の強い痒みが出る場合に行う。

Approach　ヨード系造影剤の薬学的管理に関する問題
Explanation
　1　○　イオパミドール注射液は、画像検査に使用するヨード造影剤であり、腎障害を起こすことが
　　　　ある（造影剤腎症）。メトホルミン塩酸塩と併用するとメトホルミンの腎排泄が減少して、乳
　　　　酸アシドーシスがあらわれるおそれがあるため、イオパミドールによる検査前は、メトホルミ
　　　　ンの投与を一時的に中止し、検査後 48 時間は投与を再開しない。
　2　×　ヨード系造影剤を用いた肝臓の血管造影検査では、グリセリン浣腸などによる消化管洗浄は
　　　　必要ない。
　3　○　イオパミドールの構成元素であるヨウ素は、高い X 線吸収能をもつため、イオパミドールの
　　　　存在部位と他の組織との間に X 線画像上のコントラストが生じる。
　4　×　イオパミドールは主に腎から排泄されるため、腎機能の低下した患者では排泄遅延から腎障
　　　　害が悪化するおそれがある。解説 1 参照。
　5　×　イオパミドールの投与により、腎機能低下があらわれることがあるので、適切な水分補給を
　　　　行う。また、ショックやアナフィラキシーなどの重大な副作用を起こすことがあるため、軽度
　　　　の過敏症状であっても重篤な症状に進展する場合を考慮して、投与に際しては必ず救急処置の
　　　　準備を行う。

Ans.　1、3

問 279（薬剤）

　イオパミドール注射液には以下の 3 種類のバイアル製剤がある。これら注射剤の粘度に関する記述のうち、正しいのはどれか。**2 つ**選べ。

　ただし、37℃における水の粘度 0.70 mPa・s とする。

製剤	A	B	C
区分	注射液（水溶液）		
日局イオパミドール含有量（mg/mL）	306.2	612.4	755.2
粘度（mPa・s、37℃）	1.5	4.4	9.1
密度（kg/m³、37℃）	1,171	1,328	1,405

1　製剤 A の動粘度は、製剤 B の動粘度より小さい。
2　製剤 B の相対粘度は、製剤 C の相対粘度より小さい。
3　製剤 C の比粘度は、製剤 B の比粘度より小さい。
4　いずれの製剤も、イオン性造影剤に比べて高粘度のため、組織障害性が低減されている。
5　製剤 C の還元粘度は、製剤 B の還元粘度より小さい。

■ Approach ■　注射液の粘度に関する問題

■ Explanation ■

1　○　粘度 η は動粘度 ν に比例する。製剤 A の粘度＜製剤 B の粘度より、動粘度は製剤 B のほうが高い。$\eta = \nu \rho = K t \rho$ の関係式がある。
　　　K は粘度計の定数、ρ は液体の密度。t は一定体積の液体が流下するのに要する時間。

2　○　相対粘度は、溶液の粘度を溶媒の粘度で割った値である。表に示された粘度の値をそのまま比較できる。製剤 B の粘度＜製剤 C の粘度、かつ溶媒（水）の粘度は各製剤とも同じであるため、相対粘度は製剤 C のほうが高い。

3　×　「溶媒粘度 η_0 との比」＝「粘度比」＝「相対粘度」であり、「比粘度」＝「相対粘度から 1 を引いた値（η/η_0）－ 1」である。したがって、表に示された粘度の値をそのまま比較できる。製剤 B の相対粘度＜製剤 C の相対粘度より、比粘度は製剤 C のほうが高い。

4　×　一概にイオン性造影剤に比べて高粘度であるとはいえない。市販のイオン性造影剤であるウログラフイン注 60%の粘度は 3.83 ～ 4.17 mPa・s（37℃）、同製品 76%の粘度は 8.66 ～ 9.20 mPa・s（37℃）であり、非イオン性造影剤と比較してさほど違いがない。物性の違いとしては浸透圧があり、非イオン性造影剤の浸透圧はイオン性造影剤の浸透圧と比べて低い。

5　×　還元粘度は、比粘度を溶質濃度で割った値である。実際に算出した相対粘度、比粘度、還元粘度を表に示す。なお、溶質濃度はイオパミドール含有量の値を用いた。

	A	B	C	溶媒（水）
粘度（mPa·s）	1.5	4.4	9.1	0.7
日局イオパミドール含有量（mg/mL）	306.2	612.4	755.2	
相対粘度	2.1	6.3	13.0	
比粘度	1.1	5.3	12.0	
還元粘度	0.0037	0.0086	0.0159	

Ans.　1、2

物理・化学・

衛生

薬理

薬剤

病態・薬物
治療

法規・制度・
倫理

実務

> **問 280-281**　32 歳女性。全大腸型潰瘍性大腸炎と診断され、プレドニゾロンで加療していたが再燃を繰り返したため、プレドニゾロンをインフリキシマブのバイオシミラー製剤に変更したところ軽快した。インフリキシマブに変更して 6 ヶ月目に全身倦怠感と顔面（頬部）の広範な紅斑を認め、TNF 阻害薬誘発性のループス様症状と診断された。

> **問 280（薬剤）**
>
> 　インフリキシマブのバイオシミラーに関する記述のうち、正しいのはどれか。1 つ選べ。
> 1　先行バイオ医薬品の欠点を改良した完全ヒト化抗体である。
> 2　先行バイオ医薬品と同一の糖鎖を有する。
> 3　先行バイオ医薬品と同等／同質の安全性、有効性を有する。
> 4　臨床試験において、生物学的同等性試験による評価が必要である。
> 5　先行バイオ医薬品と同一の細胞を用いて製造される。

▌Approach▌　バイオシミラーに関する問題

▌Explanation▌

　インフリキシマブはマウス・ヒトキメラ型抗 TNF-α 抗体であり、バイオ後続品（バイオシミラー）が市販されている。

　バイオシミラーとは、「国内で既に新有効成分含有医薬品として承認されたバイオテクノロジー応用医薬品（先行バイオ医薬品）と同等 / 同質の品質、安全性及び有効性を有する医薬品として、異なる製造販売業者により開発される医薬品」のことを指す。

　この「同等性 / 同質性」とは、先行バイオ医薬品に対して、バイオ後続品の品質特性がまったく同一であるということを意味するのではなく、品質特性において類似性が高く、かつ、品質特性になんらかの差異があったとしても、最終製品の安全性や有効性に有害な影響を及ぼさないと科学的に判断できることを意味する。

　バイオ後続品は生物を利用して異なる製薬企業で作成されるため、使用する細胞株や培養工程を同一にすることは困難であり、糖鎖や不純物の割合などは、先行バイオ医薬品と完全には一致しない。また、バイオ後続品は新薬を発売する際に行う試験に準ずる試験や提出書類が必要となるが、生物学的同等性による評価は必要としない。

Ans.　3

問 281（実務）

ループス様症状は、インフリキシマブ投与の中止と高用量のプレドニゾロン投与により軽快した。このとき、消化性潰瘍の予防として使用されたのはどれか。1つ選べ。

1　メサラジン
2　アレンドロン酸
3　フェブキソスタット
4　エトドラク
5　ランソプラゾール

▌Approach▐　ステロイド薬の副作用（薬学的管理）に関する問題

▌Explanation▐

1　×　メサラジンは、潰瘍性大腸炎およびクローン病の治療薬である。

2　×　アレンドロン酸は、骨粗しょう症治療薬である。

3　×　フェブキソスタットは、高尿酸血症治療薬である。

4　×　エトドラクは、非ステロイド性抗炎症薬である。非ステロイド性抗炎症薬は、消化性潰瘍の原因となることが明らかで、消化性潰瘍の予防には使われない。

5　○　ランソプラゾールは、プロトンポンプ阻害薬であり、胃潰瘍、十二指腸潰瘍を適応とする他、非ステロイド性抗炎症薬投与時における胃潰瘍または十二指腸潰瘍の再発抑制を適応とするため、選択肢の中では、ステロイド性消化性潰瘍の予防が最も期待される治療薬である。

Ans.　5

問 282-283　54 歳女性。体重 60 kg。腋窩リンパ節転移が著明な進行性乳がんと診断され、トラスツズマブを含む化学療法を継続していた。最近の画像検査にて肝転移を認めたため、以下の化学療法を施行することとなった。

薬品名	投与経路	投与時間
①生理食塩液 50 mL	点滴静注	5 分
②トラスツズマブ エムタンシン(注)3.6 mg/kg ＋生理食塩液 250 mL	点滴静注	90 分
③生理食塩液 50 mL	点滴静注	5 分

1 クールの日数：21 日
（注）トラスツズマブに抗がん薬 DM1 が結合した構造を有する薬剤で、白色の塊である。

問 282（実務）

　本化学療法レジメンの運用に際して院内で合意された内容のうち、適切なのはどれか。1 つ選べ。
1　①の生理食塩液は省略できる。
2　②のトラスツズマブ エムタンシンの投与時間は初回に限り 30 分に短縮できる。
3　②のトラスツズマブ エムタンシンは 5％ブドウ糖液で溶解する。
4　③の生理食塩液は省略できる。
5　②のトラスツズマブ エムタンシン溶解液はインラインフィルターを用いて投与する。

▌Approach▐　代表的な抗悪性腫瘍薬 トラスツズマブ エムタンシン点滴静注用の適用上の注意に関する問題
▌Explanation▐

1　×　トラスツズマブ エムタンシン点滴静注用の溶解には、注射用水、希釈には生理食塩液を使用する。トラスツズマブ エムタンシン点滴静注用は、輸液ライン内で他の注射液と混ざった場合、安定性に問題が生じる可能性があるため、輸液ラインで他剤と混合しないように点滴静注の前後に生理食塩液を投与する。

2　×　トラスツズマブ エムタンシン点滴静注用は、初回投与時 90 分かけて投与する。初回投与の忍容性が良好であれば、2 回目以降の投与時間は 30 分間まで短縮できる。

3　×　トラスツズマブ（遺伝子組換え）とブドウ糖液を混合するとタンパクの凝集を認めるため、ブドウ糖液との混合は避ける。解説 1 参照。

4　×　解説 1 参照。

5　○　トラスツズマブ エムタンシン点滴静注用は、生理食塩水で希釈後に微粒子を生成する可能性があるため、投与時には孔径 0.2 または 0.22 μ m のインラインフィルターを用いる。

Ans.　5

問 283（薬剤）

トラスツズマブ エムタンシン製剤に関する記述のうち、正しいのはどれか。<u>2つ選べ</u>。

1　有効成分は、分子標的薬である核酸医薬と抗がん薬 DM1 が結合した核酸薬物複合体である。

2　有効成分は、ヒト上皮増殖因子と抗がん薬 DM1 が結合したタンパク質薬物複合体である。

3　有効成分は、点滴静注後、ヒト上皮増殖因子受容体 2 型（HER2）を標的として抗がん薬 DM1 を能動的にターゲティングする。

4　有効成分が細胞内に取り込まれた後、リソソーム内で抗がん薬 DM1 を遊離する。

5　有効成分が細胞膜上の受容体に結合した後、遊離した抗がん薬 DM1 が細胞膜に傷害を引き起こす。

▌Approach▌　薬物送達システム（ターゲティング）に関する問題

▌Explanation▌

1　×　トラスツズマブ エムタンシンはヒト上皮増殖因子受容体 2 型（HER2）に対するヒト化モノクローナル抗体であるトラスツズマブ（遺伝子組換え）とチュブリン重合阻害剤である DM1 をチオエーテルリンカー（下図中、MCC linker）で結合した抗体薬物複合体である。

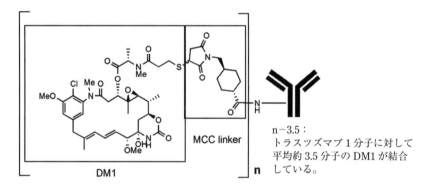

図：トラスツズマブ エムタンシンの構造

（カドサイラ点滴静注用 100 mg インタビューフォームより引用）

2　×　解説 1 を参照。

3　○　トラスツズマブは乳がん細胞の HER2 に特異的に結合した後、NK 細胞、単球を作用細胞とした抗体依存性細胞傷害作用（ADCC）により抗腫瘍効果を発揮する。HER2 に結合して細胞内に取り込まれた後、DM1 含有代謝物が遊離し、G2/M 期での細胞周期停止およびアポトーシスを誘導する。

4　○　エンドサイトーシスにより細胞内に取り込まれたのち、リソソーム内でチオエーテルリンカーが切断され、DM1 が遊離すると考えられている。

5　×　DM1 はメイタンシノイド系薬物であり、チュブリンに結合し、チュブリンの重合を阻害することで抗腫瘍活性を示す。

Ans.　3、4

問 284-285　近隣で喫茶店を営む高齢男性から、体調変化に関してかかりつけ薬剤師に相談があった。以前から神経因性疼痛があり、一般用医薬品の芍薬甘草湯を服用しているが、「最近、足がむずむずして気持ち悪いことが多く、夜も寝られないことがある。」とのことだった。近医を紹介し、お薬手帳を持参の上で受診するように提案した。その後、紹介した医師より、ドパミンアゴニスト使用不可のレストレスレッグス症候群（下肢静止不能症候群）と診断され、以下の処方を考えている旨の連絡がこのかかりつけ薬剤師にあった。

　　ガバペンチン エナカルビル錠（注）300 mg　　　1回2錠（1日2錠）
　　　　　　　　　　　　　　　　　　　　　　　　1日1回　夕食後　14日分

　　（注）徐放錠である。

問 284（実務）

　かかりつけ薬剤師が、患者や医師に対して行う処方薬に関する説明として適切なのはどれか。<u>2つ選べ。</u>
1　飲みにくい場合は、自身で飲みやすいサイズに分割するように患者に説明する。
2　用量調整が必要になるので、肝機能検査値を医師に確認する。
3　芍薬甘草湯は併用できないので、服用中止を患者に説明する。
4　霧視等の眼障害について、診察時に医師から説明を受けたかについて患者に確認する。
5　眠気等が起こることがあるので自動車の運転は控えることを患者に説明する。

▌Approach▌　レストレスレッグス症候群治療薬の薬学的管理に関する問題
▌Explanation▌
1　×　ガバペンチン エナカルビル錠は徐放性製剤であるため、割ったり、砕いたり、すりつぶしたりしないで、そのまま噛まずに服用する。
2　×　ガバペンチン エナカルビル錠はプロドラッグであり、体内で速やかに加水分解され、活性代謝物のガバペンチンに変換される。ガバペンチンは、ほぼ全量が尿中に排泄されるため、腎機能の低下に伴って排泄が延長し、血中濃度が上昇するおそれがあるので、腎機能に応じて用量を調整する。
3　×　ガバペンチン エナカルビル錠には、併用禁忌の薬剤はなく、芍薬甘草湯は併用することができる。
4　○　ガバペンチン エナカルビル錠は、服用中に霧視、調節障害等の眼障害がみられることがある。診察時に、眼障害について問診を行う等注意し、異常が認められた場合には適切な処置を行う必要がある。
5　○　ガバペンチン エナカルビル錠は、服用中に傾眠等がみられることがある。傾眠等が原因となり、重大な事故につながる可能性があるため、自動車の運転等、危険を伴う機械の操作に従事させないよう注意する必要がある。

Ans.　4、5

問 285 （薬剤）

　ガバペンチン エナカルビル及びその製剤に関する記述のうち、正しいのはどれか。**2つ選べ。**

1　ガバペンチン エナカルビルは、ガバペンチンの経口吸収のばらつきや飽和を改善するプロドラッグである。

2　ガバペンチン エナカルビルは、カルボキシルエステラーゼによる代謝を受けて活性代謝物ガバペンチンに変換される。

3　ガバペンチン エナカルビルは、ガバペンチンと同じ Ca^{2+} チャネルを介して消化管から吸収される。

4　本錠剤には、崩壊剤としてグリセリン脂肪酸エステルが含まれる。

5　本錠剤は、腸溶性を示す。

■Approach■　薬物送達システムに関する問題

■Explanation■

1　○　ガバペンチンは経口投与時の吸収に個人差があり、また薬物吸収トランスポーターの飽和による臨床用量付近での吸収の飽和が認められることから、薬物動態を改善する目的でプロドラッグ化したガバペンチン エナカルビルが開発されている。

2　○　ガバペンチン エナカルビルはプロドラッグであり、消化管上皮細胞内あるいは肝臓等に存在するカルボキシルエステラーゼによって加水分解され、ガバペンチンを生成すると考えられている。

3　×　ガバペンチンは電位依存性 Ca^{2+} チャネルの $\alpha_2\delta$ サブユニットに結合することにより、興奮性神経伝達物質の遊離を抑制する。

4　×　グリセリン脂肪酸エステルは、徐放性製剤原料として添加されている。

5　×　徐放性製剤であり、製剤からの有効成分の放出速度、放出時間などを調節した製剤である。

Ans.　1、2

107	2日目③　　一般問題（薬学実践問題）

【病態・薬物治療、法規・制度・倫理／実務、実務】

◎指示があるまで開いてはいけません。

注　意　事　項

1　試験問題の数は、**問２８６から問３４５までの６０問**。
　１５時３０分から１８時までの１５０分以内で解答すること。

2　解答方法は次のとおりである。

(1)　一般問題（薬学実践問題）の各問題の正答数は、**問題文中に指示されている**。
　問題の選択肢の中から答えを選び、次の例にならって答案用紙に記入すること。
　なお、問題文中に指示された正答数と**異なる数を解答すると、誤りになる**から注意すること。

（例）**問 500**　次の物質中、常温かつ常圧下で液体のものはどれか。**２つ**選べ。

1　塩化ナトリウム　　2　プロパン　　3　ベンゼン
4　エタノール　　5　炭酸カルシウム

正しい答えは「3」と「4」であるから、答案用紙の

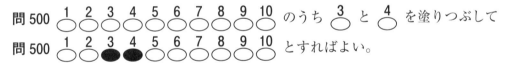

問 500　1 ○　2 ○　3 ○　4 ○　5 ○　6 ○　7 ○　8 ○　9 ○　10 ○　のうち　3 ○　と　4 ○　を塗りつぶして

問 500　1 ○　2 ○　3 ●　4 ●　5 ○　6 ○　7 ○　8 ○　9 ○　10 ○　とすればよい。

(2)　解答は、○の中全体をＨＢの鉛筆で濃く塗りつぶすこと。塗りつぶしが薄い場合は、解答したことにならないから注意すること。

悪い解答例　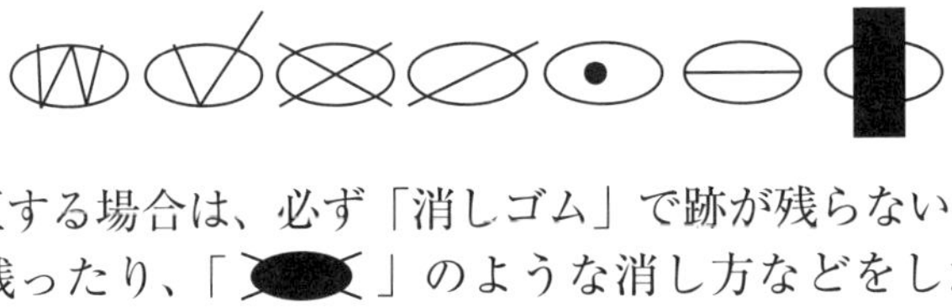　**（採点されない）**

(3)　解答を修正する場合は、必ず「消しゴム」で跡が残らないように完全に消すこと。鉛筆の跡が残ったり、「」のような消し方などをした場合は、修正又は解答したことにならないから注意すること。

(4)　答案用紙は、折り曲げたり汚したりしないよう、特に注意すること。

3　設問中の科学用語そのものやその外国語表示（化合物名、人名、学名など）には誤りはないものとして解答すること。ただし、設問が科学用語そのもの又は外国語の意味の正誤の判断を求めている場合を除く。

4　問題の内容については質問しないこと。

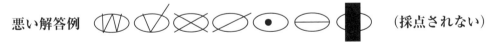

一般問題（薬学実践問題）【病態・薬物治療、法規・制度・倫理／実務】

> **問 286-287** 68歳女性。54歳の頃、精神科でうつ病と診断され2年間ほどセルトラリン塩酸塩錠を服用し、回復した。10年前（58歳時）に内科でパーキンソン病と診断され、レボドパ250 mg・カルビドパ配合錠（1日5錠、朝2錠、昼1錠、夕2錠）で治療を開始した。3年前（65歳時）から薬の作用時間が短縮し、服用後時間が経つと安静時振戦や運動緩慢など症状の悪化が見られた。舌突出・異常運動、じっとしていられないなどの症状は出現していなかった。服用回数を5回に分割したところ症状は落ち着いた。

> **問 286（病態・薬物治療）**
>
> 　服用回数を分割する前に、患者に出現していた症状はどれか。1つ選べ。
> 1　アカシジア
> 2　急性ジストニア
> 3　遅発性ジスキネジア
> 4　on-off 現象
> 5　wearing-off 現象

▎Approach▎ レボドパ製剤長期投与に伴う問題点に関する問題

▎Explanation▎

　この患者は10年前からパーキンソン病の治療でレボドパ製剤を服用している。3年前から作用時間の短縮がみられ、これはレボドパ製剤長期投与による症状の日内変動で、wearing-off 現象という。on-off 現象も同様で、急激な症状改善・悪化の繰り返しがみられる。アカシジアとは静座不能、ジストニアとは筋肉の緊張による姿勢の異常、ジスキネジアとは自分の意志とは関係なく、口唇などの体の一部が勝手に不規則で異様な動きする現象で、錐体外路症状といわれる。これらは抗パーキンソン病薬や抗精神病薬投与が原因であることが多く、遅発性ジスキネジアは抗精神病薬長期投与でみられる。

Ans.　5

問 287（実務）

　この患者は、その後、薬を頻回に内服することを考えると気分がすぐれなくなり、うつ病が再発したため、2年前（66歳時）から精神科でセルトラリン塩酸塩錠の服用を再開した。2ヶ月ほど前から、3年前（65歳時）のような症状が起こるようになったと、内科の主治医に相談があった。主治医は、新しく薬物を追加することを検討している。現在の処方は以下のとおりである。

（処方1）
　　レボドパ 250 mg・カルビドパ配合錠　　　　　1回1錠（1日5錠）
　　　　　　　　　　　　　1日5回　起床時、10時、14時、18時、22時　28日分

（処方2）
　　セルトラリン塩酸塩錠 50 mg　　　　　　　　1回1錠（1日1錠）
　　　　　　　　　　　　　　　　　　　　　　　1日1回　朝食後　28日分

　この患者に追加する薬物として、<u>適切でない</u>のはどれか。1つ選べ。

1　セレギリン
2　ロピニロール
3　イストラデフィリン
4　エンタカポン
5　ゾニサミド

▌Approach▌　MAO−B 阻害薬と抗うつ薬との相互作用に関する問題

▌Explanation▌

　　レボドパ製剤による wearing−off 現象の改善には、ドパミンアゴニスト（ロピニロールなど）、COMT 阻害薬（エンタカポン、オピカポン）、ゾニサミド、MAO−B 阻害薬（セレギリン、ラサギリン、サフィナミド）、アデノシン A$_{2A}$ 受容体拮抗薬（イストラデフィリン）などが用いられる。この患者は、現在 SSRI であるセルトラリンが処方されているので、副作用（セロトニン症候群など）増強のおそれがあるため、MAO−B 阻害薬とは併用禁忌である。

Ans.　1

物理・化学・生物

衛生

薬理

薬剤

病態・薬物／治療

法規・制度・倫理

実務

問 288-289　28歳女性。病院で受付事務の仕事をしている。半年前から起床時の体のこわばりや、手足の関節の痛みを意識するようになった。市販の鎮痛薬を飲んでいたが、徐々に増悪したため、近くの整形外科を受診したところ、関節リウマチと診断された。メトトレキサートでの治療を開始したが、症状は改善しなかった。アダリムマブの自己注射を追加することになり、自己注射について薬剤師の指導を受けるように医師から言われ来局した。

　　患者の検査値等は以下のとおりである。

　　赤血球数 280 × 10^4/μL、白血球数 8,000/μL、血小板数 12 × 10^4/μL、

　　CRP 2.8 mg/dL、血清クレアチニン値 0.7 mg/dL、HbA1c 5.2%（NGSP 値）、

　　胸部 X 線　異常なし。

問 288（実務）

　　薬剤師が患者に行う指導として、適切なのはどれか。2 つ選べ。

1　注射後、発疹や呼吸困難が現れた場合は、すぐに医師の診察を受ける。
2　注射部位は、大腿部、腹部又は上腕部を選び、毎回、同一の場所に打つ。
3　微熱や咳が続くときには、すぐに医師の診察を受ける。
4　風しんの罹患歴がない場合は、風しんワクチンをすみやかに接種するよう指導する。
5　メトトレキサートは毎日、決まった時刻に服用を続ける。

■Approach■　関節リウマチ治療薬の使用上の注意に関する問題
■Explanation■

1　○　アダリムマブ（抗 TNFα抗体）投与後、アナフィラキシー等の重篤なアレルギー反応があらわれることがあるので、注意が必要である。

2　×　アダリムマブ適応上の注意として、注射部位は大腿部、腹部または上腕部を選び、順番に場所を変更し、短期間に同一部位へ繰り返し注射は行わないこと、新たな注射部位は、前回の注射部位から少なくとも 3 cm 離すこと、などが指示されている。

3　○　アダリムマブ投与後の重篤な副作用に、間質性肺炎、敗血症、肺炎、真菌感染症を含む日和見感染等の致命的な感染症や結核の発症が報告されている。

4　×　アダリムマブ投与において、生ワクチンの接種に起因する感染症を発現したとの報告はないが、感染症発現のリスクを否定できないので、生ワクチンである風しんワクチン接種は行わない。

5　×　メトトレキサートを関節リウマチに用いる場合には、6 mg/ 週とし、それを 1 または 2 〜 3 回に分割経口投与する。分割投与は、初日〜 2 日目に 12 時間間隔で投与し、1 または 2 回分割は残り 6 日間、3 回分割は残り 5 日間を休薬する。これを 1 週間ごとに繰り返す。

Ans.　1、3

問 289（病態・薬物治療）

　アダリムマブの自己注射を開始後、関節リウマチの症状は軽快して、患者は大変喜んでいたが、約 6 ヶ月後、次第に湿性の咳と全身倦怠感が出現するようになった。

（検査値及び所見）

　赤血球沈降速度 30 mm/h（基準値 3 〜 15）、CRP 1.0 mg/dL、

　HbA1c 5.4%（NGSP 値）、インターフェロンガンマ遊離試験　陽性

　この状況に関する記述として、正しいのはどれか。2 つ選べ。

1　関節リウマチの再燃が疑われる。
2　糖尿病発症の可能性がある。
3　結核感染が疑われる。
4　アバタセプトの併用を検討する必要がある。
5　アダリムマブの投与中止を検討する必要がある。

▌Approach▌　使用薬物と検査所見との関連に関する問題

▌Explanation▌

1　×　患者の現症状、赤沈亢進、CRP 上昇（基準値；0.3 mg/dL 以下）などの炎症所見や、インターフェロンガンマ遊離試験（血液中の抗原特異的 T 細胞から産生・放出される IFN-γ 測定による結核感染診断法）陽性などから、結核感染が疑われる。関節リウマチ再燃の可能性は低い。

2　×　HbA1c 値が正常範囲内（NGSP 値；4.9 〜 6.0%）なので、糖尿病発症の可能性は考えにくい。

3　○　解説 1 参照。

4　×　アバタセプトと他の抗 TNFα 薬の併用で作用増強はみられず、感染症の発現率が高まるという報告があるので、併用は行わないこととされている。

5　○　アダリムマブ投与中に結核、肺炎、敗血症等の重篤な感染症が発現した場合には、投与を中止するなどの適切な処置を行う必要がある。

Ans.　3、5

問 290-291　58歳男性。身長 162 cm、体重 88 kg。10年前から健康診断で、高血圧及び高血糖を指摘されていたが放置していた。喫煙歴 30 年（1日 10 本程度）、20歳ごろよりビール大びん2本と日本酒1合程度をほぼ毎日飲酒していた。数ヶ月前より、全身倦怠感が次第に強くなってきているのを自覚していたが、本日、外出中に駅の階段で動けなくなり、救急搬送された。

（来院時の所見及び検査値）
　意識は清明であり、四肢に運動・感覚障害は認めない。
　血圧 190/110 mmHg、心拍数 72 拍 / 分、AST 210 IU/L、ALT 150 IU/L、
　γ-GTP 175 IU/L、血清クレアチニン値 0.71 mg/dL、
　血清浸透圧 300 mOsm/L、血糖値 310 mg/dL、HbA1c 10.5%（NGSP値）、
　尿糖（3+）、尿中アルブミン正常、尿蛋白（−）、尿中ケトン体（3+）、
　浮腫（−）

問 290（病態・薬物治療）
　この患者に起きている状況として、考えられるのはどれか。2つ選べ。
1　高血圧緊急症
2　くも膜下出血
3　糖尿病性腎症
4　高浸透圧高血糖症候群
5　糖尿病性ケトアシドーシス

■Approach■　患者の生活習慣や検査値などの情報による病状把握に関する問題
■Explanation■

　この患者は明らかに肥満であり、喫煙歴が長く、習慣飲酒を行っている。検査値より、高血圧、AST・ALT・γ-GTP 高値、血清浸透圧軽度高値（通常 280 〜 290 mOsm/L）、血糖値・HbA1c 値高値、尿糖・尿中ケトン体（3+）の状態である。

1　○　高血圧緊急症は、高度の血圧上昇（多くは 180/120 mmHg 以上）によって、脳、心臓、腎臓、大動脈などに急性の障害を発現する病態である。この患者の血圧を考えると、発症の可能性は大いにある。
2　×　患者は意識清明で、四肢に運動・感覚障害を認めないので、くも膜下出血の可能性は低い。
3　×　検査値より糖尿病所見は明らかだが、血清クレアチニン（男性：0.65 〜 1.07 mg/dL）および尿中アルブミンが正常なので、糖尿病性腎症を発症しているとは考えにくい。
4　×　高浸透圧高血糖症候群の血液検査所見は、①血糖値 600 mg/dL 以上、②血清浸透圧 350 mOsm/L 以上、③ pH 7.2 以上、HCO$_3^-$ 18 mEq/L 以上、であり、本患者は該当しない。
5　○　検査値より糖尿病所見は明らかで、全身倦怠感があり、尿中ケトン体（3+）なので、糖尿病性ケトアシドーシスの発症が疑われる。

Ans.　1、5

問 291 （実務）

上記患者は、1ヶ月の入院加療後退院し、以下の処方で通院治療を続け、3年が経過した。

（処方 1）

| メトホルミン塩酸塩錠 500 mg | 1回1錠（1日3錠） |
| | 1日3回 朝昼夕食後 28日分 |

（処方 2）

| シタグリプチンリン酸塩水和物錠 50 mg | 1回1錠（1日1錠） |
| | 1日1回 朝食後 28日分 |

（処方 3）

| アムロジピン錠 10 mg | 1回1錠（1日1錠） |
| | 1日1回 朝食後 28日分 |

運動療法及び食事療法も指導されたとおり実践しており、処方された薬剤は指示どおり服薬していたが、飲酒はやめられないと話している。今回の検査で以下の結果となり、再教育のため入院となった。

（所見及び検査値）

入院時体重 68 kg、血圧 140/85 mmHg、心拍数 70 拍 / 分、AST 35 IU/L、
ALT 42 IU/L、γ-GTP 162 IU/L、血清クレアチニン値 2.6 mg/dL、
空腹時血糖値 180 mg/dL、HbA1c 8.2%（NGSP 値）、尿糖（＋）、
尿蛋白（2+）、尿中ケトン体（－）、下肢浮腫（－）

この患者に対する処方提案のうち、適切なのはどれか。2つ選べ。

1 メトホルミンの増量
2 シタグリプチンをリナグリプチンに変更
3 フロセミドの追加
4 テルミサルタンの追加
5 アムロジピンの増量

■Approach■ 患者の病状変化に伴う医師への処方提案に関する問題

■Explanation■

血清クレアチニン値 0.71 → 2.6 mg/dL、尿蛋白（－）→（2+）より、腎機能低下が疑われる。

1 × メトホルミンは、肝・腎機能障害患者や高齢者には慎重投与であり、重度の腎機能障害患者には禁忌である。すでに最大用量を投与されているため、増量は適切ではない。

2 ○ シタグリプチンは腎排泄型薬物であるため、ほとんど未変化体のまま糞中排泄される胆汁排泄型のリナグリプチンへの変更は適切である。

3 × 血圧は若干高いが、下肢浮腫（－）なので、フロセミドの追加は不必要である。

4 ○ 血圧が若干高く、その腎保護作用（輸出細動脈拡張作用＝糸球体内圧降下作用）を考慮すると、テルミサルタンの追加は適切と考えられる。

5 × アムロジピンは肝代謝型で、腎機能低下による用量調節は特に必要ないが、すでに最大用量を投与されているので、増量は適切ではない。

Ans. 2、4

問 292-293　43歳男性。基礎疾患はない。海外に単身赴任中。一時帰国した 3 日後の夕食時に体調がすぐれず、早めに就寝した。翌朝から 39℃の発熱と発疹を認め、近医を受診し、風しんと診断された。

家族の風しん罹患歴、予防接種歴は以下のとおりである。

家族	年齢	身体状況	風しんに関する情報
母	76 歳	健康	子供の頃に罹患歴あり
妻	39 歳	妊娠中	罹患歴なし、抗体価不明
子	6 歳	健康	予防接種 2 回済

問 292（病態・薬物治療）

この患者に関する記述として、考えられるのはどれか。2 つ選べ。

1　帰国途中又は帰国後に感染した。
2　DNA ウイルスに感染した。
3　リンパ節の膨張が認められる。
4　白血球数が減少している。
5　発熱は 2 週間以上続く。

▌Approach▌　風しんの病態に関する問題

▌Explanation▌

1　×　風しんは、ウイルス感染から 14 ～ 21 日（平均 16 ～ 18 日）の潜伏期間の後、発熱、発疹、リンパ節腫脹（全身、特に耳介後部、後頭部、頸部）の三主徴が出現するので、帰国途中または帰国後の感染は考えられない。

2　×　風しんウイルスは、トガウイルス科の（＋）鎖型一本鎖 RNA ウイルスである。

3　○　解説 1 参照。

4　○　風しんでは、末梢血検査で白血球減少と血小板減少を認め、異型リンパ球が出現する。一般的に、ウイルス感染症（風しん、麻しん、AIDS など）では、好中球が減少し、リンパ球が増加する。

5　×　俗称が「三日ばしか」で、小児発症者の約 25 ～ 50％で、38 ～ 39℃前後の発熱があり、3 日間程度続く。成人発症者では、5 日間程度の発熱がみられる。

Ans.　3、4

問 293（実務）

　この患者への対応として、適切なのはどれか。**2つ選べ**。

1　この患者に、療養中に他の医療機関を受診する際は、不安を与えないために風しん感染の情報を伝えないよう勧める。

2　この患者に、妻との濃厚接触を避けて療養するよう伝える。

3　この患者の母は、風しんウイルス抗体を有していると考えられると伝える。

4　この患者の妻は、今すぐ風しんワクチン接種を受ける必要があると伝える。

5　この患者の子は、今すぐ3回目の風しんワクチン接種を受ける必要があると伝える。

▌Approach▌　風しんウイルス感染者およびその家族に対する対応に関する問題

▌Explanation▌

1　×　風しんは、5類感染症全数把握疾患だが、診断後は直ちに届け出が必要である。また、第2種学校感染症に指定されており、発疹が消失できないと登校できないため、感染情報は正しく伝える必要がある。

2　○　風しんは不顕性感染するので、患者1人が5〜7人を感染させるといわれている（インフルエンザは1〜3人）。さらに、妊娠初期（20週頃まで）に感染した場合には、胎児が先天性風しん症候群に罹患する可能性が高いので、濃厚接触は避けるべきである。

3　○　患者の母は、子供の頃に風しんの罹患歴があるので、すでに風しんウイルス抗体を有している可能性が高い。

4　×　風しんワクチンは生ワクチンなので、特にエビデンスはないが、胎児への影響を考慮して、妊娠中は風しんの予防接種を受けることができない。

5　×　風しんワクチンは、1回接種で95%、2回接種で99%の人が免疫を獲得できるとされており、子はすでに2回接種しているので、3回目の接種は必要ない。

Ans.　2、3

問 294-295　62 歳男性。身長 161 cm、体重 58 kg。半年ほど前から腋窩のしこりに気づいていたが、徐々に増大してきた。1 ヶ月前よりだるさと 38℃ の発熱が継続し、朝起きたときに下着が濡れているほどの汗をかくようになった。体重も減少してきたため、心配になって病院を受診した。患者の検査値等は以下のとおりである。

（検査値及び所見）

　　AST 51 IU/L、ALT 38 IU/L、LDH 2,543 IU/L、γ-GTP 224 IU/L、

　　血清クレアチニン値 1.62 mg/dL、尿酸 8.4 mg/dL、血清 Na 136 mEq/L、

　　血清 K 4.5 mEq/L、血清 Ca 10.0 mg/dL、血清 P 3.0 mmol/L、

　　血清アルブミン 4.0 g/dL、HbA1c 5.8%（NSGP 値）、白血球数 15,000/μL、

　　赤血球数 250 × 10^4/μL、Ht 35%、腋窩の腫瘍径は 5 cm

　　精査の結果、悪性リンパ腫と診断されたが、リンパ節生検でリード・ステルンベルグ（Reed-Sternberg）細胞などの巨細胞は確認されなかった。

問 294（病態・薬物治療）

　　この患者の病態及び検査に関する記述のうち、正しいのはどれか。2 つ選べ。

1　非ホジキンリンパ腫の症例と考えられる。

2　発熱、大量の寝汗及び体重減少は、B 症状の典型的症状である。

3　血清カルシウム値が高いため、骨破壊が進んでいる可能性が高い。

4　遺伝子検査では、フィラデルフィア染色体が検出される可能性が高い。

5　腎機能低下は、ベンス・ジョーンズタンパク質の増加による可能性が高い。

■ Approach ■　リンパ系腫瘍の病態に関する問題

■ Explanation ■

1　○　ホジキンリンパ腫の確定診断には、ホジキン細胞やリード・ステルンベルグ細胞を確認することが必須であり、これが確認できないということは、非ホジキンリンパ腫であると考えられる。

2　○　悪性リンパ腫に共通する症状として、B 症状（発熱、盗汗、体重減少）、皮膚瘙痒、無痛性リンパ節腫脹などがある。

3　×　血清 Ca の基準値は 8.8 ～ 10.1 mg/dL なので、正常範囲内である。骨破壊が起こるのは多発性骨髄腫で、悪性リンパ腫で骨の異常は認められない。

4　×　フィラデルフィア染色体は、9 番と 22 番染色体の相互転座によって生じるキメラ遺伝子をもつ 22 番染色体で、慢性骨髄性白血病や一部の急性リンパ性白血病で出現する。悪性リンパ腫ではみられない。

5　×　ベンス・ジョーンズタンパク質は、多発性骨髄腫でみられる M タンパク（単クローン性免疫グロブリン）の 1 種（L 鎖のみで構成）で、腎機能障害（アミロイド腎）の原因となる。悪性リンパ腫では認められない。

Ans.　1、2

問 295（実務）

この患者は入院して R-CHOP 療法を施行することになった。

R-CHOP 療法

薬物名・投与量	Day 1	Day 2－5
リツキシマブ 375 mg/m^2	○	
ドキソルビシン 50 mg/m^2	○	
ビンクリスチン 1.4 mg/m^2	○	
シクロホスファミド 750 mg/m^2	○	
プレドニゾロン 30 mg/body	○	○

治療を開始する前の薬剤師の対応として、適切でないのはどれか。1 つ選べ。

1 ラスブリカーゼの投与を提案する。
2 血糖測定を提案する。
3 B 型肝炎ウイルスへの感染の有無を確認する。
4 ビンクリスチンの累積投与量が上限を超えないことを確認する。
5 心不全がないことを確認する。

■Approach■ R-CHOP 療法を施行する際の注意点に関する問題

■Explanation■

1 ○ R-CHOP 療法では、腫瘍崩壊症候群の報告頻度が高い医薬品リツキシマブが使用されるので、がん化学療法用尿酸分解酵素製剤 ラスブリカーゼの投与は適切である。

2 ○ プレドニゾロンを使用するので、耐糖能異常や血糖値上昇を考慮する必要があり、血糖値測定は適切である。

3 ○ HBV 抗原陽性の場合は、体液性免疫を抑制するリツキシマブと副腎皮質ステロイド薬を併用する R-CHOP 療法では B 型肝炎再燃リスクが高いとされるため、HBV 感染有無の確認は適切である。

4 × ドキソルビシンの用量制限毒性（DLT）は心毒性と骨髄抑制であり、累積投与量が上限を超えると重篤な心筋障害などの副作用を起こす可能性がある。ビンクリスチンの場合、1 回投与量は 2 mg までとされるが、累積投与量に関する制限はない。

5 ○ ドキソルビシンは、心機能異常の患者には禁忌なので、心不全有無の確認は適切である。

Ans. 4

> **問296-297** 54歳男性。既往歴なし。咳と嗄声が継続していたが、血痰を認めたため近医を受診した。胸部X線で右肺腫瘤を指摘され、総合病院呼吸器内科を紹介受診した。精査の結果 cT2N3M1b Stage Ⅳ A の非小細胞肺がん（腺がん）と診断された。パフォーマンスステータス（PS）1。治療薬選択にあたり、遺伝子検査が実施された。*EGFR* 遺伝子変異（陰性）、*ALK* 遺伝子転座（陰性）、*ROS1* 遺伝子転座（陽性）、*BRAF* 遺伝子変異（陰性）、PDL-1 ≧ 50%。
>
> 　患者に喫煙歴はなく、機会飲酒のみ。就学中の子供がいるため、外来通院治療を希望している。

> **問 296（実務）**
> 　この患者の一次治療薬として、適切なのはどれか。2つ選べ。
> 1　エルロチニブ
> 2　クリゾチニブ
> 3　ゲフィチニブ
> 4　ペムブロリズマブ
> 5　アレクチニブ

■Approach■　非小細胞肺がんに使用する分子標的薬と標的分子に関する問題

■Explanation■

1　×　エルロチニブは EGFR チロシンキナーゼ阻害薬で、*EGFR* 遺伝子変異陽性の非小細胞肺がんに用いる。患者は *EGFR* 遺伝子変異陰性なので使用できない。

2　○　クリゾチニブは ALK 阻害薬で、*ALK* 融合遺伝子または *ROS1* 融合遺伝子陽性の非小細胞肺がんに用いる。患者は *ROS1* 遺伝子転座陽性なので使用可能である。

3　×　ゲフィチニブは EGFR チロシンキナーゼ阻害薬で、エルロチニブと同様に使用できない。

4　○　ペムブロリズマブは抗 PD-1 抗体薬で、悪性黒色腫等、多種の悪性腫瘍に用いられる。*EGFR* 遺伝子変異と *ALK* 遺伝子転座がない PD-L1 発現割合（TPS）50%以上の進行非小細胞肺がんの1次治療として、単剤投与で生存期間の延長が報告されている。

5　×　アレクチニブは ALK 阻害薬で、*ALK* 融合遺伝子陽性の非小細胞肺がんに用いる。患者は *ALK* 遺伝子転座陰性なので使用できない。

Ans.　2、4

> **問 297（病態・薬物治療）**
>
> この患者の病態及び治療に関する記述のうち、適切なのはどれか。2つ選べ。
>
> 1　腫瘍マーカーの PSA が上昇している。
> 2　他臓器への遠隔転移がある。
> 3　子孫に遺伝する変異が検出された。
> 4　子供と一緒に散歩することができる。
> 5　手術による根治が可能である。

■ Approach ■　Stage Ⅳ A の非小細胞肺がん患者の状態に関する問題

■ Explanation ■

1　×　PSA は前立腺特異抗原で、前立腺がんで高値となるが、肺がんでは上昇しない。

2　○　TNM 分類で M1 なので、遠隔転移があることがわかる。M は M0 と M1 に分かれる。
　　　M1 には M1a 〜 M1c があり、M1b は「肺以外の一臓器への単発遠隔転移がある」ことを示す。

3　×　遺伝性の腫瘍としては遺伝性乳がん卵巣がん症候群（原因遺伝子 *BRCA1*、*BRCA2*）、家
　　　族性大腸腺腫症（大腸がんなど：*APC*）、Li–Fraumeni 症候群（乳がん、白血病、副腎皮質
　　　がん、脳腫瘍など：*TP53*）、リンチ症候群（大腸がん、子宮体がん、卵巣がん、胃がん、腎盂・
　　　尿管がんなど：*MLH1*、*MSH2*、*MSH6*、*PMS2*、*EPCAM*）などがあるが、肺がんでは報告
　　　されていない。

4　○　PS1 とは、肉体的に激しい活動は制限されるが、歩行可能で、軽作業や座っての作業は
　　　行うことができる状態なので、子供と一緒に散歩が可能である。

5　×　TNM 分類で Stage Ⅳ A と診断されているので、遠隔転移もあり、手術適応外である。

Ans.　2、4

生物・化学・物理・

衛生

薬理

薬剤

病態・薬物治療

法規・制度・倫理

実務

問 298-299　62 歳女性。身長 153 cm、体重 56 kg。動悸及び息切れを自覚し、近医を受診したところ非弁膜症性心房細動と診断され、以下の処方で治療を開始することになった。患者の検査値等は以下のとおりである。

（所見及び検査値）

　血圧 140/86 mmHg、心拍数 160 拍 / 分、脈拍数 90 拍 / 分、AST 23 IU/L、

　ALT 28 IU/L、eGFR 40 mL/min/1.73 m^2

（心電図）

　RR 間隔不規則、P 波消失、f 波出現

（処方1）

　ワルファリンカリウム錠 1 mg　　　　1 回 2 錠（1 日 2 錠）

　　　　　　　　　　　　　　　　　　1 日 1 回　朝食後　14 日分

（処方2）

　ビソプロロールフマル酸塩錠 2.5 mg　1 回 1 錠（1 日 1 錠）

　　　　　　　　　　　　　　　　　　1 日 1 回　朝食後　14 日分

問 298（病態・薬物治療）

　治療薬の処方意図として、適切なのはどれか。2 つ選べ。

1　心拍数の調節（レートコントロール）

2　洞調律の維持（リズムコントロール）

3　冠動脈血栓の予防

4　肺塞栓症の予防

5　脳塞栓症の予防

■ Approach ■　心房細動治療時の処方意図に関する問題

■ Explanation ■

　　心房細動の治療は、その緊急性や基礎疾患により治療方針が異なる。血行動態が安定している場合は、心拍数 120 拍 / 分を目標に心拍数のレートコントロールとして β 遮断薬、Ca 拮抗薬、ジゴキシンなどが用いられ、心リズムコントロールにはアミオダロンやジゴキシンが用いられる。血行動態が不安定な場合はカルディオバージョン（電気的除細動）が施行される。

　　心房細動では、リエントリーと心房細動そのものが引き金になって心房リモデリングを起こす。リモデリングによる心房収縮機能の低下と心房拡大のために左房内に血栓を生じやすくなり、形成された血栓が動脈流に乗って脳に運ばれ、心原性脳塞栓症を合併しやすいため、ワルファリンや NOAC（新規経口抗凝固薬；ダビガトラン、エドキサバンなど）などを用いた抗凝固療法による予防が非常に重要である。また心拍数の調節もリモデリングの予防のために重要になる。

Ans.　1、5

問 299（実務）

　3ヶ月経過後、患者が処方箋を持って来局した。処方が以下の内容に変更されていた。

（処方1（変更後））

　ダビガトランエテキシラートメタンスルホン酸塩カプセル 110 mg

　　　　　　　　　　　　　　　　　1回1カプセル（1日2カプセル）

　　　　　　　　　　　　　　　　　1日2回　朝夕食後　14日分

（処方2）

　ビソプロロールフマル酸塩錠 2.5 mg　　　1回1錠（1日1錠）

　　　　　　　　　　　　　　　　　1日1回　朝食後　14日分

　処方内容の変更について薬剤師が患者に確認したところ、以下の答えが返ってきた。「薬の量を決めるために検査を繰り返していたが、主治医から食事について質問され、時折青汁を飲んでいることを伝えたところ、薬を変えることになった。」

　患者の所見及び検査結果は以下のとおりである。

（所見及び検査値）

　血圧 130/85 mmHg、心拍数 120 拍 / 分、脈拍数 75 拍 / 分、AST 25 IU/L、

　ALT 26 IU/L、eGFR 35 mL/min/1.73 m^2、PT-INR 2.3

　今回の処方変更について、薬剤師の対応として、正しいのはどれか。2つ選べ。

1　ワルファリンカリウム錠の服用を中止し、その翌日よりダビガトランエテキシラートメタンスルホン酸塩カプセルを開始するよう患者に説明する。

2　ダビガトランエテキシラートメタンスルホン酸塩カプセルを服用し忘れた場合、できるだけ早く1回量を服用し、次の服用まで6時間以上空けるよう指導する。

3　青汁やほうれん草などの緑黄色野菜の摂取は、控えるように患者に指導する。

4　他科や他院でP-糖タンパク質を阻害する薬剤が処方されていないことを確認する。

■Approach■　抗凝固薬使用時の注意点に関する問題

■Explanation■

1　×　ワルファリン投与中は，PT-INR によって強度を評価しながら用量調整を行い、弁膜症性心房細動では PT-INR を 2.0 ～ 3.0 に管理する。ワルファリンからダビガトランへ切り替える際には、ワルファリン投与を中止し、PT-INR が 2.0 未満になれば投与可能である。

2　○　服用し忘れた場合は、同日中にできるだけ早く1回量を服用するとともに、次の服用まで6時間以上あけさせ、けっして2回量を服用しないよう指導する。

3　×　納豆、青汁、クロレラ、緑黄色野菜など、ビタミンKを含有する食物の摂取を控える必要があるのはワルファリンである。ダビガトランやビソプロロールにそのような注意事項はない。

4　○　ダビガトランはP-糖タンパク質の基質であるため、P-糖タンパク質阻害薬との併用で抗凝固作用が増強するおそれがあるので要注意である。P-糖タンパク質を阻害するイトラコナゾールとは併用禁忌である。

Ans.　2、4

問 300-301　72歳男性。S状結腸穿孔により腹膜炎を発症し、敗血症性ショックの診断で集中治療室（ICU）に入室となった。人工呼吸器管理下でノルアドレナリン注射液、ドブタミン塩酸塩注射液及び注射用メロペネムを使用していたが、皮下出血、血小板数の低下、プロトロンビン時間の延長及びフィブリノゲンの低下が観察され、敗血症性播種性血管内凝固症候群（DIC）と診断された。DIC 診断に伴い、未分画ヘパリンおよびガベキサートの投与が開始された。開始後は活性化部分トロンボプラスチン時間（APTT）の延長が認められたが、数日後 APTT の延長が乏しくなった。現在の所見及び検査値は以下のとおりである。

（所見及び検査値）

　　体温 37.6℃、脈拍数 92 拍 / 分、呼吸数 22 回 / 分、赤血球数 $500 \times 10^4/\mu L$、

　　白血球数 $14,500/\mu L$、血小板数 $6.1 \times 10^4/\mu L$、CRP 7.8 mg/dL、

　　アンチトロンビン活性 62%、APTT 18.1 秒（基準対照 32.2）、

　　フィブリン・フィブリノゲン分解産物（FDP）20.4 $\mu g/mL$（基準値 < 5）

問 300（病態・薬物治療）

　　この患者に関する記述のうち、正しいのはどれか。**2つ選べ**。

1　D ダイマー /FDP の比は低下している。

2　ガベキサートの使用により、出血リスクが高くなっている。

3　細小血管に微小血栓が形成されている。

4　死に至る可能性は極めて低い。

5　腎機能のモニタリングが必要である。

■ Approach ■　敗血症を基礎疾患とした DIC 患者の病態に関する問題

■ Explanation ■

1　×　敗血症が基礎疾患にある場合には線溶抑制型（凝固優位型）DIC が発現する。この場合、安定化フィブリンが増加するため、FDP と D−ダイマーは軽度上昇し、両者間に乖離はみられず、近似値になりやすい。D−ダイマー /FDP 比の低下は線溶亢進型 DIC でみられる。

2　×　ガベキサートは、セリンプロテアーゼ阻害薬としてプラスミンを阻害して線溶系を抑制するので、出血傾向となりやすいが、もともと凝固活性化が高度であるため、ガベキサート投与による出血リスクの上昇は考えづらい。

3　○　線溶抑制型 DIC では全身の血管で微小血栓が残存し、臓器障害が起こりやすいため、コントロールが困難である。

4　×　DIC の二大症状は、臓器症状と出血症状であり、臨床症状が出現すると予後は極めて不良で、厚労省研究班の疫学調査では死亡率 53% と報告されている。

5　○　敗血症は急性腎不全を併発することが多く、急性腎不全を発症すると予後がさらに深刻となるため、腎機能のモニタリングが必要である。

Ans.　3、5

問 301（実務）

　今後の治療について、医師より ICU 担当薬剤師に意見を求められた。適切な提案はどれか。<u>2つ選べ</u>。

1　未分画ヘパリンを中止し、トラネキサム酸を投与する。
2　アンチトロンビンガンマを投与する。
3　出血がないことを確認して、トロンボモデュリンアルファを投与する。
4　人赤血球液を投与する。
5　アスピリンを投与する。

▌Approach▐　線溶抑制型 DIC の治療に関する問題

▌Explanation▐

1　×　線溶抑制型 DIC などにより消費性凝固障害を認める患者に対して、抗プラスミン薬であるトラネキサム酸は基本的に使用しない。

2　○　アンチトロンビン（AT）ガンマは、ヒト天然型 AT と同一のアミノ酸配列かつ同タイプの糖鎖構造をもつ遺伝子組換え AT 製剤である。AT 活性が 70％以下（保険適応）なので、AT ガンマ投与は適切である。

3　○　トロンボモジュリン（TM）は、トロンビンと複合体を形成し、トロンビンの凝固活性を抑制するとともに、トロンビン産生も抑制する。DIC の背景にはトロンビンの過剰生成があるので、トロンボモデュリンアルファの投与は適切である。

4　×　補充療法としては、血小板補充のために濃厚血小板、凝固因子補充のために新鮮凍結血漿を用いるが、人赤血球液は必要ない。

5　×　アスピリンは血小板凝集を抑制するが、血小板自体が減少しているため、投与は無意味である。

Ans.　2、3

問 302-303　59 歳男性。B 型肝炎ウイルス（HB 抗原）陽性であったが症状もなく長年放置していた。倦怠感や意識障害が強くなり家族に連れられ近医を受診したところ、非代償性肝硬変と診断され、緊急入院となった。下肢にむくみを認めているが、食事の摂取は可能である。入院時の検査値と入院後の処方は以下のとおりである。

（検査値）

　AST 26 IU/L、ALT 27 IU/L、血清クレアチニン値 1.2 mg/dL、

　総タンパク 6.0 g/dL、血清アルブミン 2.4 g/dL、LDL-C 38 mg/dL、

　プロトロンビン時間（PT）19.8 秒、総ビリルビン 1.0 mg/dL、

　直接ビリルビン 0.6 mg/dL

（処方 1）

ラミブジン錠 100 mg	1 回 1 錠（1 日 1 錠）
フロセミド 20 mg	1 回 1 錠（1 日 1 錠）
スピロノラクトン錠 25 mg	1 回 1 錠（1 日 1 錠）
	1 日 1 回　朝食後　3 日分

（処方 2）

ウルソデオキシコール酸錠 50 mg	1 回 1 錠（1 日 3 錠）
	1 日 3 回　朝昼夕食後　3 日分

（処方 3）

酸化マグネシウム錠 330 mg	1 回 2 錠（1 日 6 錠）
ラクツロースゼリー分包 16.05 g/ 包	1 回 1 包（1 日 3 包）
分岐鎖アミノ酸配合経口ゼリー剤 20 g/ 個	1 回 1 個（1 日 3 個）
	1 日 3 回　朝昼夕食後　3 日分

問 302（病態・薬物治療）

　入院時、この患者に起こっていることとして、適切なのはどれか。2 つ選べ。

1　血清アルブミン濃度の低下
2　血清コレステロール濃度の上昇
3　フィッシャー比の上昇
4　プロトロンビン時間の延長
5　直接ビリルビン濃度の低下

■Approach■　肝硬変の病態に関する問題

■Explanation■

1　○　非代償性肝硬変では肝機能が著しく低下しており、アルブミンやコリンエステラーゼなどのタンパク合成が減少し、血清アルブミン濃度は低下する。

2　×　脂肪酸からコレステロールの合成も肝で行われるので、血清コレステロール濃度は低下する。

3　×　門脈圧亢進により肝性脳症が疑われるので、分岐鎖アミノ酸は減少、芳香族アミノ酸は増加し、フィッシャー比（分岐鎖アミノ酸 / 芳香族アミノ酸）は低下する。

4　○　凝固因子もタンパクであり、ほとんどが肝臓で合成されるため、肝機能低下により凝固能も低下し、プロトロンビン時間（PT）が延長する。さらに進行すると、活性化部分トロンボプラスチン時間（APTT）も延長する。

5　×　肝硬変では肝細胞が障害され、生成した直接（抱合型）ビリルビンを胆管へ運搬する機
　　能が低下するため、直接ビリルビンが血液中にあふれ出し、血中濃度は上昇する。

Ans.　1、4

問 303（実務）

　この患者に対するアセスメントの内容として、適切なのはどれか。2つ選べ。
1　患者はすでに肝硬変に移行しているため、B 型肝炎に対する治療薬は不要である。
2　利尿薬による過度の脱水は、高アンモニア血症を悪化させる可能性がある。
3　肝臓は正常に機能している。
4　酸化マグネシウム錠とラクツロースゼリー分包の併用により下痢の可能性がある。
5　分岐鎖アミノ酸は、配合経口ゼリー剤が処方されているので、食事による摂取が不要である。

▌Approach▐　患者状態の客観的評価に関する問題
▌Explanation▐
1　×　患者は HBV 陽性なので、B 型慢性肝炎や肝硬変に有効な核酸系逆転写酵素阻害薬のラミ
　　ブジンが投与されている。
2　○　急激な利尿は、肝性脳症の増悪因子になることもあるので要注意である。
3　×　LDL-C 低値（基準値；65 ～ 136 mg/dL）、PT 延長（同 10 ～ 13 秒）、直接ビリルビン軽
　　度上昇（同 0.4 mg/dL 以下）、などから、また、非代償性肝硬変と確定診断がついているので、
　　肝機能が正常とはいえない。
4　○　酸化マグネシウム、ラクツロースはともに塩類（浸透圧性）下剤であり、併用による下
　　痢の可能性は十分考えられる。
5　×　分岐鎖アミノ酸配合経口ゼリー剤は、食事摂取量が十分にもかかわらず低アルブミン血
　　症を呈する非代償性肝硬変患者に用いる分岐鎖アミノ酸のみからなる製剤である。本剤の
　　みでは必要アミノ酸のすべてを満たすことはできないので、食事で摂取する必要がある。

Ans.　2、4

問 304-305　薬剤師が病院薬剤部内の勉強会で、ナトリウム−グルコース共輸送体 2（SGLT2）阻害薬 A の心保護作用について発表することになり、以下の文献を入手した。

　動脈硬化性心疾患を有する、または、動脈硬化性心疾患リスクが高い 2 型糖尿病患者を対象に、「A 投与群」、「A 非投与群」の 2 群に無作為に割り付けし、心血管死または心不全による入院を主要評価項目として検討したところ、以下の結果を得た。

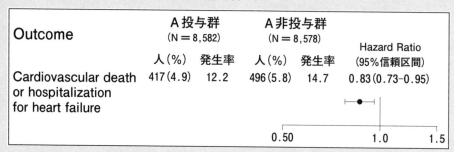

Outcome	A 投与群 (N = 8,582)		A 非投与群 (N = 8,578)		Hazard Ratio (95%信頼区間)
	人（%）	発生率	人（%）	発生率	
Cardiovascular death or hospitalization for heart failure	417（4.9）	12.2	496（5.8）	14.7	0.83（0.73-0.95）

発生率は 1,000 人年(注)当たりの発生数を示す。
（注）1 人を 1 年間観察した場合 1 人年に相当する。

New England Journal of Medicine, 380, 347-357, 2019 より一部抜粋・修正

問 304（病態・薬物治療）
　この解析に用いられた統計手法として、適切なのはどれか。1 つ選べ。
1　t 検定
2　Mann−Whitney の U 検定
3　Kruskal−Wallis 検定
4　Cox 回帰分析
5　重回帰分析

■ Approach ■　統計解析の手法に関する問題
■ Explanation ■
　文献データをみると、A を投与した群と A を投与していない群での比較であり、年間 1,000 人あたりの発生人数あるいは発生率からハザード比が求められ、95%信頼区間がグラフに示されている。ハザード比が 1.0 未満（0.83）、95%信頼区間も 1.0 未満であり、心血管死または心不全による入院を主要評価とした検討から、A 投与群が A 非投与群と比べて有意な心保護作用のあることが統計学的に示された文献であることがわかる。
1　×　パラメトリック検定の 1 つであり、2 つの独立した母集団からそれぞれ抽出した標本における平均値の差の検定。
2　×　ノンパラメトリック検定の 1 つであり、独立な 2 組の標本の有意差検定である。
3　×　ノンパラメトリック検定の 1 つであり、対応のない 3 つ以上のグループ間の差の検定である。
4　○　比例ハザードモデルともいい、ロジスティック回帰の要素を盛り込んだ生存時間解析の 1 つである。患者の「生存 / 死亡」や「心不全発生 / 非発生」などのイベントが発生するま

での期間を、複数の説明変数で評価する手法で、要因の大きさをハザード比とその信頼区間で表すので、問題の結果に一致する。

5　×　2つ以上の説明変数が目的変数に与える影響の度合いをみて、重回帰式を求めるのが重回帰分析である。各要因の影響の大きさは偏回帰係数として求められる。

Ans.　4

問 305（実務）

　薬剤師が勉強会で説明する内容として、正しいのはどれか。2つ選べ。

1　主要評価項目は、代用エンドポイントを用いています。
2　ハザード比の95%信頼区間が1を含んでいないことから、両群間に統計学的に有意差が認められます。
3　相対リスク減少は83%です。
4　Aの投与は、2型糖尿病患者において主要評価項目のリスクを減少させるといえます。
5　Aの投与は、2型糖尿病患者において心血管死、心筋梗塞、虚血性脳卒中の心血管イベントの複合項目のリスクを減少させるといえます。

▌Approach▐　介入研究における効果の指標に関する問題

▌Explanation▐

1　×　本文献の臨床試験では、心血管死または心不全による入院を主要評価項目としている。これらは、治療行為で本来求めたいアウトカム（真のエンドポイント）であり、代用エンドポイントではない。

2　○　ハザード比の95%信頼区間が1未満であることから、Aの投与は主要評価項目のリスクを減少させているといえる。一方、ハザード比が1を超えた場合は、Aの投与は主要評価項目のリスクを増加させたことになる。

3　×　相対リスク減少率は、Aの投与によってどの程度主要評価項目のリスクが減少するかをみたもので、1から相対リスク（A投与群のリスク発生率÷A非投与群のリスク発生率）を引いた値で示される。したがって、本文献の臨床試験の相対リスク減少率は、$\{1 - (12.2 \div 14.7)\} \times 100 = 17$（%）である。

4　○　解説2参照。

5　×　本文献の臨床試験にける主要評価項目は、独立した2項目のエンドポイント（心血管死または心不全による入院）であり、複合エンドポイント（心血管死、心筋梗塞、虚血性脳卒中の心血管イベントの複合項目のリスク）は使用していない。

Ans.　2、4

問 306-307　60歳男性。息切れ、倦怠感が継続するため検査したところ、フィラデルフィア染色体陰性の急性リンパ性白血病と診断され、以下の化学療法を施行した。担当薬剤師が患者から「手や足がピリピリとしびれ、物がつかみづらい」との訴えを受け、副作用が疑われた。

医薬品名・投与量	投与経路・投与時間	投与日
シクロホスファミド水和物注射用 1,200 mg/m² + 生理食塩液 250 mL	点滴静注（3 時間）	1 日目
ダウノルビシン塩酸塩注射用 60 mg/m² + 生理食塩液 100 mL	点滴静注（1 時間）	1 日目
ビンクリスチン硫酸塩注射用 1.3 mg/m² + 生理食塩液 50 mL	点滴静注（10 分）	8、15、22 日目
L-アスパラギナーゼ注射用 3,000 IU/m² + 5％ブドウ糖注射液 500 mL	点滴静注（2 時間）	9、11、13、16、18、20 日目
プレドニゾロン錠 60 mg/m²（1 日量）	1 日 2 回　朝昼食後	1 ～ 21 日目以後漸減

問 306（実務）

　この化学療法で用いられた医薬品のうち、この患者が訴えた症状を引き起こす可能性のあるのはどれか。1 つ選べ。

1　シクロホスファミド
2　ダウノルビシン
3　ビンクリスチン
4　L-アスパラギナーゼ
5　プレドニゾロン

■ Approach ■　代表的な抗悪性腫瘍薬の副作用の初期症状に関する問題

■ Explanation ■

　抗悪性腫瘍薬が引き起こす可能性がある副作用のうち、患者の訴えである「手や足がピリピリとしびれ」があらわれる副作用としては、手足症候群や末梢神経障害が考えられる。手足症候群は、手や足の皮膚細胞にあらわれる副作用であるが、患者は「物がつかみづらい」とも訴えており、脱力症状を伴っていると考えられることから末梢神経障害の可能性が高い。

　今回の化学療法で使用された抗悪性腫瘍薬のうち、末梢神経障害があらわれやすいのは、ビンアルカロイド系微小管阻害薬のビンクリスチンである。神経毒性（末梢神経障害および筋障害）は、ビンクリスチンの用量規制因子であり、しびれ、麻痺、知覚異常等の異常が認められた場合には、減量、休薬等の処置が必要となる。

Ans.　3

問 307（法規・制度・倫理）

　その後、この患者は歩行困難となり、化学療法による副作用と疑われた。この場合の薬剤師の対応として、正しいのはどれか。**2つ選べ。**

1　副作用が疑われる医薬品の製造販売業者に副作用の可能性があることを報告した。
2　副作用が疑われる医薬品の製造販売業者に副作用の治療費を請求した。
3　適正に使用された医薬品は、全て副作用被害救済制度の対象になるので、申請を患者に勧めた。
4　医薬品と副作用の因果関係が明確ではなかったが、独立行政法人医薬品医療機器総合機構（PMDA）へ報告した。
5　副作用が疑われる医薬品について、病院のホームページにて患者情報を公開して、注意喚起を行った。

▌Approach▐　医薬品の副作用に対する薬剤師の対応に関する問題

▌Explanation▐

1　○　医薬関係者、医薬関係業者、関連学術団体等及びそれに帰属する者は、医薬品製造販売業者、卸売業者等が行う医薬品の適正使用に必要な情報収集に協力する努力義務を負う。(医薬品医療機器等法第68条の2の5第2項)

2　×　因果関係が明らかでない段階で治療費の請求を行うことは民事的解決の考え方からも適当ではない。また、この薬剤師には請求の当事者となる権利権限はない。通常は、1のような製造販売業者への報告、同時に院内調査を行う。医薬品そのものではなく、不適切な医療措置による不適切な使用が原因であれば、病院の責任が大きいということにもなる。

3　×　適正に使用されていた場合でも独立行政法人医薬品医療機器総合機構法でいう「許可医薬品」から除外されるもの、すなわち、①重篤な副作用が予測される医薬品のうち厚生労働大臣が指定するもの(抗悪性腫瘍薬など)、②副作用発現の可能性が考えられない医薬品(人体に直接使用しないものなど)、③薬理作用のないもの（精製水、ワセリン等）は対象とならない。よって、このケースでは必ず副作用被害救済制度の救済対象とされるとはいえない。
　〈参考〉独立行政法人医薬品医療機器総合機構法における副作用：適正な使用目的に従い適正に使用された場合においてもその許可医薬品により人に発現する有害な反応

4　○　医薬関係者は、医薬品の副作用その他の事由によるものと疑われる疾病、障害等の発生、又は当該品目の使用によるものと疑われる感染症の発生に関する事項を知った場合で、保健衛生上の危害発生・拡大を防止するため必要があると認めるときは、その旨を厚生労働大臣に報告（報告先はPMDA）する義務がある。(医薬品医療機器等法第68条の10第2項)

5　×　個人情報保護の観点から、患者情報の病院のホームページ公開は許されない。また、「副作用が疑われる医薬品」として公開するためには、十分な信頼のおける情報が必要である。PMDAが「副作用が疑われる症例報告に関する情報」を公開している。

Ans.　1、4

問 308-309　30歳女性。「この季節になると、くしゃみが出て、鼻が詰まってつらい」との訴えがあり、仕事や家事などで忙しいため、市販薬で対処したいと、薬局に相談に来た。そこで、薬剤師は要指導医薬品のフルチカゾンプロピオン酸エステル点鼻薬を勧めた。

問 308（実務）

　当該医薬品を販売する前に、薬剤師が確認する内容として、最も適切なのはどれか。1 つ選べ。

1　光線過敏症と診断されたことがあるか。
2　鼻水の色が黄色く鼻腔に痛みがあるか。
3　狭心症、心筋梗塞と診断されたことがあるか。
4　貧血と診断されたことがあるか。
5　危険を伴う機械操作をしているか。

▮Approach▮　ステロイド点鼻薬の使用上の注意に関する問題
▮Explanation▮

　フルチカゾンプロピオン酸エステル（ステロイド）点鼻薬には、医療用医薬品と要指導医薬品があり、要指導医薬品は季節性アレルギー専用治療薬である。いずれも免疫抑制作用のあるステロイドの点鼻薬であるため、鼻腔や副鼻腔に感染症があると悪化させる可能性がある。購入者が頭や頬などに痛みがあり、黄色や緑色などの鼻汁がある場合、感染性副鼻腔炎の可能性があるので、販売前にこれらの症状の確認が必要である。

　光線過敏症や狭心症、心筋梗塞、貧血とステロイド点鼻薬の間に関連はみられず、これらはフルチカゾンプロピオン酸エステル点鼻薬の使用上の注意にも含まれていない。また、一般にステロイド点鼻薬の使用によって眠気や注意力の低下はみられないため、購入者が危険を伴う機械操作に従事しているかの確認も必要とはいえない。

Ans.　2

問 309（法規・制度・倫理）

　この女性は当該医薬品の購入を希望した。販売時の薬剤師の対応として、正しいのはどれか。2つ選べ。

1　女性に情報提供及び指導を行い、その内容を理解したこと、質問がないことを確認した。

2　母親も同様の症状があるが、仕事で忙しく来局できないとのことだったため、母親の分も販売した。

3　この医薬品は、インターネットでも購入可能であると説明した。

4　仕事が忙しく何回も購入することが面倒とのことだったので、10箱をまとめて販売した。

5　販売した薬剤師の氏名、薬局の名称、連絡先を女性に伝えた。

▌Approach▌　要指導医薬品の販売に関する問題

▌Explanation▌

　要指導医薬品は、薬剤師その他の医療関係者から提供された情報に基づいて需要者が選択して使用するものであり、その適正使用のために薬剤師の対面による情報の提供及び薬学的知見に基づく指導が行われる必要があるものとして、薬事・食品衛生審議会の意見を聴いて厚生労働大臣が指定するものである。（医薬品医療機器等法第4条第5項第3号）

1　○　販売又は授与前に、「厚生労働省令で定める事項」を記載した書面を用いて必要な情報を提供し、及び必要な薬学的知見に基づく指導を行わなくてはならない。また、当該需要者がその内容を理解したこと、質問がないことを確認しなければならない。（同法第36条の6）

　　「厚生労働省令で定める事項」：①当該要指導医薬品の名称、②当該要指導医薬品の有効成分の名称・分量、③当該要指導医薬品の用法・用量、④当該要指導医薬品の効能・効果、⑤当該要指導医薬品の使用上の注意のうち、保健衛生上の危害発生防止のために必要な事項（同法施行規則第158条の12）

2　×　要指導医薬品は一般用医薬品と異なり、一般需要者については使用者本人にのみ販売又は授与できるものであるから、代理購入することはできない。ただし、正当な理由がある場合を除く。（同法第36条の5）

3　×　要指導医薬品については特定販売（いわゆるインターネット販売など）が禁じられており、対面で説明と確認を行ったうえで販売しなければならない。（同法第36条の6）

4　×　要指導医薬品は、適正な使用のために必要数量に限り販売し又は授与できるものであり、10箱は必要数量を超えていると考えられ、販売できない。（同法施行規則第158条の11）

5　○　当該要指導医薬品を販売又は授与した薬剤師の氏名、当該薬局又は店舗の名称及び当該薬局又は店舗の電話番号その他連絡先を、当該要指導医薬品を購入し、又は譲り受けようとする者に伝える必要がある。（同法施行規則同条）

Ans.　1、5

> **問 310-311** 20歳男性。一人暮らし。1ヶ月前に風邪をひいてから、体調が不良となった。現在、治療中の疾患はない。健康サポート薬局の表示を見て来局した。対応した薬剤師は、この男性の自覚症状（口喝、多尿、急激な体重減少、疲労感）などの訴えを聞いて糖尿病の疑いがあると判断して、医療機関への受診勧奨を行った。

問 310（法規・制度・倫理）

「健康サポート薬局」を表示するための基準として、適切なのはどれか。**2つ選べ。**

1　患者の代わりに、医療機関の受診の予約を行う体制を有している。
2　いつでも相談に対応できるように 24 時間開局している。
3　個人情報に配慮した相談窓口を有している。
4　要指導医薬品や介護用品について、助言できる体制を有している。
5　薬局内に無菌調剤室を設置している。

■Approach■　健康サポート薬局の表示基準に関する問題
■Explanation■

　　健康サポート薬局制度：薬局の業務体制や設備について厚生労働大臣の定める基準（厚生労働省告示第 29 号；平成 28 年 2 月 12 日）に適合する薬局が、都道府県知事等に届出を行い、「健康サポート薬局」である旨の表示ができる制度。この表示の有無は、薬局開設許可申請書の記載事項および、薬局機能情報提供制度における報告事項となっている。

1　×　倫理的観点から恒常的に受診手続き等を代行する「体制」は望ましくない。上記基準の「一　かかりつけ薬局の基本機能－リ」によれば、適切に住民の相談に対応し、必要に応じて受診勧奨を行うことが規定されている。

2　×　24 時間開局ではなく、「開局時間外であっても、かかりつけ薬剤師が患者からの相談等に対応する体制の整備」が規定されている。（同基準 1 －ヘ）

3　○　上記基準「四　設備」には、「間仕切り等で区切られた相談窓口の設置」が規定されている。

4　○　上記基準「六　要指導医薬品等の取り扱い－イ」にかかりつけ医等との適切な連携をバックグラウンドとした要指導医薬品などの医薬品、衛生材料や介護用品に関する相談応需、助言の体制整備が規定されている。

5　×　上記基準においては、無菌調剤を行う体制の整備は規定されていない。無菌調剤室の設置又は無菌調剤を行う体制の整備は、健康サポート薬局に遅れて法制化された地域連携薬局に求められる体制である。

Ans.　3、4

■ 問 311　（実務）
　この男性は医療機関で1型糖尿病と診断され、血糖コントロールのため入院し、以下の処方で治療を開始することになった。
（処方）
　　ノボラピッド50 ミックス注フレックスペン^(注)　　　1 本（3mL）
　　　　　　　　　　　　　　　　　　　　　　　　　1 回 4 単位　1 日 2 回　朝夕食直前
（注）成分名：インスリンアスパルト（遺伝子組換え）（300 単位 /mL）
　病棟担当薬剤師がこの男性に指導する内容として、適切なのはどれか。2 つ選べ。
1　本製剤は、開封後に常に冷蔵庫で保存する。
2　使用する前に、本製剤を振らないようにする。
3　腹部の部位を決め、なるべく前回注射した場所に注射する。
4　低血糖症状が起きたら、糖分を摂るようにする。
5　注射後には、必ず食事を摂るようにする。

▌Approach▐　代表的なインスリン製剤の薬学的管理に関する問題
▌Explanation▐
1　×　インスリンアスパルト製剤のうち、処方薬は、使用開始後（使用期間中）はキャップ等により遮光して室温で保管する。インスリン製剤は、室温で保管することにより、患者は冷えたインスリンを注射することによる痛みを避けることができる。また、処方薬のようなインスリンキット製剤は、室温保管により、結露による注入器の不具合を防ぐことができる。ただし、処方薬以外のインスリンアスパルト製剤には、使用開始後も冷蔵庫保管（2 ～ 8℃）が可能なキット製剤がある。
2　×　処方薬は、超速効型インスリンアナログと中間型インスリンアナログを 5：5 の割合で含有する懸濁製剤なので、十分に混和し均一にした後、使用する。
3　×　処方薬は、上腕、大腿、腹部、臀部等に皮下注射するが、投与部位によりインスリンの吸収速度が異なるので注射部位を決め、その中で注射箇所を毎回変える（前回の注射箇所より 2 ～ 3 cm 離して注射する）。同一箇所に繰り返し注射すると、注射箇所に異常があらわれ、異常箇所からのインスリンの吸収が妨げられることがある。
4　○　脱力感、倦怠感、高度の空腹感、冷汗などの低血糖の症状が認められた場合には糖質を含む食品を摂取する等、適切な処置を行う。
5　○　処方薬は作用発現が速いため、食直前に投与し、注射後には必ず食事を摂る。

Ans.　4、5

生物・物理・化学・

衛生

薬理

薬剤

病態・薬物治療

法規・制度・倫理

実務

問 312-313　24歳女性。病院の婦人科を受診後、以下の処方箋を持参し来局した。
（処方）
　　レボノルゲストレル錠 1.5 mg　　　　　1回1錠（1日1錠）
　　　　　　　　　　　　　　　　　　　　　1日1回　1日分

問 312（実務）
　この患者への薬剤師の説明として、適切なのはどれか。1つ選べ。
1　この薬は今すぐ服用してください。
2　この薬を服用しても、月経周期や出血の状況に影響はありません。
3　この薬を服用すると、性感染症の発症を予防できます。
4　この薬を服用すると、完全に妊娠を回避できます。
5　この薬は計画的な避妊にも用いられます。

■ Approach ■　緊急避妊薬の薬学的管理に関する問題
■ Explanation ■
1　○　処方薬（レボノルゲストレル錠 1.5 mg）は、緊急避妊薬である。性交後 72 時間以内に 1 回経口投与する薬剤であるが、できる限り速やかに服用するよう指導する。
2　×　処方薬の主薬は、排卵抑制作用や受精阻害作用などに関与すると考えられ、投与後にあらわれる消退出血は、不正性器出血や妊娠初期の出血、月経と区別できない場合もある。
3　×　処方薬には、性感染症の発症予防の効果はない。解説 1 参照。
4　×　処方薬を服用しても、妊娠を完全に阻止することはできない。添付文書情報における臨床試験成績では、妊娠阻止率は 80％台となっている。
5　×　処方薬は、避妊措置に失敗したまたは避妊措置を講じなかった性交後に緊急的に用いるものであり、通常の経口避妊薬のように計画的に妊娠を回避する薬剤ではない。

Ans.　1

問 313（法規・制度・倫理）

この診療は保険外診療である。この処方箋に記載されていなければならないのはどれか。2つ選べ。

1 患者の年齢
2 保険者番号
3 病院の所在地
4 専門医の資格
5 処方理由

▌Approach▌　一般処方箋の記載事項に関する問題

▌Explanation▌

保険外診療なので、交付される処方箋は保険処方箋ではない。一般的な処方箋の記載事項は医師法第22条（処方箋交付義務）及び医師法施行規則第21条（処方箋の記載事項）に従う。また、保険に関する情報は不要である。

医師は、患者に交付する処方せんに、患者の氏名、年齢、薬名、分量、用法、用量、発行の年月日、使用期間及び病院若しくは診療所の名称及び所在地又は医師の住所を記載し、記名押印又は署名しなければならない。（医師法施行規則第21条）

Ans.　1、3

問 314-315　40歳男性。以下の処方箋を持って来局した。今回、初めての来局で、面談したところ、患者はこれまでも同じ薬を他の薬局で調剤してもらい服用しているとのことであった。この薬局では初回の調剤であったので、薬剤師は調剤した日の 14 日後に、この患者に電話をして服薬状況などについて確認した。

その際、実は、服用回数・服用錠数が多くて面倒だと感じていることが判明した。また、患者から、これまでも同じ薬を飲んでいるので、薬の変更がない場合には薬の説明やその説明書、薬袋は不要であるとの申し出があった。

（処方）

メトホルミン塩酸塩錠 250 mg	1回1錠（1日3錠） 1日3回　朝昼夕食後　30日分
オルメサルタン口腔内崩壊錠 10 mg	1回1錠（1日1錠） 1日1回　朝食後　　　30日分
アトルバスタチン口腔内崩壊錠 10 mg	1回1錠（1日1錠） 1日1回　夕食後　　　30日分

問 314（実務）

この患者の「服用回数・服用錠数が多くて面倒だと感じている」ことに関して、アドヒアランスに懸念があると考えた薬剤師の対応として、適切なのはどれか。2つ選べ。

1　医師に対し、服薬情報提供書を用いて、アドヒアランスに懸念があることを情報提供した。
2　医師に電話で照会を行い、前回の処方について遡って処方内容を変更してもらった。
3　患者に対し、服用を忘れた場合は、次回服用時に2回分まとめて服用するよう指導した。
4　患者に対し、次回受診時に残薬調整をするので、余った薬を持参するように指導した。
5　患者に対し、次回受診時までは、患者の判断で服用量を調整して服用すれば良いと指導した。

■ Approach ■　服薬情報提供書（トレーシングレポート）に関する問題
■ Explanation ■

1　○　服薬情報提供書は、緊急性や即時性が高いとはいえないが、処方医が知らない可能性があり、より適切な薬物療法の実践に資すると考えられる情報を薬剤師が得た場合に、その情報を処方医に報告する手段である。患者のアドヒアランスへの懸念は、服薬情報提供書により処方医に報告すべき情報と考えられる。

2　×　他の薬局で調剤された前回の処方、すなわち、調剤を担当していない処方に関して疑義を照会することはできない。また、患者のアドヒアランスへの懸念は、緊急性や即時性が高いとはいえず、疑義照会が必要な情報ではない。

3　×　処方薬は、いずれも慢性疾患（2 型糖尿病、高血圧症、および高コレステロール血症）の治療薬である。処方薬の服用を忘れた場合、次回の服用時刻まで十分に時間がある場合は、直ちに 1 回分を服薬し、次回以降は用法・用量通りに服薬する。次回の服用時刻まであまり時間がない場合は、服薬を忘れた 1 回分は服薬せずに、次回から用法・用量通りに服薬する。

4　○　薬剤師は、服薬指導における患者の応答から、アドヒアランスに懸念があると考えているの

で、患者に残薬が発生した場合の注意を与えるなど、積極的に残薬管理に関わることは適切な対応と考えられる。

5　×　処方薬は、いずれも慢性疾患治療薬であり、患者の判断で服用量を調整することは困難な薬剤である。処方された薬剤は、指示通りに服用するのが原則であり、患者が自覚症状に基づき服用量を調節する場合は、その旨、処方箋に指示されていなければならない。

Ans.　1、4

問 315（法規・制度・倫理）

　この患者が次回来局した際に、患者の申し出に対する薬剤師の対応として、適切なのはどれか。2 つ選べ。

1　薬剤の安全使用などのために必要であることから、薬袋、服薬指導、薬剤の説明書についてのルールが法令で定められていることを説明した。

2　今回から薬剤は、表示のない無地の袋にまとめて交付することとした。

3　前回と処方内容が変わらない場合には服薬指導を省略することとした。

4　服薬指導と薬剤の説明書の交付の両方を省略するためには医師への疑義照会が必要であると説明した。

5　服薬指導は薬剤の説明書（電磁的な記録も含む）を用いて行う必要があることを説明した。

▌Approach▐　薬剤師の調剤にまつわる情報提供ルールに関する問題

▌Explanation▐

1　○　特に薬袋は、当該交付薬剤の安全な使用に関する最低限の事項が書かれている情報提供媒体である。薬剤師法第 25 条（調剤された薬剤の表示）、同法施行規則第 14 条参照。

2　×　解説 1 参照。薬袋には法令で規定される記載が必要である。

3　×　薬剤師の調剤時の情報提供・指導義務は、処方内容に左右されない絶対的義務である。「薬剤師は、調剤した薬剤の適正な使用のため、販売又は授与の目的で調剤したときは患者又は現にその看護に当たっている者に対し、必要な情報を提供し、及び必要な薬学的知見に基づく指導を行わなければならない。」薬剤師法第 25 条の 2 第 1 項（情報の提供及び指導）

4　×　解説 3 参照。調剤時の情報提供及び服薬指導は、薬剤師の絶対的義務であり、専門性に基づく独立的義務でもある。省略もできなければ、処方医の意見にも左右されない。

5　○　医薬品医療機器等法第 9 条の 4（調剤された薬剤に関する情報提供及び指導等）。同法上、薬局開設者が当該薬局における業務の適正性確保のため薬剤師に行わせるべき事項として規定されている。

Ans.　1、5

問 316-317　85歳男性。肺がんで入院治療を行っていたが、在宅で緩和ケアを受けることになり退院した。痛みに対して、アセトアミノフェン錠が投与されていたが、先日から痛みが増してきたので、オピオイドが処方されることになった。終末期のため患者家族が服薬について管理している。現在の処方を以下に示す。

（処方1）
オキシコドン徐放錠 5 mg　　　　　　　　　　1回1錠（1日2錠）
　　　　　　　　　　　　　　　　　　　　　　1日2回　12時間毎に投与　14日分

（処方2）
オキシコドン塩酸塩水和物散 2.5 mg　　　　　　1回1包
　　　　　　　　　　　　　　　　　　　　　　痛いとき 20 回分（20包）

（処方3）
酸化マグネシウム錠 250 mg　　　　　　　　　　1回1錠（1日3錠）
　　　　　　　　　　　　　　　　　　　　　　1日3回　朝昼夕食後　　　　　14日分

（処方4）
プロクロルペラジンマレイン酸塩錠 5 mg　　　　1回1錠（1日3錠）
　　　　　　　　　　　　　　　　　　　　　　1日3回　朝昼夕食後　　　　　14日分

問 316（実務）

　患者家族への服薬指導として、適切なのはどれか。2つ選べ。
1　痛みが強い時は、効果をあげるために処方1の薬剤をかみ砕いて服用してください。
2　便に錠剤の一部が排泄されていたら、鎮痛効果が弱まるので、処方2の薬剤を1回分服用してください。
3　処方2の薬剤を追加服用する場合は、5時間以上あけてください。
4　便秘になる可能性があるので、処方3が処方されています。
5　吐き気がおきる可能性があるので、処方4が処方されています。

■ Approach ■　がん性疼痛の薬学的管理に関する問題
■ Explanation ■

1　×　オキシコドン塩酸塩水和物徐放錠（処方1）は、徐放性製剤であることから、割って、あるいは砕いて服用した場合、急激な血中濃度の上昇による重篤な副作用が発現する可能性がある。

2　×　処方1は徐放錠であり、一般的に徐放錠を服用するとマトリックス基剤が糞便中に排泄される可能性があるが、主薬はすでに吸収されているため、臨床的に問題はない。したがって、「処方2を1回分服用するように」との指示は適切ではない。

3　×　オキシコドン塩酸塩水和物散は、速効性製剤であり定時投与と臨時追加投与のどちらにも使用できる。処方2は、臨時追加投与を目的としており、処方1を服用していても疼痛が増強したり、突発性の疼痛があらわれた場合は、時間をあけずに直ちに服用する。

4　○　処方1は、消化管運動を抑制するため、副作用として便秘があらわれやすい。便秘に対する対策として、酸化マグネシウムなどの緩下剤の併用を考慮する。

5　○　処方1は、化学受容器引き金帯（CTZ）の μ 受容体を刺激し、ドパミン D_2 受容体を活性化するため、副作用として嘔気・嘔吐があらわれやすい。嘔気・嘔吐に対する対策として、

ドパミン D_2 受容体遮断作用を有するプロクロルペラジン（フェノチアジン誘導体）などの制吐剤の併用を考慮する。

Ans.　4、5

問 317（法規・制度・倫理）

　この患者家族が、在宅で調剤済みのオキシコドンを管理する場合、麻薬及び向精神薬取締法に照らし合わせ、正しい説明はどれか。1 つ選べ。

1　「家庭麻薬」として管理する。
2　かぎのかかる堅固な保管庫での保管が必要である。
3　管理者を決めて病院又は薬局に届け出る必要がある。
4　医師の許可があれば海外旅行に携帯できる。
5　不要となった残薬は調剤した薬局に返却できる。

Approach　在宅における麻薬の取扱い（管理）に関する問題

Explanation

1　×　麻薬及び向精神薬取締法第 2 条に規定する家庭麻薬は、法律上の麻薬ではなく「濃度 1 % 以下のコデイン、ジヒドロコデイン又はこれらの塩類を含有するもので、これら以外の麻薬に該当する物を含有していないもの」に限定される。オキシコドンは含有濃度の如何によらず麻薬であり、家庭麻薬として取り扱うことはできない。

2　×　かぎのかかる堅固な保管庫での麻薬の保管（同法第 34 条）は、麻薬取扱者（麻薬輸入業者、麻薬輸出業者、麻薬製造業者、麻薬製剤業者、家庭麻薬製造業者、麻薬元卸売業者、麻薬卸売業者、麻薬小売業者、麻薬施用者、麻薬管理者及び麻薬研究者）の義務である。

3　×　麻薬及び向精神薬取締法では、調剤された麻薬の一般家庭での管理責任及び管理の方法について特段の規定は設けられていない。

　　同法における麻薬の管理については、麻薬取扱施設ごとに規定があり、麻薬診療施設では麻薬管理者が、麻薬研究施設では麻薬研究者がそれぞれ自施設、自己研究に使用する麻薬の管理責任を負う（同法第 33 条）。薬局では麻薬管理者を特に設置することなく、麻薬の譲受・保管・交付等の管理を薬剤師である麻薬小売業者（薬局開設者）が自ら行うか、若しくは管理薬剤師に行わせる。

4　×　個人が、治療目的の麻薬を海外に持ち出す（携帯輸出）、持ち込む（携帯輸入）場合には、行政的手続きを踏んで許可を受けることが必要である。許可権者は厚生労働大臣であるが実務権限は地方厚生（支）局長に委任されている。（同法第 13 条、第 17 条）

　　なお、許可の申請には、法定事項を記載した申請書に医師の診断書を添付することが求められる。（同法施行規則第 6 条の 2）

5　○　患者（麻薬施用者又は麻薬小売業者から正規に麻薬を譲り受けた者）が、その麻薬の施用が不要となった場合は、麻薬診療施設の開設者又は麻薬小売業者（麻薬に関する免許を持つ薬局）に返却することができる。また、同患者が死亡した場合は、その相続人又は相続財産管理者が、同様に返却することができる。（同法第 24 条及び第 26 条）

Ans.　5

問 318-319 75歳女性。一人暮らし。数年来処方1で治療していた。1ヶ月前に家の廊下で転倒し腰を痛め、痛くて眠れないとの訴えがあったため、処方2が追加となった。本日の服薬指導時に患者は「腰はもう治り、痛みもない。夜もよく眠れるようになってよかった。しかし、腰を打ってからほとんど家で横になっている。食欲がなくて、水もあまり飲んでいないためか、トイレに行く回数が減っている。」と話していた。また、薬剤師は会話中に患者の手が震えており、両下肢にむくみがあることに気づいた。なお、血圧は正常にコントロールできている。

（処方1）

アムロジピン錠5 mg	1回1錠（1日1錠）	
	1日1回　朝食後	30日分
酸化マグネシウム錠250 mg	1回1錠（1日3錠）	
	1日3回　朝昼夕食後	30日分
メトクロプラミド錠5 mg	1回1錠（1日3錠）	
	1日3回　朝昼夕食前	30日分

（処方2）

ロキソプロフェン Na 錠60 mg	1回1錠（1日3錠）	
	1日3回　朝昼夕食後	30日分
ゾルピデム酒石酸塩錠5 mg	1回1錠（1日1錠）	
	1日1回　就寝前	30日分

問 318（実務）

医師への処方見直しや確認の提案に向け、薬剤師がアセスメントする項目として、適切なのはどれか。2つ選べ。

1　アムロジピン錠の長期服用による乏尿
2　酸化マグネシウム錠の長期服用による錐体外路症状
3　メトクロプラミド錠の長期服用による錐体外路症状
4　ロキソプロフェン Na 錠による腎機能低下
5　ゾルピデム酒石酸塩錠による乏尿

■ Approach ■　代表的な治療薬の副作用評価（アセスメント）に関する問題
■ Explanation ■

薬学的管理において、治療薬の効果、副作用の評価（アセスメント）は重要である。

与えられた患者情報から、患者に認められるプロブレムは、＃1食欲の低下、＃2飲水の低下、＃3尿量の低下、＃4手の震え、および＃5両下肢のむくみであり、これらは、治療薬が原因の可能性があるため、処方薬との関連を疑う必要がある。アムロジピンやゾルピデムと＃3尿量の低下、酸化マグネシウムと＃4手の震えの関連性は高いとはいえない。

一方、ロキソプロフェン Na 錠は、腎機能障害を起こしやすい薬剤であり、患者の年齢を考慮すると＃3尿量の低下の原因となっている可能性がある。また、メトクロプラミド錠は、D_2 受容体遮断作用があるため、主な副作用に＃4手の震えなどがあらわれる錐体外路症状があり、ともに重要な副作用アセスメント項目である。

Ans.　3、4

問 319（法規・制度・倫理）
　このように、追加された処方薬が漫然と継続されることで、薬剤の副作用や重複投与の可能性、さらには、服用できない薬剤の増加による残薬の問題など、ポリファーマシーに関連した様々な課題が発生している。これまで、ポリファーマシーの対策として、国が実施した施策はどれか。2つ選べ。
1　「高齢者の医薬品適正使用の指針」の作成を行った。
2　ポリファーマシーによる問題がある患者数を半減するとの数値目標を設定した。
3　医療保険上の処方箋に記載できる薬剤の剤数の上限を設けた。
4　患者の服用する薬剤を減らした場合の取組みについて診療報酬で評価した。
5　同時に使用する薬剤の剤数が 10 を超えた分の薬剤費の自己負担割合を増やした。

▐ Approach ▐　ポリファーマシー対策の意義と国の対策に関する問題
▐ Explanation ▐
1　○　「高齢者医薬品適正使用検討会」を平成 29 年 4 月に設置し、国レベルでの包括的な多剤服用に関する適正使用の指針として、「高齢者の医薬品適正使用の指針（総論編）」および「高齢者の医薬品適正使用の指針（各論編（療養環境別））」を作成した。
2　×　数値目標が掲げられても、方法論が明示されなければ無意味である。
3　×　保険処方箋に記載できる剤数に制限を設けることは保険制度の主旨にそぐわない。また時期をずらして複数の保険処方箋に分けることも可能であり、無意味であるばかりかむしろ保険財源の無駄遣いともなる。
4　○　平成 30 年度保険改定において減薬した医療機関や減薬提案を行った薬局に対する診療報酬上の評価が導入された。また、国の直接の施策ではないが、一部の保険者は、レセプト情報に基づき、多剤併用患者に対して薬剤情報の通知や訪問指導などを行っている。
5　×　患者の自己負担金の割合を変えるのは保険制度の主旨にそぐわない。向精神薬の多剤処方などに対して、保険評価を低くするなどの取組みが行われている。

Ans.　1、4

問 320-321　62歳男性。パーキンソン病にて治療をしていたところ、症状が進行し嚥下が困難になったので、経管投与が開始となった。この患者の妻が薬局に以下の処方箋を持参した。処方箋を受け取った薬剤師は、医師に簡易懸濁法で投与することを提案したところ受け入れられた。薬剤師は、妻に簡易懸濁法による投与方法について指導することにした。なお、今回の処方薬はすべて簡易懸濁法により投与可能である。

（処方1）

ビペリデン塩酸塩錠1mg　　　　　　1回1錠（1日2錠）

　　　　　　　　　　　　　　　　　　1日2回　朝夕食後　　14日分

（処方2）

レボドパ・ベンセラジド塩酸塩錠　　1回1錠（1日3錠）

　　　　　　　　　　　　　　　　　　1日3回　朝昼夕食後　14日分

（処方3）

ランソプラゾールカプセル15mg　　　1回1カプセル（1日1カプセル）

　　　　　　　　　　　　　　　　　　1日1回　朝食後　　　14日分

問 320（実務）

　この患者の妻に対する薬剤師の指導の内容として、最も適切なのはどれか。1つ選べ。

1　朝は処方1〜3までの薬剤を、夕は処方1と2の薬剤を、まとめて懸濁してください。

2　処方3の薬剤はカプセルを外してから、懸濁してください。

3　処方1と2の薬剤は粉砕してから、懸濁してください。

4　懸濁には、90℃以上の熱いお湯を用いてください。

5　薬剤が溶解したのを確認してから、投与してください。

■ Approach ■　簡易懸濁法に関する問題

■ Explanation ■

　　簡易懸濁法は、錠剤やカプセル剤を粉砕や脱カプセルをせずに、各服用時にそのまま温湯（55℃）に崩壊・懸濁させて経鼻胃管、胃瘻、腸瘻より経管投与する方法である。

1　○　昼は処方2のみを懸濁して服用する。

2　×　簡易懸濁法では、脱カプセルは不要である。

3　×　簡易懸濁法では、錠剤の粉砕は不要である。

4　×　簡易懸濁法では、錠剤やカプセル剤を温湯（55℃）により崩壊・懸濁させる。なお、デンプンやマクロゴール6000などを添加剤として含有する薬剤は、簡易懸濁法に温湯を用いると、注射筒や懸濁用ボトル内で懸濁液が凝固する可能性があるため、水（室温）を用いて崩壊・懸濁させる。

5　×　簡易懸濁法は、錠剤やカプセル剤を溶解ではなく、崩壊・懸濁させて経管投与する方法である。

Ans.　1

問 321 （法規・制度・倫理）

　その後、介護が大変になったと妻より相談があり、薬剤師が介護保険について情報提供することとした。薬剤師の説明として、正しいのはどれか。<u>2つ</u>選べ。

1　ご主人の疾患の場合は 65 歳にならなくても介護保険が申請できます。
2　申請書類は薬局に提出してください。
3　要介護の認定は、心身の状態と主治医の意見をもとに判定されます。
4　要介護状態は、要介護 1 と 2 の 2 つに区分されています。
5　要介護認定を受けた場合は、介護保険と医療保険のどちらを適用するかは、薬局と患者の相談で決めます。

▌Approach▌　居宅介護に対する薬局・薬剤師の関わりに関する問題

▌Explanation▌

1　○　65 歳未満の第 2 号被保険者は、その身体または精神上の障害が政令で定める特定疾病による場合は、介護保険法で規定する要介護者、要支援者に該当する。（介護保険法第 7 条第 3 項及び第 4 項）
　　特定疾病：がん末期、関節リウマチ、筋委縮性側索硬化症、初老期における認知症、パーキンソン病関連疾患、骨折を伴う骨粗しょう症、慢性閉塞性肺疾患など 16 疾患

2　×　介護保険給付を受けるためには、まず認定を受ける必要があり、被保険者証を添付して市町村に申請を行うこととされる。（介護保険法第 27 条、第 32 条）

3　○　市区町村の認定調査員による心身の状況調査（認定調査）及び主治医意見書に基づくコンピュータ判定（一次判定）を経て、学識経験者により構成される介護認定審査会による審査判定（二次判定）が行われ、この結果に基づき市区町村が認定を行う。（介護保険法第 27 条各項、第 32 条各項）

4　×　要介護状態については、1 ～ 5 の区分が設けられている。要支援状態については 1、2 の 2 つの区分となっている。これらの区分に基づいて保険給付額が決定される。

5　×　健康保険法の規定により、同一の患者の同一の状態について、医療保険と介護保険のいずれも適用可能な場合は、介護保険の適用が優先される。（健康保険法第 55 条第 3 項）

Ans.　1、3

問 322-323　60 歳代の男性が薬剤師会が主催する健康相談会にやってきた。相談内容は以下のとおりである。

　「昔一緒に働いていた友人が悪性中皮腫っていうがんになった。アスベスト（石綿）が原因だと聞いた。最近、自分も同じような症状がでてきて心配だ。」

問 322（実務）

　アスベスト（石綿）による健康被害を疑った薬剤師の対応として、適切なのはどれか。**2 つ選べ**。
1　潜伏期間が比較的短いため、友人と働いていた時期がいつなのかを確認した。
2　友人と働いていた場所が、工事現場などの曝露のおそれがある場所なのか確認した。
3　呼吸困難、咳、胸痛などの自覚症状があるか確認した。
4　飛沫感染によって他人にうつすおそれがあることを説明した。
5　吸い込んだアスベスト（石綿）による一過性の炎症反応のため、心配いらないと説明した。

■Approach■　化学物質による代表的な健康被害（悪性胸膜中皮腫）に関する問題
■Explanation■
　1　×　悪性胸膜中皮腫は、アスベスト（石綿）繊維の曝露から 20 ～ 50 年（平均 40 年ほど）の潜伏期間を経て発症するとされる。
　2　○　悪性胸膜中皮腫は、化学物質であるアスベスト繊維の吸入（曝露）が発症の原因となるので、原因物質への曝露の可能性を確認することが重要である。
　3　○　悪性胸膜中皮腫の自覚症状には、胸痛や咳、および胸水貯留に基づく呼吸困難などがある。
　4　×　悪性胸膜中皮腫は、悪性腫瘍であり感染症ではない。解説 2 参照。
　5　×　悪性胸膜中皮腫は、アスベスト繊維の吸入を原因とする悪性腫瘍である。病状（病期）に応じて外科療法、放射線療法、化学療法あるいは対症療法を行うが、治療が困難な疾患とされる。

Ans.　2、3

問 323（法規・制度・倫理）

　この男性に医療機関への受診勧奨を行ったところ、「今でも年金でぎりぎりの生活をしているのに治療費まで出せないよ」と言われ、薬剤師は、「アスベストが原因での病気の治療は、公費負担医療制度の対象になる可能性がある」と説明した。公費負担医療制度の内容として、正しいのはどれか。2つ選べ。

1　税金を基礎として医療費給付を行う。
2　高額な医療が必要と判断された場合に利用する。
3　国や地方自治体が運用する。
4　社会保険方式による制度である。
5　保険薬局であれば、どこでも取り扱うことができる。

▌Approach▌　公費負担医療制度に関する問題

▌Explanation▌

1　○　公費とは、国や地方自治体が費用をもつという意味であるから、すなわち税金が財源となる医療制度である。

2　×　公費負担医療制度は、重大な感染症、精神障害、難病の患者や、社会的弱者、公害、戦争被害など社会的責任において医療を扶助することが必要妥当な場合などにおける助成制度であり、高額医療負担を軽減することを直接の目的としない。

3　○　国が運用する制度と地方自治体が運用する制度があり、基礎となる法律によっては両者が関わる制度もある。また、医療保険との乗り合い（医療保険の自己負担分の一部又は全部を公費で負担）による制度もある。

4　×　医療費の助成を行う制度であり、社会保険方式によるものではない。

5　×　保険指定があれば、すべての公費負担医療に無条件に関与できるわけではない。保険指定を受けていることは公費負担医療に関与するための最低条件である。医療保険制度と公費負担医療が併用になる場合が多いことや、公費負担医療に係る医療費の算定方法が保険医療の算定方法に準じることが背景にある。

　　一方で、公費負担医療がすべて一律の法律および基準で運用されているわけではないので、基礎となる法律あるいは実施者によって、保険指定に重ねて、当該公費負担医療に関わるための「指定」（時に委託、薬剤師会一括契約などを含む）を受けなければならない場合が多い。一例として生活保護法第 15 条「医療扶助」では、別途生活保護法に基づく指定を受けなければならない。

Ans.　1、3

問324-325　63歳女性。10年ほど前から股関節の痛みを感じ、整形外科を受診し変形性股関節症と診断された。処方1の薬剤の服用で様子を見ていたが、症状が悪化し、杖なしでは歩けなくなったため、医師から人工股関節置換術を勧められ入院して手術を受けることになった。患者が入院する病院は Diagnosis Procedure Combination（DPC）制度対象病院で、手術後から処方2の薬剤を服用予定である。

（処方1）

ロキソプロフェン Na 錠 60 mg　　　　　1回1錠（1日2錠）

　　　　　　　　　　　　　　　　　　　1日2回　朝夕食後　14日分

（処方2）

エドキサバントシル酸塩水和物錠 30 mg　1回1錠（1日1錠）

　　　　　　　　　　　　　　　　　　　1日1回　朝食後　　14日分

問324（実務）

　この患者への処方2に関する服薬指導として、適切なのはどれか。2つ選べ。

1　手術後に傷口の血の流れをよくして治りを早くする薬です。

2　この薬は人工股関節置換術後に起こる合併症の予防のために使用します。

3　手術後病室に戻ったらすぐに服用を始めてもらいます。

4　この薬の服用中はグレープフルーツジュースを服用しないでください。

5　あざができたり、歯ぐきから出血したら、すぐに教えてください。

■Approach■　代表的な抗凝固薬の薬学的管理に関する問題

■Explanation■

1　×　エドキサバントシル酸塩水和物錠（処方2）は、血液凝固阻止剤であり、血管内で血液が固まって生じる血栓塞栓症を予防する薬剤である。創傷出血があらわれやすいので、投与の際は注意が必要である。

2　○　整形外科における人工股関節全置換術や人工膝関節全置換術などの手術では、下肢に血流障害が起こり、静脈血栓塞栓症（VTE）が高率に発生するため、その予防を目的としてエドキサバンを投与する。解説1参照。

3　×　処方2は、脊椎・硬膜外麻酔あるいは腰椎穿刺等との併用により、穿刺部位に血腫が生じ、神経の圧迫による麻痺があらわれるおそれがあるので、初回投与は、硬膜外カテーテル抜去あるいは腰椎穿刺から少なくとも2時間を経過してから行う。

4　×　グレープフルーツジュースは、薬物代謝酵素 CYP3A4 を阻害する成分を含むので、主にCYP3A4 により代謝される薬物のバイオアベイラビリティを上昇させる可能性がある。処方2は、カルボキシエステラーゼ1による加水分解、抱合を受ける他、CYP3A4 による代謝も受けるが、CYP3A4 による代謝の割合は低いとされる。

5　○　処方2は、血液凝固阻止剤であり、重大な副作用には消化管出血、頭蓋内出血などがある。また、鼻出血、血尿、皮下出血などの出血傾向も、出現しやすい副作用である。

Ans.　2、5

問 325（法規・制度・倫理）

　服薬指導の際に、患者から入院費用について質問を受けた。手術を受ける病院での公的医療保険制度での医療費の支払いに関する説明として、正しいのはどれか。**2 つ選べ。**

1　手術前に患者が希望すれば、医療費の支払いを全額出来高払いに変更できる。
2　人工股関節置換術の入院基本料は医療費の包括払いのため入院日数の上限が決まっている。
3　入院中に服用する処方 1 と処方 2 の薬剤費は医療費の包括払いに含まれている。
4　退院後のリハビリテーション料は医療費の包括払いに含まれている。
5　個室への入院を希望する場合は差額ベッド代が必要になる。

▌Approach▌　医療保険における DPC 制度に関する問題

▌Explanation▌

　DPC 制度（DPC/PDPS）は、平成 15 年に導入された急性期入院医療を対象とした診療報酬の包括評価制度である。

1　×　DPC 制度対象病院は厚生労働省の認定を受けて、DPC 制度に基づく医療提供を行うので、診断群に該当しない場合を除き、入院患者の恣意で費用の出来高払いに切り替えることはできない。

2　×　DPC 制度では診断群ごとに包括評価を行う入院期間が定められているが、入院日数の制限があるわけではなく、包括評価を行う入院期間が経過した後は、出来高払い方式によって入院費用が計算される。

3　○　包括評価部分に含まれるのは、入院基本料、検査、投薬、注射、画像診断などである。

4　×　DPC 制度は入院医療を対象とするものであり、退院後リハビリなどを対象としない。

5　○　DPC 制度適用とは関わりなく、健康保険法の規定による保険外併用療養費の選定療養の適用となる。

　　選定療養：厚生労働大臣が指定する範囲で患者が特別の療養を受けるもので、特別の療養に係る部分は自費負担とする。（健康保険法第 86 条）

Ans.　3、5

物理・化学・生物

衛生

薬理

薬剤

病態・薬物治療

法規・制度・倫理

実務

■ 一般問題（薬学実践問題）【実務】 ■

問 326 67 歳女性。身長 156 cm、体重 52 kg。2 型糖尿病、持続性心房細動及び高血圧症で自宅近くの病院に通院し、以下の薬剤を服用している。15 日前の定期受診時の血清クレアチニン値は 0.92 mg/dL、eGFR 47.0 mL/min/1.73 m^2 であった。気温 30℃以上の中、庭の草刈りを行っていたところ、頭痛とめまいの症状が出てきたため、今回来院した。そこで、脱水症と診断され、入院して酢酸リンゲル液を投与することとなった。

（処方）

メトホルミン塩酸塩錠 250 mg	1 回 1 錠（1 日 2 錠）	
	1 日 2 回　朝夕食後　30 日分	
オルメサルタン口腔内崩壊錠 20 mg	1 回 1 錠（1 日 1 錠）	
ビソプロロールフマル酸塩錠 2.5 mg	1 回 1 錠（1 日 1 錠）	
リバーロキサバン錠 10 mg	1 回 1 錠（1 日 1 錠）	
ランソプラゾール口腔内崩壊錠 15 mg	1 回 1 錠（1 日 1 錠）	
	1 日 1 回　朝食後　　30 日分	

（来院時所見）

意識は清明。体温 36.8℃、血圧 128/80 mmHg、脈拍数 108 拍 / 分、尿量 20 mL/h

（検査値）

赤血球数 359 × 10^4/μL、Hb 13.4 g/dL、Ht 40%、白血球数 3,700/μL

血小板数 17 × 10^4/μL、BUN 53 mg/dL、血清クレアチニン値 1.2 mg/dL

eGFR 35.1 mL/min/1.73 m^2、Na 145 mEq/L、K 5.6 mEq/L、Cl 105 mEq/L

この患者の持参薬のうち、薬剤師が入院時に服用中止を提案する薬剤として、適切なのはどれか。2 つ選べ。

1　メトホルミン塩酸塩錠

2　オルメサルタン口腔内崩壊錠

3　ビソプロロールフマル酸塩錠

4　リバーロキサバン錠

5　ランソプラゾール口腔内崩壊錠

■ Approach ■　腎機能障害時の薬学的管理に関する問題

■ Explanation ■

患者は脱水症と診断され、検査において血清クレアチニン値や eGFR 値の上昇といった腎機能低下の所見も認められる。乳酸アシドーシスを起こしやすい状態なので、脱水および腎機能障害が改善するまでメトホルミン塩酸塩錠の服用を中止すべきである。メトホルミン塩酸塩錠の休薬期間中に薬物による血糖コントロールが必要になった場合は、インスリン注射の使用を考慮する。

また、高カリウム血症（K 5.6 mEq/L：基準値 3.5 ～ 5.0 mEq/L）を認めることから、高カリウム血症を増悪させるおそれがあるオルメサルタン メドキソミル口腔内崩壊錠の使用は避ける必要がある。

ビソプロロールフマル酸塩錠とランソプラゾール口腔内崩壊錠には、現状において服薬を中止しなければならない所見は認められない。

一方、リバーロキサバン錠は、腎機能による用量調整が必要な薬剤であり、腎機能がさらに低下してクレアチニンクリアランスが 15 mL/min 未満となった場合には中止する。

Ans.　1、2

生物・化学・物理

衛生

薬理

薬剤

治療・病態・薬物

倫理・法規・制度・

実務

問 327　67 歳男性。身長 160 cm、体重 50 kg。パフォーマンスステータス（PS）0、非ホジキンリンパ腫に対する全身化学療法として、リツキシマブとベンダムスチンの併用療法を検討している。本治療開始前に、薬剤師が確認又は提案する事項として、適切なのはどれか。2 つ選べ。
（投与量）
　　リツキシマブ（遺伝子組換え）：（375 mg/m^2）Day 1
　　ベンダムスチン塩酸塩：（90 mg/m^2）Day 2、3
　　　　　　　　　　　　　　1 サイクル 28 日
（検査値）
　　総ビリルビン 1.0 mg/dL、AST 21 IU/L、ALT 17 IU/L、BUN 22.9 mg/dL、
　　血清クレアチニン値 1.2 mg/dL、赤血球数 216 × 10^4/μL、
　　白血球数 3,750/μL、好中球数 1,880/μL、Hb 11.3 g/dL、
　　血小板数 21.4 × 10^4/μL
1　前投与薬として抗ヒスタミン剤、解熱鎮痛剤が処方されていることを確認する。
2　リツキシマブの減量を提案する。
3　ベンダムスチン塩酸塩の減量を提案する。
4　*EGFR* 遺伝子変異が陽性であることを確認する。
5　腫瘍崩壊症候群のリスク評価の実施を提案する。

■Approach■　代表的ながん化学療法の薬学的管理に関する問題

■Explanation■

1　○　化学療法剤のうち、リツキシマブ（遺伝子組換え）は、チャイニーズハムスター卵巣細胞を用いて製造される抗 CD20 モノクローナル抗体である。本剤投与時には、infusion reaction が頻発するため、投与 30 分前に抗ヒスタミン剤、解熱鎮痛剤の前投与を行う必要がある。

2　×　リツキシマブ（遺伝子組換え）の併用療法における B 細胞性非ホジキンリンパ腫に対する用法および用量は、1 回量 375 mg/m^2 を 1 サイクル当たり 1 回投与である。リツキシマブ（遺伝子組換え）は心機能、肺機能障害がある場合には、投与に注意が必要であるがこれらに関する情報はなく、減量を要する所見は認められない。

3　×　ベンダムスチン塩酸塩は、アルキル化剤と代謝拮抗剤の化学構造を併せ持つ抗悪性腫瘍薬である。骨髄抑制（好中球減少、血小板減少）、Grade2 以上の総ビリルビン値（≧ 2.0 mg/dL）や血清クレアチニン値（≧ 2.0 mg/dL）、あるいは Grade3 以上の非血液毒性を認める場合に、減量または休薬が必要となるが、いずれの所見も認められない。

4　×　リツキシマブ（遺伝子組換え）とベンダムスチン塩酸塩は、ともに上皮成長因子受容体（EGFR）を標的とする抗悪性腫瘍薬ではない。解説 1、3 参照。

5　○　リツキシマブ（遺伝子組換え）とベンダムスチン塩酸塩は、ともに重大な副作用に腫瘍崩壊症候群がある薬剤である。特に、リツキシマブ（遺伝子組換え）の「警告」の欄には、腫瘍崩壊症候群に起因した急性腎不全による死亡例の情報があり、リツキシマブ（遺伝子組換え）の投与後は、腫瘍量、血清電解質・尿素、腎機能などの評価が必要である。

Ans.　1、5

問 328　45歳女性。身長 152 cm、体重 40 kg。アルコールの慢性的な大量摂取に伴う慢性肝炎治療のため、これまで入退院を繰り返してきた。今回、Child-Pugh 分類で B（8 点）の肝硬変と診断され、治療目的のため入院となった。

（入院時の検査値等）

脳症 II 度、腹水 2 L、総ビリルビン 2.5 mg/dL、血清アルブミン 3.0 g/dL、

PT-INR 2.0、AST 85 IU/L、ALT 80 IU/L、γ-GTP 21 IU/L、

アンモニア 420 μg/dL、血清クレアチニン値 0.7 mg/dL、

eGFR 71.0 mL/min/1.73 m^2、Na 142 mEq/L、K 4.8 mEq/L

（入院時の持参薬）

レボカルニチン内用液

プレドニゾロン錠

ウルソデオキシコール酸錠

ラクツロースシロップ

レバミピド錠

脳症及び腹水貯留の改善が思わしくないことから、追加を提案する薬剤として、適切なのはどれか。2 つ選べ。

1　ラクチトール水和物散

2　バンコマイシン散

3　リファキシミン錠

4　トルバプタン錠

5　アセタゾラミド錠

■Approach■　肝硬変の薬学的管理に関する問題

■Explanation■

　　肝硬変による腹水の治療薬のうち、利尿剤としては抗アルドステロン薬が第一選択薬であるが、本症例は高カリウム血症を認めるため投与できない。

　　選択肢の薬剤では、V$_2$-受容体拮抗剤のトルバプタン錠が、肝硬変における体液貯留に適応を有する。ただし、トルバプタンの適応には、「ループ利尿薬等の他の利尿薬で効果不十分な肝硬変における体液貯留」とある。本問には、これまでの薬歴情報が与えられていないため、トルバプタン錠が正答とは断言できない。

　　また、炭酸脱水酵素抑制剤のアセタゾラミド錠は、肝性浮腫に適応を有するが、本患者は高アンモニア血症（420 μg/dL：基準値 30 〜 80 μg/dL）を有するため、投与できない。アセタゾラミドは、肝硬変等の進行した肝疾患または高度の肝機能障害のある患者に投与すると血中アンモニア濃度を上昇させ、肝性昏睡を誘発するおそれがある。

　　また、肝硬変による高アンモニア血症の治療には、従来から合成二糖類（ラクツロースやラクチトール）および経口抗菌薬（カナマイシン）が使用されている。ラクツロースはすでに処方されているので、ラクチトールの追加は不要である。

　　経口抗菌薬のうち、バンコマイシン散は、感染性腸炎のみを適応とする。

　　リファキシミンは、肝性脳症における高アンモニア血症の改善を適応とする難吸収性リファマイシン系抗菌薬であり、本患者への追加に適している。

Ans.　3※

※　正答が 1 つとなるため、廃問である。なお、厚生労働省は、「選択肢が不適切で正解が得られないため」という理由で、解なしとした。

問 329　45歳女性。人間ドックで膵がんの疑いを指摘され、大学病院を受診し、検査の結果、膵がん（遠隔転移あり）と診断された。1次化学療法として FOLFIRINOX 療法による治療を開始するにあたり、遺伝子多型を検査したところ、*UGT1A1*6* ヘテロ接合体であった。初回投与（1コース目）は以下の投与量で実施した。その後、下痢（1日2回程度）が見られたが、止瀉薬を内服することで対応可能であった。しかし、血液検査の結果、2コース目の化学療法は1週間延期された。

（1コース目投与量）

FOLFIRINOX：オキサリプラチン点滴静注（85 mg/m²）

イリノテカン塩酸塩水和物点滴静注（180 mg/m²）

フルオロウラシル急速静注（400 mg/m²）

フルオロウラシル持続静注（2,400 mg/m²）

レボホリナートカルシウム水和物点滴静注（200 mg/m²）

（2コース目投与予定日の血液検査値）

総ビリルビン 1.1 mg/dL、AST 24 IU/L、ALT 22 IU/L、BUN 22.9 mg/dL、

血清クレアチニン値 0.9 mg/dL、赤血球数 270 × 10⁴/μL、

白血球数 1,690/μL、好中球数 820/μL、Hb 12.2 g/dL、血小板数 21.4 × 10⁴/μL

（2コース目投与予定日から1週間延期した日の血液検査値）

総ビリルビン 0.8 mg/dL、AST 27 IU/L、ALT 23 IU/L、BUN 18.5 mg/dL、

血清クレアチニン値 0.5 mg/dL、赤血球数 355 × 10⁴/μL、

白血球数 4,230/μL、好中球数 1,910/μL、Hb 13.6 g/dL、血小板数 28.6 × 10⁴/μL

　2コース目投与予定日から1週間延期した日の血液検査結果をもとに、カンファレンスを実施した。薬剤師が医師に提案する内容として、最も適切なのはどれか。1つ選べ。

1　イリノテカン塩酸塩水和物を減量して投与する。

2　レボホリナートカルシウム水和物を減量して投与する。

3　化学療法当日に人血小板濃厚液を投与し、イリノテカン塩酸塩水和物は初回と同量で投与する。

4　化学療法当日に G-CSF 製剤を投与し、イリノテカン塩酸塩水和物は初回と同量で投与する。

5　今回も化学療法は延期する。

▋Approach▋　代表的ながん化学療法に対する薬学的管理に関する問題

▋Explanation▋

1　○　患者は、FOLFIRINOX 療法1コース目で下痢を発現し、かつ2コース目投与予定日の好中球数が 1,000/μL 未満であったことから、併用薬のうち、イリノテカンを優先的に減量すべきである。イリノテカンは、活性代謝物（SN-38）の主な代謝酵素である UDP-グルクロン酸転移酵素（UGT）に遺伝子多型をもつ患者の場合、UGT1A1 のグルクロン酸抱合能が低下し、SN-38 の代謝が遅延して、重篤な副作用（特に好中球減少）発現の可能性が高くなる。

2　×　レボホリナート（活性型葉酸）は、biochemical modulation により、フルオロウラシルの抗腫瘍効果を増強するが、単独では抗がん作用を有しないので減量する必要はない。

3　×　FOLFIRINOX 療法2コース目投与予定日の血小板数（21.4 × 10⁴/μL）、およびさらにその1週間後の血小板数（28.6 × 10⁴/μL）には、異常を認めないため（基準値：13.7 ～ 37.8 × 10⁴/μL）、人血小板濃厚液を投与する必要はない。一方、好中球数には減少を認めるため、イリノテカンは減量が必要である。解説1参照。

4　×　患者の好中球数は、FOLFIRINOX 療法1コースの実施後に低下を認めるが、G-CSF 製剤

の投与基準を下回る低下ではない。G–CSF 製剤は、がん化学療法により好中球数 1,000/μL 未満で発熱がある、あるいは好中球数 500/μL 未満が観察された時点から投与する。また、がん化学療法により前記の好中球数減少が観察され、引き続き同一のがん化学療法を施行する症例に対しては、次回以降のがん化学療法施行時には好中球数 1,000/μL 未満が観察された時点から投与する。

5　×　FOLFIRINOX 療法 1 コースの実施後に好中球数の減少を認めるが、G–CSF 製剤を投与することなく、回復傾向を示している。その他の重篤な副作用もあらわれていないことから、化学療法を延期する必要は認められない。

Ans.　1

問 330　48 歳女性。体重 60 kg。原因不明の急性腎不全で入院し、腹膜透析導入となった。腹膜透析カテーテル挿入術を終え、入院 3 日目より透析液 A で腹膜透析を開始した。入院 10 日目に除水効果のより高い透析液 B に変更して 30 分ほど経過した時点で、両下肢に広範囲にわたる皮疹と呼吸困難をともなう急激な血圧低下を認めた。なお、入院の 10 日前より開始したスクロオキシ水酸化鉄チュアブル錠の服用を継続している。

透析液の組成

成分	透析液 A	透析液 B
イコデキストリン（g/L）	—	75
ブドウ糖（g/L）	38.6	—
塩化ナトリウム（g/L）	5.38	5.35
乳酸ナトリウム（g/L）	4.48	4.48
塩化カルシウム（g/L）	0.183	0.257
塩化マグネシウム（g/L）	0.051	0.051
浸透圧（理論値）（mOsm/L）	483	282

両下肢の皮疹を認めた直後に調べた血液検査で好酸球数が増加していた。主治医から薬剤師への相談に対し、今回の有害事象に関連する提案として、正しいのはどれか。2 つ選べ。

1　スクロオキシ水酸化鉄に対するアレルギー反応が疑われるため、一時的に同薬剤の使用を中止する。

2　透析液変更による反応と考えられることから、透析液 B にブドウ糖を追加して浸透圧を透析液 A と合わせる。

3　透析液 B のイコデキストリンに対するアレルギー反応が疑われるため、透析液 B から A に再度変更する。

4　アドレナリンを静注する。

5　トシリズマブを静注する。

■Approach■　薬剤アレルギーの薬学的管理に関する問題

■Explanation■

1　×　有害事象は、皮疹、呼吸困難および血圧低下などの患者の症状と好酸球数の所見（増加）から、薬剤アレルギーであると考えられる。スクロオキシ水酸化鉄は、入院 10 日前から、すでに服用を継続しており、今回の有害事象の原因物質である可能性は低い。

2 × 　有害事象は、入院10日目に腹膜透析液をAからBに変更後あらわれていることから、透析液Bが薬剤アレルギーの原因である可能性があるので、透析液Bは継続すべきではない。

3 ○ 　透析液Aに再度変更の上、除水の対応については改めて検討する。解説2参照。

4 ○ 　有害事象として、呼吸困難および急激な血圧低下があらわれているため、薬剤に起因するアナフィラキシーを疑って、補助治療薬のアドレナリンを投与すべきである。アドレナリンは、筋肉内注射や皮下注射も可能であるが、入院中で緊急時には静注を行う。

5 × 　トシリズマブは、ヒト化抗ヒトインターロイキン6受容体モノクローナル抗体であり、関節リウマチなどの治療を適応とする。サイトカイン放出症候群にも使用されるが、アナフィラキシーは適応外であり、治療効果も期待できない。

Ans. 　3、4

問331 　63歳男性。体重58 kg。頻脈性不整脈を契機に発症したうっ血性心不全に対し、先月より開始した処方1に処方2が今回追加されることとなり、3日後と8日後の診察が予約された。処方2開始当日朝の検査値等は以下のとおりであった。

（処方1）

ピルシカイニド塩酸塩カプセル 50 mg	1回1錠（1日3錠）
	1日3回　朝昼夕食後　30日分

（処方2）

ジゴキシン錠 0.25 mg	1回1錠（1日1錠）
スピロノラクトン錠 25 mg	1回1錠（1日1錠）
	1日1回　朝食後　30日分

（検査値及び所見）

血清中ピルシカイニド濃度 0.5 μg/mL、クレアチニンクリアランス 90 mL/min、
K 4.0 mEq/L、血圧 140/92 mmHg、心電図 異常なし

ピルシカイニド、ジゴキシンの有効血中濃度域は、それぞれ 0.2～0.9 μg/mL、0.5～1.5 ng/mL、本患者における消失半減期はそれぞれ5時間、36時間とする。

以下の記述のうち、適切でないのはどれか。1つ選べ。

1 　ジゴキシン追加にあたり、患者の消化器症状に注意する。

2 　3日後の診察時にジゴキシンの治療薬物モニタリング（TDM）を実施する。

3 　スピロノラクトンが併用されているためジゴキシンの血中濃度上昇に注意を払う。

4 　ピルシカイニドのTDMは月に1回程度とする。

5 　血清カリウム濃度の上昇に注意する。

▌Approach▌　代表的な循環器疾患治療薬の相互作用に関する問題

▌Explanation▌

1 ○ 　ピルシカイニドとジゴキシンを併用すると、ジゴキシンの腎排泄が抑制されて血中濃度が上昇することがある。ジゴキシンの血中濃度が上昇した場合、ジギタリス中毒の初期症状として、悪心・嘔吐などの消化器系自覚症状があらわれやすいので、注意深く観察する。

2 × 　本患者のジゴキシンの半減期は1.5日（36時間）である。したがって、ジゴキシンの血中濃度が定常状態に到達するのは、投与開始から6～7.5日後となる。また、ジゴキシンの血中濃度は、2-コンパートメントモデルで近似されるので、採血する場合はα相（分布相）

を避けて、次回の投与直前に行う。

3　○　スピロノラクトンは、ジゴキシンの腎からの排泄を低下させるため、血中ジゴキシン濃度を上昇させることがある。

4　○　ピルシカイニドは、血中濃度の変動に伴い心電図異常があらわれやすいため、治療薬物モニタリング（TDM）が有効な薬剤とされている。ピルシカイニドの TDM を行った場合、月1回に限り特定薬剤治療管理料が算定できる。

5　○　スピロノラクトンは、抗アルドステロン性利尿・降圧薬である。スピロノラクトンは、遠位尿細管においてカリウムの排泄を抑制するので、投与により高カリウム血症があらわれることがある。ジゴキシンは $Na^+, K^+-ATPase$ を阻害するので、偽高カリウム血症を起こすおそれがあり、これも助長することになるので、血清カリウム濃度には注意する必要がある。

Ans.　2

問 332　43歳女性。入院精査の結果、右乳がんのため、術前化学療法として AC 療法が開始となった。
（AC 療法）
　　ドキソルビシン塩酸塩
　　シクロホスファミド注射液
　　3週間に1回点滴投与
（支持療法）
　　以下の3剤を抗がん薬投与前に点滴静注
　　ホスアプレピタント注射液
　　デキサメタゾンリン酸エステルナトリウム注射液
　　グラニセトロン塩酸塩注射液
　　外来化学療法室の担当薬剤師が2コース目の治療開始前に患者と面談し、1コース目終了後の有害反応として、確認すべき症状はどれか。2つ選べ。
1　口内炎
2　霧視
3　爪囲炎
4　嘔気
5　皮膚の乾燥

■ Approach ■　代表的な抗悪性腫瘍薬の副作用に関する問題
■ Explanation ■

　　AC 療法で使用されるドキソルビシンは、アントラサイクリン系の抗腫瘍抗生物質であり、特に骨髄抑制と心障害の発現に注意が必要である。ドキソルビシンの副作用のうち、発現率が高いのは、脱毛、悪心・嘔吐、食欲不振、口内炎などである。

　　シクロホスファミドは、マスタード系のアルキル化薬であり、特に骨髄抑制と出血性膀胱炎の発現に注意が必要である。シクロホスファミドの副作用のうち、発現率が高いのは、悪心・嘔吐と脱毛である。

　　一方、抗悪性腫瘍薬のうち、パクリタキセル（微小管阻害薬）、テモゾロミド（アルキル化薬）などの副作用には霧視、ゲフィチニブ、エルロチニブなどの上皮成長因子受容体（EGFR）チロシンキナーゼ阻害剤の副作用には爪囲炎や皮膚の乾燥がみられる。

Ans.　1、4

生物・化学・物理
衛生
薬理
薬剤
病態・薬物・治療
法規・制度・倫理
実務

問 333　33 歳男性。B 型慢性肝炎治療中。交通事故で病院に搬送された。この患者の血液で汚染された物品等と、消毒に適用されるものの組合せとして、正しいのはどれか。2 つ選べ。

	物品等	消毒液
1	医療用拡大鏡レンズ	クロルヘキシジングルコン酸塩
2	手術用器具	グルタラール
3	病室の床	次亜塩素酸ナトリウム
4	処置室の流し台	ポビドンヨード
5	搬送用ストレッチャー	ベンザルコニウム塩化物

▐ Approach ▐　B 型肝炎ウイルスの消毒に関する問題

▐ Explanation ▐

　　B 型慢性肝炎患者の血液は、B 型肝炎ウイルス（HBV）を含み感染の原因となる。HBV 陽性の血液により汚染された物品は、HBV に有効な消毒薬で不活化する必要がある。

　　WHO は、HBV に対する消毒にグルタラールと次亜塩素酸ナトリウムの使用を推奨しており、他にフタラールと過酢酸も有効とされる。次亜塩素酸ナトリウムと比べ消毒効果は劣るが、ポビドンヨードと消毒用エタノールにも HBV の不活性化作用がある。ただし、ポビドンヨードは金属腐食作用があるので、器具や流し台の消毒には使えない。一方、ベンザルコニウム塩化物などの界面活性剤やクロルヘキシジンには、HBV の不活性化作用はない。

　　HBV に有効な消毒薬のうち、グルタラールは器具類の消毒、次亜塩素酸ナトリウムは床などの環境消毒に使用する。

Ans.　2、3

問 334　精神神経科医師より統合失調症治療薬パリペリドンパルミチン酸エステルを処方したいので採用してほしいとの申請が医薬品情報室に提出された。本剤については、過去に安全性速報が発出されている。そこで、本剤の採用にあたり、医薬品情報担当薬剤師による対応として適切でないのはどれか。1 つ選べ。

1　直ちに精神神経科に安全性速報の内容を情報提供し、追って院内にも周知するよう努める。
2　パリペリドンパルミチン酸エステル水懸筋注が処方される患者・家族に安全性速報の内容を含めて説明する。
3　調剤室の掲示板に目立つように安全性速報を掲示し、調剤業務に役立てる。
4　急激な精神興奮などの治療を要する患者への使用に限るよう院内に周知する。
5　リスペリドン持効性懸濁注射液を使用中の患者リストを作成の上、医師と共有し、パリペリドンパルミチン酸エステル水懸筋注への今後の変更について検討する。

▐ Approach ▐　パリペリドンパルミチン酸エステル水懸筋注の安全性速報に関する問題

▐ Explanation ▐

1　○　安全性速報は、厚生労働省の判断によって出される「使用の際に注意喚起をすべき情報」であり、パリペリドンパルミチン酸エステルを主薬とする持効性注射剤に対して発出されている。パリペリドンパルミチン酸エステル水懸筋注を医療機関で採用する場合には、医薬品情報担当薬剤師は、この安全性速報の内容を施設内に情報共有すべきである。

2 ○ 安全性速報には、医療従事者向けと国民向けの2種類がある。パリペリドンパルミチン酸エステル水懸筋注が処方された患者・家族に薬剤情報を提供する場合は、国民向け安全性速報の内容を加えて説明する。

3 ○ 解説1参照。

4 × パリペリドンパルミチン酸エステル水懸筋注は、精神症状の再発および再燃の予防を目的とする持効性製剤である。安全性速報では、急激な精神興奮等の治療や複数の抗精神病薬の併用を必要とするような不安定な患者には使用しないよう情報提供されている。

5 ○ リスペリドンの主活性代謝物は、パリペリドンである。安全性速報では、リスペリドン持効性懸濁注射液からパリペリドンパルミチン酸エステル水懸筋注への切替えにあたっては、過量投与にならないよう、用法・用量に注意するよう情報提供されている。

Ans. 4

問335 原疾患に対して用いられる薬物が、併発症の欄に記載されている疾患を有する場合であっても使用可能なのはどれか。1つ選べ。

	原疾患	薬物	併発症
1	高血圧症	カルベジロール	気管支ぜん息
2	胃痙れん	チキジウム臭化物	閉塞隅角緑内障
3	統合失調症	クエチアピンフマル酸塩	糖尿病
4	下痢症	ベルベリン塩化物	低カリウム血症
5	過活動膀胱	ミラベグロン	重篤な心疾患

▌Approach▐ 代表的な医薬品の禁忌に関する問題

▌Explanation▐

1 × カルベジロールは、高血圧症治療薬である。$\alpha_1\beta$受容体遮断薬であり、気管支筋を収縮させることがあるので、気管支ぜん息患者には禁忌となっている。

2 × チキジウム臭化物は、胃痙れん治療薬である。副交感神経末端のムスカリン受容体に選択的に作用する抗コリン薬であり、閉塞隅角緑内障の患者には禁忌となっている。

3 × クエチアピンフマル酸塩は、統合失調症治療薬である。機序は明らかではないがクエチアピンの投与により、著しい血糖値の上昇があらわれることがあるため、糖尿病患者には禁忌となっている。

4 ○ ベルベリン塩化物は、下痢症治療薬である。低カリウム血症は、下痢が原因であらわれる場合がある。ベルベリン塩化物は、低カリウム血症の患者にも投与が可能である。

5 × ミラベグロンは、過活動膀胱における尿意切迫感治療薬である。β_3アドレナリン受容体刺激薬であり、投与により心拍数が増加することがあるため、重篤な心疾患を有する患者には禁忌となっている。

Ans. 4

問336 3歳男児。家族で登山に行き、大量の汗をかいた。当日の夕方に帰宅後、首の周りや額に赤みを伴った小さな丘疹が現れた。以前も汗を大量にかいた後には首の周りに同様の症状が現れたことがあり、今回も赤くなった部位に同時に強いかゆみも出現したため父親が近隣の薬局を訪れて相談した。

相談された薬剤師は、男児にアレルギー歴がないことを確認し、店頭にある一般用医薬品の外用薬の中から今回の症状を緩和させる医薬品を選択した。選択した医薬品の成分として、最も適切なのはどれか。1つ選べ。

1 アシクロビル
2 ジフェンヒドラミン塩酸塩、酸化亜鉛、グリチルレチン酸
3 ナイスタチン、クロラムフェニコール、フラジオマイシン硫酸塩
4 インドメタシン、トコフェロール酢酸エステル、アルニカチンキ
5 ベタメタゾン吉草酸エステル

▊Approach▊ 代表的な一般用医薬品の適応に関する問題

▊Explanation▊

患者は大量の発汗をきっかけに、首の周りや額に赤みを伴った小さな丘疹があらわれ、赤くなった部分にかゆみが出現している。以前にも同様の症状があらわれたことがあり、また、アレルギー歴がないことから、患者の皮膚症状はあせも（汗疹）である可能性が高い。

1 × アシクロビルは、抗ヘルペスウイルス薬であり、口唇ヘルペスの再発を適応とする。
2 ○ ジフェンヒドラミン塩酸塩は、抗ヒスタミン薬でありかゆみを軽減する。酸化亜鉛には、皮膚の収れん・保護作用があり、グリチルレチン酸には抗炎症作用がある。これらの配合剤は、あせも（汗疹）に適応があり、首や額への塗布が可能である。
3 × ナイスタチンは抗真菌薬、クロラムフェニコールおよびフラジオマイシンは抗生物質である。これらの配合剤は、とびひなどの化膿性皮膚疾患を適応とする。
4 × インドメタシンは抗炎症薬であり、トコフェロール酢酸エステルは末梢血流の改善作用、アルニカチンキは鎮痛・抗炎症作用を有する成分である。これらの配合剤は、肩こり痛や腰痛を適応とする。
5 × ベタメタゾン吉草酸エステルは、ステロイド薬である。ベタメタゾン吉草酸エステルの外用薬は、湿疹、皮膚炎やあせもにも適応があるが、顔面には広範囲に使用できないので、患者に対して最も適切な治療薬とはいえない。

Ans. 2

問337　月齢5ヶ月、体重7.4 kgの患児に以下の処方が出された。

（処方）

　アセトアミノフェン坐剤小児用(注) 50 mg　　1回1.5個

　発熱時（38.5℃以上）　4回分（全8個）

　（注）添加物はハードファット

　患児の保護者への坐薬の使用方法の説明として、適切なのはどれか。2つ選べ。

1　固くなるので、冷蔵庫は避けて部屋の棚の中などで保管してください。

2　容器から坐剤を取り出した後、図1のように先端から肛門内に深く挿入してください。

3　半分にする場合は、図2のように切ってください。

4　挿入してから4〜5秒、肛門部をティッシュ等で押さえてください。

5　2時間経過しても効果がない場合は、すぐに1回分を追加してください。

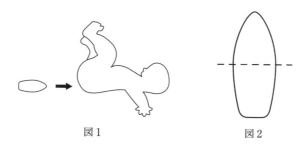

図1　　　　　　　　　　　図2

■ Approach ■　小児に対する坐剤の使用方法に関する問題

■ Explanation ■

1　×　アセトアミノフェン坐剤小児用には、冷蔵庫などの光のあたらない涼しいところ（1〜15℃）である冷暗所で保存する製剤と、直射日光を避け30℃以下で保管する製剤がある。どちらも添加物が油脂性基剤のハードファットなので、涼しいところに保管するよう説明する。

2　○　下図のように坐剤の先端の太い方から肛門内に深く挿入する。

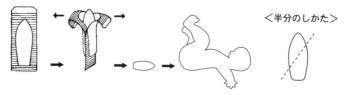

＜半分のしかた＞

3　×　坐剤の1/2個を用いる場合には、上図のように坐剤を斜めに切断する。

4　○　小児に坐剤を挿入する場合は、挿入後に坐剤が肛門から出てこないか確認するよう説明する。

5　×　アセトアミノフェン坐剤小児用の投与間隔は、4〜6時間以上である。

Ans.　2、4

問 338 10歳男児。体重 30 kg。1 週間前より微熱と咳嗽があり、近医を受診した。感冒との診断を受け、咳止めと解熱剤を処方されて帰宅した。2、3 日前より咳嗽と喀痰が次第に強くなり、微熱も持続するため再度受診し胸部レントゲン検査を実施したところ炎症所見が観察され、大学病院へ搬送入院となった。入院後 PCR 検査の結果、マイコプラズマ肺炎の診断を受けた。以下が入院日の処方である。

（処方 1）

| クラリスロマイシンシロップ用 10% | 1回 1.0 g（1日 3.0 g） |
| | 1日3回　朝昼夕食後　3日分 |

（処方 2）

| カルボシステインドライシロップ用 50% | 1回 0.6 g（1日 1.8 g） |
| | 1日3回　朝昼夕食後　3日分 |

（処方 3）

| サルブタモール硫酸塩吸入液 0.5% | 1回 0.3 mL（1日 1.8 mL） |
| | 1日6回　4時間毎　ネブライザー吸入 |

　薬剤師が訪室し、母親に服薬指導を実施することになった。服薬指導する内容として、適切なのはどれか。<u>2つ</u>選べ。

1　処方1を内服する場合、水で飲めない場合にはジュースやヨーグルトでもよい。
2　処方1と処方2を一緒に内服すると苦味が強くなる可能性があるため、間隔をあけて飲ませる。
3　処方2は、痰が出なくなったら中止してもよい。
4　処方3を吸入中は、顔色や呼吸の様子に注意を払い、気分が悪くなったり呼吸が苦しくなったりしたら中止する。
5　処方3の1回の吸入終了後も、咳がひどいようであれば、直ちに2回分吸入を実施してもよい。

■ Approach ■　代表的な医薬品の服薬指導に関する問題

■ Explanation ■

1　×　クラリスロマイシンは苦みを有するため、同シロップ用製剤は服用時に苦みを防ぐ設計が施されているが、オレンジジュースやヨーグルトなど酸性を示す飲料・食品とともに服用すると苦みがあらわれることがある。

2　○　カルボシステインドライシロップ用は、酸性を示す製剤である。解説1参照。

3　×　カルボシステインは、気道粘液調整作用と粘膜正常化作用を有する。痰が出なくなっても指示通りに服用する。

4　○　サルブタモールは、短時間作用性 β_2 刺激剤であり、気管支平滑筋を弛緩させて、咳嗽などの呼吸器症状を緩解する。過量となった場合は、不整脈、場合により心停止を起こすおそれがあるので、呼吸状態等、患者の状態を十分に観察する。

5　×　指示どおりの使用で効果が認められない場合は、処方3が患者の症状に適当でない可能性があるので投与を中止する。解説4参照。

Ans.　2、4

問 339　次の薬物について、治療薬物モニタリング（TDM）を実施する上での適切な採血のタイミングと、中毒域に達した場合に起こり得る副作用（中毒症状）の組合せとして、適切なのはどれか。2つ選べ。

	薬物 （疾患等）	採血のタイミング	副作用 （中毒症状）
1	タクロリムス水和物 （腎移植）	トラフ	腎障害
2	テイコプラニン （敗血症）	ピーク	肝障害
3	ボリコナゾール （肺アスペルギルス症）	ピーク	肝障害
4	バルプロ酸ナトリウム （てんかん）	トラフ	意識障害
5	メトトレキサート （骨肉腫）	トラフ	骨髄抑制

▌Approach▌　治療薬物モニタリング（TDM）の対象薬物に関する問題
▌Explanation▌

　　治療薬物モニタリング（TDM）は、血中薬物濃度の治療域が狭い薬物や過量となったときに重篤な副作用を引き起こす可能性が高い薬物に適用される。血中薬物濃度は、一般には定常状態のトラフ値を測定するが（タクロリムス、テイコプラニン、ボリコナゾール、バルプロ酸）、アミノグリコシド系抗生物質ではトラフ値とピーク値を測定する。また、メトトレキサートを骨肉腫の治療に使用する場合は、メトトレキサート投与開始後 24 時間、48 時間、72 時間の血中濃度を確認し、一定濃度を超えている場合にはホリナートカルシウムの救援投与を実施する。

　　血中薬物濃度が高くなった場合にあらわれる代表的な副作用は、以下のとおりである。

薬物	副作用（中毒症状）
タクロリムス水和物	腎障害
テイコプラニン	肝機能障害、聴覚障害
ボリコナゾール	肝機能異常、視覚障害
バルプロ酸ナトリウム	眠気、痙れん、高アンモニア血症
メトトレキサート	骨髄抑制、嘔気・嘔吐

Ans.　1、4

生物／物理・化学・

衛生

薬理

薬剤

治療・病態・薬物

倫理／法規・制度・

実務

問340　6月に健康サポート薬局の薬剤師が地域住民を対象に健康相談会を開催したところ、参加者から食中毒に関する質問が多く寄せられた。その質問に対して薬剤師は衛生管理を含めた助言を行った。その内容として、適切なのはどれか。**2つ選べ**。

1　下痢が続いている間は、経口補水液の摂取を控えてください。
2　鮮度が落ちたサバ等の青魚を食べると、じん麻疹などのアレルギー症状がでるので注意してください。
3　サルモネラ菌による食中毒を予防するため、十分に加熱調理しましょう。
4　腸管出血性大腸菌O157は、食品を一度冷凍・自然解凍することで死滅させることができます。
5　特に夏季はノロウイルスが原因となる食中毒が多いので、貝類を食べるのは控えてください。

▌Approach▐　主な食中毒に関する知識を問う問題
▌Explanation▐

1　×　細菌性食中毒やノロウイルスによる食中毒では、一般的に下痢があらわれる。下痢や嘔吐は、体内の水分量を低下させるので、経口摂取が可能であれば経口補水液などにより不足した水分を補う。

2　○　サバなどの赤身の魚は、ヒスチジンの含有量が高い。鮮度が落ちると酵素の働きでヒスチジンからヒスタミンが大量に発生してアレルギー性食中毒の原因となる。

3　○　サルモネラ菌は、家畜の腸管に存在する。食中毒は家畜の糞尿で汚染された食肉、鶏卵が原因となるが、食肉の加熱調理や鶏卵の生食回避で予防できる。

4　×　腸管出血性大腸菌（O157）は、家畜の腸管に存在する。食中毒は家畜の非加熱食肉が原因となるが、食肉の加熱調理で予防できる。腸管出血性大腸菌（O157）は、冷凍（－20℃程度）しても死滅しない。以前、冷凍メンチカツが原因の腸管出血性大腸菌（O157）食中毒が発生して、ニュースとなったことがある。

5　×　ノロウイルスは、カキなどの二枚貝に蓄積する。カキの生食や感染者の吐物が原因となるが、カキの生食は加熱で、感染者の吐物は次亜塩素酸ナトリウムによる消毒で予防できる。ノロウイルスによる食中毒は、年間を通じてみられるが、秋から春が流行期である。

Ans.　2、3

問 341　以下の処方により調製された薬剤を鑑査するにあたり、分包紙の重さを含む薬剤の全量を秤量した時の正しい重量はどれか。1 つ選べ。ただし 1 包量が 0.1 g 以下の場合は、1 包あたり 0.2 g の乳糖を賦形することとし、分包紙は 0.5 g/ 包とする。

（処方）

　ロートエキス散 10%　　　　　1 回 10 mg（1 日 20 mg）【原薬量】

　　　　　　　　　　　　　　　1 日 2 回　朝夕食後　14 日分

1　15.4 g

2　16.8 g

3　19.6 g

4　21.6 g

5　22.4 g

▌Approach▌　基本的な散剤の計量調剤に関する問題

▌Explanation▌

　　　処方薬の調剤鑑査において、全量は薬剤量、賦形剤（乳糖）量および分包紙の重量の合計となる。

　　　ロートエキス散は 10% 製剤なので、処方の 1 日量は 20 mg（原薬量）× 10 = 200 mg（重量）= 0.2 g（重量）であり、14 日分の薬剤量は 0.2 g × 14 = 2.8 g である。薬剤の 1 包量が 0.1 g なので、賦形が必要となり、賦形剤の乳糖は 0.2 g × 28 回分 = 5.6 g 必要となる。また、分包紙は 28 包必要なので、分包紙の重量は 0.5 g / 分包 × 28 = 14 g である。

　　　以上より、処方薬の分包の全量は、薬剤量 2.8 g ＋賦形剤量 5.6 g ＋分包紙 14 g = 22.4 g である。

Ans.　5

問 342　8 歳女児、体重 30.0 kg。発熱のため近医を受診し、以下の内容の処方箋を薬局に持参した。母親が水剤を希望したため処方医に相談し、アセトアミノフェンシロップ小児用 2% へ変更となった。調剤時に計量するアセトアミノフェンシロップ小児用 2% の全量として、正しいのはどれか。1 つ選べ。

（変更前の処方）

　アセトアミノフェンドライシロップ小児用 20%　　　　　1 回 1.5 g

　　　　　　　　　　　　　　　　　　　　　　　　　　　発熱時　5 回分

1　7.5 mL

2　15 mL

3　45 mL

4　75 mL

5　150 mL

▌Approach▌　基本的な水剤の計量調剤に関する問題

▌Explanation▌

　　　処方薬のアセトアミノフェンドライシロップ小児用は 20% 製剤なので、処方の 1 回量は

1.5 g（薬剤量）× 0.2 × 1,000 = 300 mg（原薬量）である。

　　　処方変更となるアセトアミノフェンシロップ小児用は 2% 製剤なので、同製剤の 1 回量は

300 mg ÷ 20 mg/mL = 15 mL となる。

したがって、アセトアミノフェンシロップ小児用2%の全量は、15 mL × 5回分 = 75 mL である。

Ans. 4

問343　65歳男性。意識障害により経口摂取困難となったため、非経口投与による栄養管理を開始することになった。主治医より高カロリー輸液の処方設計の依頼があり、以下の処方提案をした。この高カロリー輸液の非タンパク質カロリー / 窒素量（NPC/N）を150にするための脂肪乳剤の液量 X に最も近い値はどれか。1つ選べ。

（提案した処方）

50％ブドウ糖含有基本液	400 mL
20％脂肪乳剤（2 kcal/mL）	X mL
10％総合アミノ酸製剤	600 mL（総窒素量9 g）
総合ビタミン剤	5 mL
微量元素製剤	2 mL

1　60
2　150
3　275
4　550
5　690

┃Approach┃　非タンパク質カロリー / 窒素（NPC/N）比に関する問題

┃Explanation┃

非タンパク質カロリー / 窒素（NPC/N）比が150となる高カロリー輸液の処方が提案されている。

提案された高カロリー輸液中の非タンパク質カロリーの基は、ブドウ糖と脂肪である。ブドウ糖は、50％ブドウ糖含有基本液400 mL 中に200 g 含まれるので、糖質のアトウォーター係数（4 kcal/g）から800 kcal 含まれていることになる。脂肪は、20％脂肪乳剤（2 kcal/mL）X mL 中に X mL × 2 kcal/mL = 2X kcal 含まれていることになる。提案された高カロリー輸液中の窒素は、10％総合アミノ酸製剤にのみ含まれているので、総窒素量は9 g である。

NPC/N 比を150とすると（800 kcal + 2X kcal）÷ 9 = 150 となり、これを解くと X = 275（mL）となる。

Ans. 3

問344 53歳男性。入院中に発症した頻脈性不整脈に対して以下の処方が開始となった。
（処方）
　シベンゾリンコハク酸塩錠 100 mg　1回1錠（1日3錠）
　　　　　　　　　　　　　　　　　1日3回　朝昼夕食後　4日分
　4日後、朝服用して2時間後に血中濃度を測定すると 920 ng/mL となっていた（目標域：800 ng/mL 以下）。なお、患者の eGFR は 30 mL/min/1.73 m² であり、肝機能値は正常範囲内であった。この症例に対する薬剤師が医師に行う提案として、適切でないのはどれか。1つ選べ。
1　徐脈や血圧低下の可能性があるため、脈拍数と血圧をモニターする。
2　低血糖が現れる可能性があるため、血糖値を測定する。
3　PQ の延長や QRS 幅の増大などの心電図異常が認められる可能性があるため、心電図をモニターする。
4　腎機能に応じた投与量の減量をする。
5　過量投与への対応として5%ブドウ糖液とフロセミドを使用する。

■ Approach ■　代表的な抗不整脈薬の薬学的管理に関する問題
■ Explanation ■

1　○　シベンゾリンは、Na⁺チャネル遮断薬に分類される抗不整脈薬であり、頻脈性不整脈を適応とする。過量になると徐脈や血圧低下、心電図異常等があらわれる可能性があり、高い血中濃度（ピーク濃度 920 ng/mL）が確認されているので、頻繁に患者の状態を観察し、異常所見が認められた場合には、直ちに減量または投与を中止する。

2　○　シベンゾリンは、膵β細胞の ATP 感受性カリウムチャネルを抑制し、インスリンを分泌させる。この作用はシベンゾリンの血中濃度が高く（ピーク濃度 800 ng/mL 以上）なると強くなり、低血糖が起こりやすくなる。

3　○　心電図異常として、PQ の延長、QRS 幅の増大、QT の延長などがあらわれることがある。解説1参照。

4　○　シベンゾリンは腎排泄型薬物であり、腎機能障害患者では血中濃度が持続するので、血清クレアチニン値を指標として投与量を調整する。

5　×　過量投与時には、心機能抑制に基づく血圧低下があらわれる可能性があるので、フロセミドは投与しない。低血糖がみられた場合には、シベンゾリンの投与を中止し、必要に応じてブドウ糖を投与するが、フロセミドは糖尿病を悪化させるおそれがあるので使用しない。

Ans.　5

問345　65歳男性。農作業で薬剤散布中、突然、呼吸困難を訴えたため救急搬送された。家族が持参した褐色ビンの貼付ラベルから商品名は読み取れず、一般名はイソフルロフェートと記載があった。なお、構造式は以下のとおりであることが判明した。

$$\begin{array}{ccc} H_3C & O & CH_3 \\ | & \| & | \\ HC-O-P-O-CH \\ | & | & | \\ H_3C & F & CH_3 \end{array}$$

薬物中毒が疑われる本症例に対して用いる最も適切な解毒薬はどれか。1つ選べ。

1　薬用炭
2　チオ硫酸ナトリウム
3　プラリドキシムヨウ化物
4　フルマゼニル
5　ジメルカプロール

▌Approach▌　有機リン系薬物中毒の解毒薬に関する問題

▌Explanation▌

　薬物中毒の原因物質の可能性があるイソフルロフェートは、農作業で散布されていた薬剤であることと、与えられた構造式がリン酸エステルの構造を有していることから、有機リン系殺虫剤であると推測される。

　有機リン系薬物は、コリンエステラーゼ阻害作用によりコリン作動性の急性中毒症候群を引き起こす。呼吸器系の所見としては、ぜい鳴や低酸素症などがあらわれる。

　有機リン系薬物中毒の呼吸器症状に対してはアトロピン、神経症状に対してはプラリドキシムヨウ化物（2-PAM）が解毒薬として使用される。プラリドキシムヨウ化物は、アトロピンの抗コリン作用とは異なり、有機リン系薬物によるコリンエステラーゼ活性阻害に対する拮抗作用により中毒症状を抑制する。

Ans.　3

107回 薬剤師国家試験問題 解答・解説

2022 年 6 月 1 日発行

編　者　薬学教育センター
発行者　安田喜根
発行所　評言社
　　　　〒101-0052 東京都千代田区神田小川町 2-3-13 M&C ビル 3F
　　　　電話　03(5280)2550(代)
　　　　https://hyogensha.co.jp
印　刷　株式会社シナノパブリッシングプレス
ⓒ Yakugaku kyoiku center　2022 Printed in Japan

ISBN978-4-8282-0444-4　C3047